U0198358

现代常见病护理指导

XIANDAI CHANGJIANBING HULI ZHIDAO

主编　徐红霞　李　丹　潘小敏　范　钊
　　　李杨婵　裴利娟　李　静　崔雪梅

上海科学技术文献出版社
Shanghai Scientific and Technological Literature Press

图书在版编目（CIP）数据

现代常见病护理指导 / 徐红霞等主编 .-- 上海：
上海科学技术文献出版社,2023
ISBN 978-7-5439-8856-9

Ⅰ.①现… Ⅱ.①徐… Ⅲ.①常见病 – 护理 Ⅳ.
①R47

中国国家版本馆CIP数据核字（2023）第111174号

组稿编辑：张　树
责任编辑：苏密娅
封面设计：宗　宁

现代常见病护理指导

XIANDAI CHANGJIANBING HULI ZHIDAO

主　　编：徐红霞　李　丹　潘小敏　范　钊　李杨婵　裴利娟　李　静　崔雪梅
出版发行：上海科学技术文献出版社
地　　址：上海市长乐路746号
邮政编码：200040
经　　销：全国新华书店
印　　刷：山东麦德森文化传媒有限公司
开　　本：787mm×1092mm 1/16
印　　张：19.25
字　　数：493 千字
版　　次：2023年6月第1版　2023年6月第1次印刷
书　　号：ISBN 978-7-5439-8856-9
定　　价：198.00 元

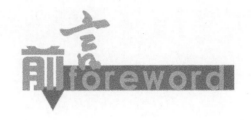

　　护理工作作为健康中国建设的重要内容,对提高全民健康水平、决胜全面建成健康社会具有重要意义。虽然护理学与医学门类下的其他一级学科相比,仍然存在着较大差距,但也已经发展出了独特的、科学的知识体系。因此,面对不断完善的护理理论和现代化的医疗设备,护理人员越来越需要具备高、精、尖的专业素质。如何推动新理论与新技术应用于临床,更新护理人员的知识,提高护理人员的专业技术水平仍然需要思考。鉴于此,十几位具有多年临床护理经验、护理教学经验的专家共同编写了《现代常见病护理指导》一书,旨在展现临床常见疾病的护理要点,梳理和提炼临床护理思维。

　　本书的编写以当前临床护理工作的实际需要为基点,以临床护理制度、护理流程为依据,并充分体现了以服务对象为中心的整体护理观念和标准化的护理流程。在内容上,详略得当、轻重有度;在体例上,以病因、病理、临床表现与治疗原则为前提,以护理评估、护理诊断、护理措施为主干;在版面设计上,简约大方、风格清新、特色鲜明。本书内容全面、指导性强,不仅涵盖了大部分临床常见病的护理内容,还突出了专科护理特点,可以帮助广大护理人员解决在临床工作中遇到的实际问题,提供更为规范的、专业的护理指导。

　　由于现代护理学发展迅速,编者学识水平有限,加之时间紧张,编写经验不足,书中可能存在不足、重复甚或谬误之处,望广大读者批评指正,以期再版时予以修订、补充和完善。

《现代常见病护理指导》编委会

2023 年 2 月

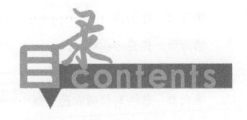

第一章

临床护理技术

第一节 无菌技术

一、基本概念

(一)无菌技术

无菌技术是指在医疗、护理操作过程中,防止一切微生物侵入人体,防止无菌物品、无菌区域被污染的操作技术。

(二)无菌物品

无菌物品指灭菌处理后,在无菌有效期内且未被污染的物品。

(三)无菌区

无菌区指灭菌处理后未被污染的区域。

(四)非无菌区

非无菌区指未经灭菌处理,或灭菌处理后被污染的区域。

二、基本操作原则

(一)环境要求

无菌操作环境应清洁、宽敞、定期消毒,物品布局合理。操作 30 分钟前用浸有消毒液的抹布擦拭桌面、台面、治疗车和治疗盘,操作前 30 分钟停止清扫工作、减少走动,防止尘土飞扬。

(二)操作者准备

工作人员操作前修剪指甲,洗手,戴好帽子、口罩。必要时消毒手,穿无菌衣、戴无菌手套。

(三)无菌区

(1)无菌区只存放无菌物品,非无菌物品应远离无菌区。

(2)进行无菌操作时,操作者应面向无菌区,手臂保持在腰部或治疗台面以上,身体与无菌区保持一定距离。避免面对无菌区谈笑、咳嗽、打喷嚏。

(3)非无菌物品不可跨越无菌区。

(四)无菌物品

1.存放

无菌物品应与非无菌物品分开放置,存放于无菌包或无菌容器中,不可暴露在空气中;包装外应有明显标志,注明物品名称、灭菌日期,按失效期先后顺序摆放并定期检查,当发现过期、启封或包装受潮时,应重新灭菌。

2.有效期

无菌物品的有效期因其外面的包装材料不同而不同。医用一次性纸袋包装的有效期为1个月,一次性医用皱纹纸、医用无纺布、一次性纸塑袋、硬质容器包装的有效期为6个月。布类包的有效期还与存放区环境条件有关,在温度低于24 ℃、相对湿度在70%以下、通风4～10次/小时的环境条件下,有效期宜为14天,未达到环境标准时有效期宜为7天。

3.使用

手不可直接接触无菌物品,应使用无菌持物钳取用无菌物品;无菌物品一经取出,即使未用,也不可放回无菌容器内;无菌物品疑有污染或已被污染,应予更换并重新灭菌。

4.一次性无菌物品

应符合国家有关规定,在规定有效期内使用,不得重复使用。

5.其他

一套无菌物品只供一位患者使用1次,以防交叉感染。

三、基本操作方法

(一)无菌持物钳的使用

无菌持物钳是用于夹取和传递无菌物品的器械。

1.类别

(1)三叉钳(图1-1A):适于夹取盆、罐等较重的物品,如瓶、罐、盆、骨科器械等;不能夹取细小的物品。

(2)卵圆钳(图1-1B):适于夹取刀、剪、镊、治疗碗、弯盘等,不能夹取较重物品。

(3)镊子(图1-1C):适于夹取缝针、棉球等较小物品。

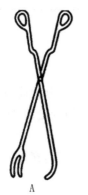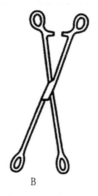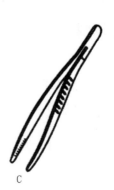

图1-1　无菌持物钳

A.三叉钳;B.卵圆钳;C.镊子

2.保存

(1)湿式保存:将无菌持物钳(镊)浸泡在盛有器械消毒液的持物钳罐中,液面浸没钳轴节以上2～3 cm或镊子的1/2以上为宜(图1-2)。持物钳(镊)及容器每周清洁、灭菌2次,同时更换消毒液。使用较多的部门,如手术室、门诊,应每天清洁、灭菌、更换消毒液。

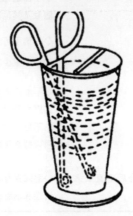

图1-2　无菌持物钳及罐

(2)干式保存:将灭菌后的无菌持物钳(镊)保存在原灭菌包装内,临用前从灭菌包内取出,暂存于干燥的无菌持物钳罐中,未污染的情况下无菌有效期为4～8小时。干式保存无消毒液残留,不污染环境,但易受到环境中微生物的污染。主要适用于手术室、产房、新生儿室、层流病房等空气洁净度较高的场所。

3.目的

保持无菌物品在传递过程中不被污染。

4.评估

(1)环境是否清洁、宽敞、干燥、无尘。

(2)操作者着装等行为规范是否符合无菌操作要求。

(3)用物持物钳的种类,是否在有效期内。

5.计划

(1)环境操作前30分钟停止清扫地面,减少人群流动。

(2)操作者穿戴整齐,修剪指甲,取下手表,洗手,戴口罩。

(3)用物根据将要夹取或传递的物品种类,选择合适型号和保存方式的持物钳。

6.实施

无菌持物钳的使用见表1-1。

表1-1　无菌持物钳的使用

流程	步骤详解	要点与注意事项
1.检查包装	检查持物钳及罐的外包装	◇有效期因包装材料不同而不同
2.取出	打开包装,取出持物钳及罐	◇手勿接触持物钳柄以外或持物钳罐内部,避免污染持物钳及罐
3.标记时间	在化学指示胶贴上书写开包启用时间	◇具体有效时间受环境空气质量、使用频率影响

续表

流程	步骤详解	要点与注意事项
4.开盖取钳	(1)一手打开罐盖	◇不可在容器盖孔中取放无菌持物钳
	(2)另一手持钳	◇手固定在持物钳上端两个圆环或镊子上部的1/3处,不能触及其他部位
	(3)将钳端闭合,垂直取出	◇钳端不可触及容器口缘,以免污染
	(4)盖上罐盖	◇尽量减少在空气中暴露的时间
5.夹物	按需夹取物品	◇不能用无菌持物钳夹取油纱布;持物钳只可在操作者的胸腹水平移动,不可过高或过低;湿式保存的持物钳使用中不可将钳端倒转向上,以防消毒液倒流污染(图1-3);使用弯持物钳时持物钳弯头朝下(图1-4)
6.保存	打开持物钳罐盖,将钳端闭合后垂直放入,盖上罐盖	◇湿式保存的持物钳浸入消毒液后需要松开轴节,以利于钳端和消毒液接触

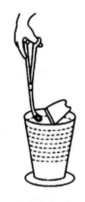

图1-3　持无菌持物钳的姿势

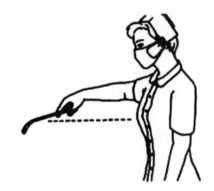

图1-4　持弯无菌持物钳

7.其他注意事项

(1)持物钳罐口径宜宽大,配有带弯月形缺口的盖,容器口边缘高于持物钳关节5 cm或镊子的2/3左右,每个持物钳罐只能放置一把无菌持物钳。

(2)到较远处取物时,应连同持物钳罐一起搬移至操作处,就地使用,尽量减少在空气中暴露的时间。

(3)不能用无菌持物钳直接给患者换药或消毒皮肤,以防被污染。

(二)使用无菌包

1.分类

无菌包根据包装分为闭合式包装无菌包和密封式包装无菌包。

(1)闭合式包装是指关闭包装而没有形成密封,例如,通过反复折叠形成一弯曲路径。包装材料可用全棉布、一次性无纺布。布类包装应选择质厚、致密的棉布,脱浆洗涤后双层缝制成正方形;包布应一用一清洗,无污渍,灯光检查无破损。包装时将清洁、消毒后的物品放在包布中央(玻璃物品须先用棉垫包裹,手术器械须先用内层包布包裹),先将包布的一角盖住物品,再将左右两角先后盖上,最后一角遮盖后,用化学指示胶带粘贴封包(图 1-5),外附标签注明物品名称及灭菌日期,高度危险性物品包内应放置化学指示卡。

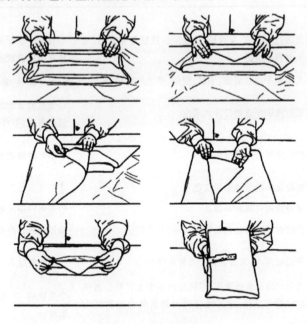

图 1-5 无菌包包扎法

(2)密封式包装密封是指包装层间严密封闭。例如,使用纸袋、纸塑袋等材料包装,再用黏合剂或热熔法使之密封(图 1-6),适用于单独包装的器械。纸塑包装透过包装材料可直接观察包内灭菌化学指示物的颜色变化,包外可不放置灭菌化学指示物。

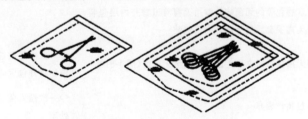

图 1-6 纸塑袋密封式包装无菌包

2.目的

取出无菌包内物品使用,并保持无菌包内物品处于无菌状态。

3.评估、计划

(1)环境同使用无菌持物钳。

(2)操作者同使用无菌持物钳。

(3)用物无菌包,酌情备笔、无菌持物钳、无菌剪刀。

4.实施

无菌包的使用见表1-2。

表 1-2 无菌包的使用

流程	步骤详解	要点与注意事项
1.封闭式		
(1)检查	查看无菌包的名称、有效期、化学指示胶贴是否变色,包布有无潮湿或破损	◇若化学指示胶贴未变色、超过有效期、包布潮湿或破损不可使用
(2)开外层包布	①将无菌包平放在清洁、干燥、宽敞、平坦的操作处	◇便于操作,避免无菌包受潮或污染
	②按原折痕顺序逐层打开无菌包	◇手只能接触包布四角的外面,不可触及包布内面,不可跨越无菌面
(3)开内层包布	用无菌持物钳打开内层包布	◇不可跨越无菌区
(4)查指示卡	检查包内化学指示卡是否变色	
(5)取物	用无菌持物钳夹取所需物品	◇避免污染无菌物品
(6)包盖	按原折痕包盖无菌包内余物	◇如包内物品不慎被污染,需重新灭菌
(7)记录保存	记录开包时间,将无菌包置于无菌区保存	◇包内物品 24 小时内使用
(8)一次递送	如需将包内物品全部取出,可将包托在手上打开。另一手将包布四角抓住,稳妥地将包内物品放在无菌区内(图 1-7)	◇投放时,手托包布使无菌面朝向无菌区域
2.密封式		
(1)检查	名称、出厂日期、灭菌有效期、封包有无	◇如有过期、包装漏气或破损,则不能使用
(2)开包装	①用两手拇指和示指在启封处向外翻转揭开封包上下两层,暴露物品(图 1-8A)	◇手不可直接接触内层包装
	②有双层包装的无菌物品需用灭菌剪刀剪开内层包装,或戴无菌手套后用手撕开内层包装	
(3)取物	①用无菌持物钳夹取无菌物品放至无菌区(图 1-8B)	◇一次性无菌注射器、输液器、棉签等无菌物品开包后可直接用手取物
	②将包装袋废弃	◇一次性无菌物品外包装可按生活垃圾处理
(4)取无菌棉签	①按上述方法检查包装后,将包内棉签推至包装一侧,分离 1 根棉签至另一侧(图 1-9A)	
	②向外翻下包装袋顶部空虚部分,依靠棉签棍棒顶开包装袋(图 1-9B),推出 1 根棉签棍棒	
	③有揭开窗口的复合碘医用消毒棉签:揭开包装窗口后(图 1-9C),向外翻下包装袋顶部空虚部分,露出棉签棍棒(图 1-9D)	◇手不可触及窗口胶封内面,以防污染
	④持棍棒顶端取出棉签(图 1-9E)	
	⑤封好窗口,书写开启时间	◇开启后,剩余棉签 24 小时内有效

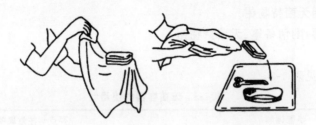

图 1-7　一次递送无菌包内物品法

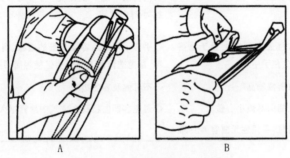

A　　　　　　　　　　　B

图 1-8　开纸塑袋密封式包装法
A.开外层包装；B.持物钳取物

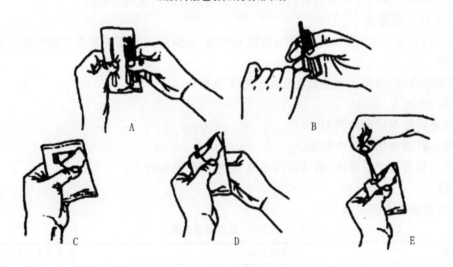

图 1-9　取无菌棉签法
A.将棉签推至一侧；B.顶开包装；C.揭开窗口；D.向外翻折包装,露出棉签棍棒；E.持棍棒顶端取出棉签

（三）使用无菌容器

无菌容器的盖子应能严密地盖住容器的边缘,不小于容器口。硬质容器应设置安全闭锁装置,无菌屏障完整性破坏时应可识别。

1.目的

取出容器内物品使用,并保持无菌容器内存放的无菌物品处于无菌状态。

2.评估、计划

（1）环境同使用无菌持物钳。

7

（2）操作者同使用无菌持物钳。

（3）用物无菌容器，酌情备笔、无菌持物钳。

3.实施

无菌容器的使用见表1-3。

表1-3　无菌容器的使用

流程	步骤详解	要点与注意事项
1.检查	查看容器外包装的有效期	◇硬质容器包装的无菌物品有效期为6个月；若首次启封，且容器内物品不能一次用完，需书写启封时间，启封后容器内物品24小时内使用
2.开盖	打开无菌容器盖，将盖内面向上置于稳妥处，或盖内面向下拿在手中	◇手指不可触及容器及盖的边缘、内面；不可在容器上方将盖翻转；避免盖内面与非无菌区接触而污染
3.取物	用无菌持物钳夹取所需物品	◇不可触及容器边缘
4.盖盖	及时将容器盖由近侧向对侧小心盖严	◇避免容器内物品在空气中暴露过久
5.移动	需移动或传递容器时，手托住无菌容器底部	

4.其他注意事项

从无菌容器内取出的无菌物品，即使未用，也不能再放回无菌容器内。

（四）取用无菌溶液

临床常用无菌溶液有玻璃瓶装和输液软袋包装，溶液瓶的胶塞有翻盖式和平盖式等。

1.目的

取用无菌溶液，维持无菌溶液在无菌状态下使用。

2.评估、计划

（1）环境同使用无菌持物钳。

（2）操作者同使用无菌持物钳。

（3）用物按需备无菌溶液，酌情备消毒液、棉签、笔、无菌剪刀。

3.实施

取用无菌溶液步骤见表1-4。

表1-4　取用无菌溶液

流程	步骤详解	要点与注意事项
1.玻璃瓶装		
（1）检查溶液	①擦去瓶外灰尘或撕去瓶外塑料包装	◇核对无误，确认质量合格，方可使用
	②瓶签药名、剂量、浓度正确，在有效期内	
	③瓶盖无松动	
	④瓶身无裂痕	
	⑤溶液将溶液瓶倒转轻摇，对光检查无混浊、无沉淀、无变色、无絮状物等	
（2）去外盖	去掉瓶盖外的铝盖	◇不可触及容器瓶口边缘

8

续表

流程	步骤详解	要点与注意事项
(3)消毒	取消毒棉签消毒瓶塞	◇由瓶塞上缘向下旋转消毒至瓶颈膨大部分
(4)拔出胶塞	用单手拇指与示指或双手拇指将橡胶塞边缘向上翻起,捏住边缘拉出	◇手不可触及瓶口及瓶塞的塞入部分
(5)冲瓶口	另一手拿起溶液瓶,倒少量溶液冲洗瓶口	◇瓶签朝向掌心
(6)倒溶液	由原处倒所需液体于无菌容器内,瓶口距离容器10～15 cm	◇太高易致液体溅出,太低使瓶口接触容器导致污染
(7)盖胶塞	①立即将瓶塞盖好,消毒瓶塞翻转部分 ②翻下瓶塞翻转部分	◇瓶内余液24小时内可以再用
(8)记录开瓶时间	剩余溶液如需保存再用,在瓶签上注明开瓶日期和时间	◇手不可触及瓶塞及瓶口
2.软袋包装		
(1)检查溶液	①检查溶液的瓶签,撕掉塑料外包装 ②轻轻挤压软袋 ③依次检查瓶盖、瓶身、溶液	◇以检查有无液体渗漏
(2)消毒	取消毒棉球环形消毒注射液袋输液口连接管中部	
(3)剪开	取无菌剪刀从输液口连接管消毒处剪断	◇手切勿触及管口断端
(4)冲洗	倒少量溶液冲洗管口	
(5)倒液	由原处倒所需液量于无菌容器内	
(6)废弃	将袋内余液及包装废弃	◇若为一般性药物如外用盐水,余液可直接排入下水道。溶液包装软袋按非医疗废物处理

4.其他注意事项

(1)不可将物品伸入无菌溶液内蘸取溶液,或直接接触瓶口倒液。

(2)已倒出的溶液即使未用也不可再倒回瓶内,以免污染剩余的无菌溶液。

(3)尽量使用小包装溶液,避免溶液存留时污染。

(4)平盖式胶塞无翻折部分,可在去外盖、消毒后,使用无菌小持物钳夹住胶塞边缘向上启开瓶盖,或使用无菌纱布包裹胶塞拔出。若余液需要存留,倒液后及时盖上胶塞。

(五)铺无菌盘法

铺无菌盘是将无菌巾铺在清洁干燥的治疗盘内,形成一个无菌区,用以暂时存放无菌物品,供治疗、护理用。无菌巾可以使用棉布或医用无纺布,折叠方法有横折、纵折、扇形折叠法。不管如何折叠,在从无菌巾包内取出无菌巾及铺盘的过程中,护士的手始终只能接触无菌巾的一面,另一面须保持无菌。

1.目的

形成无菌区,供暂时存放备用状态的无菌物品,避免物品污染。

2.评估、计划

(1)环境同使用无菌持物钳。

(2)操作者同使用无菌持物钳。

(3)用物干燥、清洁的治疗盘,无菌巾包,无菌持物钳,酌情备笔。

3.实施

铺无菌盘步骤见表1-5。

表 1-5 铺无菌盘

流程	步骤详解	要点与注意事项
1.放治疗盘	将治疗盘放于治疗台上	◇治疗盘清洁、干燥,治疗台清洁、干燥、宽敞,避免无菌巾受潮或污染,且便于操作
2.取无菌巾	按开无菌包的方法打开无菌巾包,夹取一块无菌巾后将无菌巾包封闭	◇核对无误,检查质量合格,方可使用
3.单巾铺盘	①双手捏住无菌巾一边外面两角,轻轻抖开,双折铺于治疗盘上	◇暴露无菌区域,方便无菌物品放入
	②或将双手捏住无菌巾一边外面两角,轻轻抖开,从远到近,三折成双层底	
	③将上层无菌巾折成扇形,边缘向外	◇无菌巾内面为无菌区,不可触及衣袖及其他有菌物
	④放入无菌物品	◇手臂或其他非无菌物品不能跨越无菌区
	⑤拉开扇形折叠层遮盖于物品上	◇注意对齐上下层边缘
	⑥将开口处向上折2次,两侧边缘分别向下折1次	◇折叠后露出治疗盘边缘,但不暴露无菌物品
4.双巾铺盘	①依上法取一块无菌巾,双手持巾的近侧面一角,由对侧向近侧平铺于治疗盘上	◇无菌面向上
	②放入无菌物品	
	③依上法取另一块无菌巾,双手持巾的近侧面一角,由近侧向对侧覆盖于无菌物品上	◇无菌面向下 ◇注意对齐上下层边缘
	④依次将近侧、对侧、左右两侧多余部分向上反折	◇折叠后不暴露无菌物品
5.开盘使用	需要取出无菌物品进行操作时,先将反折部分打开,再将上层无菌巾由对侧向近侧打开无菌区	◇打开时手臂不跨越无菌区域 ◇酌情由左向右或由右向左打开均可
6.记录保存	已铺好的无菌盘应注明铺盘时间	◇在未污染、未受潮的情况下,4小时内可以再用

(六)戴、脱无菌手套法

执行某些无菌操作、接触患者破损皮肤黏膜或接触无菌物品时,应戴无菌手套,以保护患者免受感染。

1.目的

维持戴手套后的手为无菌状态,以防止无菌物品被污染,保护患者免受感染。

2.评估、计划

(1)环境同使用无菌持物钳。

(2)操作者同使用无菌持物钳。

(3)用物手套。

3.实施

戴、脱无菌手套步骤见表1-6。

表1-6　戴、脱无菌手套

流程	步骤详解	要点与注意事项
1.戴手套		
(1)检查	核对手套袋外的型号、灭菌标志和有效日期,检查包装是否合格完好	◇确认质量合格、型号合适,方可使用
(2)开手套袋	①用两手拇指和示指在启封处向外翻转揭开封包上下两层,露出手套内包装	◇如为外科手消毒后戴手套,应由他人协助打开手套外包,或自己消毒手前打开
	②一手固定手套外包装翻转处,另一手捏住手套内包装袋并取出	
	③按包装上的手套左右提示,将手套内包装袋放在平稳、干燥处,并打开手套内包装袋两侧	
(3)分次提取法	①一手捏住手套翻折部分(手套内面)取出手套,对准另一手五指戴上。	◇未戴手套的手不可触及手套的外面
	②未戴手套的手掀起另一只袋口,再将已戴手套的手指插入另一手套的翻边内面(手套外面)取出手套,同法将手套戴好	◇已戴手套的手不可触及未戴手套的手或另一手套的内面及有菌物品
(4)一次性提取法	①两手同时掀起手套袋开口处外层,分别捏住手套翻折部分同时取出,两手套五指相对	
	②一手伸入手套内对准五指戴上	
	③已戴手套的手指插入另一手套的翻边内面,同法将手套戴好	
(5)整理	①将手套的翻转处套在工作衣袖外面	◇戴上无菌手套的双手应保持在腰部以上视线范围内
	②取无菌纱布推擦手套,使之贴合	
2.脱手套	见图1-10	
(1)脱第一只手套	①一手捏住另一手套的腕部外面(污染面)将手套翻转脱下	◇不可强拉手套边缘或手指,以免损坏
	②戴着手套的手握住脱下的手套	
(2)脱第二只手套	已脱下手套的手指插入另一手套内(清洁面),将手套翻转脱下	◇已脱手套的手勿接触手套脏污部分
(3)废弃	用手捏住手套的里面丢至医疗废物袋内	
(4)洗手	洗手	◇必要时进行手消霉

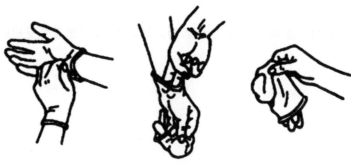

图 1-10　脱手套

4.其他注意事项

(1)戴手套后如发现有破洞,应立即更换;操作中发现手套有破洞,应立即更换并消毒双手。

(2)某些高风险的操作(如接触大量血液或体液)应戴双层手套。

(3)医务人员或患者对乳胶过敏时,可使用非乳胶手套。

(李　丹)

第二节　皮下注射

一、目的

(1)注入小剂量药物,用于不宜口服给药而需在一定时间内发生药效时。

(2)预防接种。

(3)局部供药,如局部麻醉用药。

二、评估

(一)评估患者

(1)双人核对医嘱。

(2)核对患者床号、姓名、住院号和腕带(请患者自己说出床号和姓名)。

(3)评估患者病情、意识状态、配合能力、用药史、药物过敏史、不良反应史等。

(4)向患者解释操作目的和过程,取得患者配合。

(5)查看注射部位皮肤情况(皮肤颜色,有无皮疹、感染)。

(6)协助患者取舒适坐位或卧位。

(二)评估环境

安静整洁,宽敞明亮,必要时遮挡。

三、操作前准备

(一)人员准备

仪表整洁,符合要求。洗手,戴口罩。

(二)按医嘱配制药液

(1)操作台上放置注射盘、纸巾、无菌治疗巾、无菌镊子、2 mL 注射器、医嘱用药液、安尔碘、75％乙醇、无菌棉签。

(2)双人核对药液标签、药名、浓度、剂量、有效期、给药途径。

(3)检查瓶口有无松动、瓶身有无破裂、药液有无混浊、沉淀、絮状物和变质。

(4)检查注射器、安尔碘、75％乙醇、无菌棉签等,包装无破裂,在有效期内。

(5)按正规操作抽吸药液,并贴好标识,置于无菌盘内。

(6)再次核对药液,记录时间并签名。

(三)物品准备

治疗车上层放置无菌盘(内置抽吸好的药液)、治疗盘(安尔碘、75％乙醇)、注射单、快速手消毒剂,以上物品符合要求,均在有效期内。治疗车下层放置生活垃圾桶、医疗废物桶、锐器盒。

四、操作程序

(1)携用物推车至患者床旁,核对床号、姓名、住院号和腕带(请患者自己说出床号和姓名)。

(2)根据注射目的选择注射部位(上臂三角肌下缘、两侧腹壁、后背、股前侧和外侧等)。

(3)常规消毒皮肤,待干。

(4)二次核对患者床号、姓名和药名。

(5)排尽空气;取干棉签夹于左手示指与中指之间。

(6)一手绷紧皮肤,另一手持注射器,示指固定针栓,针头斜面向上,与皮肤呈 30°～40°(过瘦患者可捏起注射部位皮肤,并减少穿刺角度)快速刺入皮下,深度为针梗的 1/2～2/3;松开紧绷皮肤的手,抽动活塞,如无回血,缓慢推注药液。

(7)注射毕用无菌干棉签轻压针刺处,快速拔针后按压片刻。

(8)再次核对患者床号、姓名和药名,注射器按要求放置。

(9)协助患者取舒适体位,整理床单位,并告知患者注意事项。

(10)快速手消毒剂消毒双手,记录时间并签名。

(11)推车回治疗室,按医疗废物处理原则处理用物。

(12)洗手,根据病情书写护理记录单。

五、注意事项

(1)遵医嘱和药品说明书使用药品。

(2)长期注射者应注意更换注射部位。

(3)注射中、注射后观察患者不良反应和用药效果。

(4)注射<1 mL 药液时须使用 1 mL 注射器,以保证注入药液剂量准确无误。

(5)持针时,右手示指固定针栓,但不可接触针梗,以免污染。

(6)针头刺入角度不宜超过 45°,以免刺入肌层。

(7)尽量避免应用对皮肤有刺激作用的药物做皮下注射。

(8)若注射胰岛素时,需告知患者进食时间。

(李雪琳)

第三节　皮内注射

一、目的

(1)进行药物过敏试验,以观察有无变态反应。

(2)预防接种。

(3)局部麻醉的起始步骤。

二、评估

(一)评估患者

(1)双人核对医嘱。

(2)核对患者床号、姓名、住院号和腕带(请患者自己说出床号和姓名)。

(3)评估患者病情、意识状态、配合能力、用药史、药物过敏史、不良反应史。

(4)向患者解释操作目的和过程,取得患者配合。

(5)查看注射部位皮肤情况(皮肤颜色,有无皮疹、感染和皮肤划痕阳性)。

(6)协助患者取舒适坐位或卧位。

(二)评估环境

安静整洁,宽敞明亮,必要时遮挡。

三、操作前准备

(一)人员准备

仪表整洁,符合要求。洗手,戴口罩。

(二)按医嘱配制药液

(1)操作台(治疗室):注射盘、无菌治疗巾、无菌镊子、1 mL注射器、药液、安尔碘、75%乙醇、无菌棉签等。

(2)双人核对药液标签,药名、浓度、剂量、有效期、给药途径。

(3)检查瓶口有无松动、瓶身有无破裂、药液有无混浊、沉淀、絮状物和变质。

(4)检查注射器、安尔碘、75%乙醇、无菌棉签、包装无破裂、是否在有效期内。

(5)按正规操作抽吸药液,并贴好标识,置于无菌盘内。

(6)再次核对皮试液,并签名。

(三)物品准备

治疗车上层放置无菌盘(内置已抽吸好的药液)、治疗盘(75%乙醇、无菌棉签)、备用(1 mL注射器1支、0.1%盐酸肾上腺素1支,变态反应时用)、快速手消毒剂、注射单,以上物品符合要求,均在有效期内。治疗车下层放置生活垃圾桶、医疗废物桶、锐器盒。

四、操作程序

(1)携用物推车至患者床旁,核对床号、姓名、住院号、腕带和药物过敏史(请患者自己说出床号和姓名)。

(2)选择注射部位(过敏试验选择前臂掌侧下 1/3;预防接种选择上臂三角肌下缘;局部麻醉则选择麻醉处)。

(3)75%乙醇常规消毒皮肤。

(4)二次核对患者床号、姓名和药名。

(5)排尽空气,药液至所需刻度,且药液不能外溢。

(6)一手绷紧局部皮肤,一手持注射器,针头斜面向上,与皮肤呈 5°刺入皮内。

(7)待针头斜面完全进入皮内后,放平注射器,固定针栓并注入 0.1 mL 药液,使局部形成一个圆形隆起的皮丘(皮丘直径 5 mm,皮肤变白,毛孔变大)。

(8)迅速拔出针头,勿按揉和压迫注射部位。

(9)20 分钟后观察患者局部反应,做出判断。

(10)协助患者取舒适体位,整理床单位。

(11)快速手消毒剂消毒双手,签名。

(12)推车回治疗室,按医疗废物处理原则处理用物。

五、20 分钟后判断结果

(1)核对患者床号、姓名、住院号和腕带(请患者自己说出床号和姓名)。

(2)须经两人判断皮试结果,并将结果告知患者和家属。

(3)洗手,皮试结果记录在病历、护理记录单和病员一览表等处。阳性用红笔标记"+",阴性用蓝色或黑笔标记"－"。

(4)如对结果有怀疑,应在另一侧前臂皮内注入 0.1 mL 生理盐水做对照试验。

六、皮内试验结果判断

(一)阴性

皮丘无改变,周围无红肿,并无自觉症状。

(二)阳性

局部皮丘隆起,局部出现红晕、硬块,直径＞1 cm 或周围有伪足;或局部出现红晕,伴有小水疱者;或局部发痒者为阳性。严重时可出现过敏性休克。观察反应的同时,应询问有无头晕、心慌、恶心、胸闷、气短、发麻等不适症状,如出现上述症状时不可使用青霉素。

七、注意事项

(1)皮试药液要现用现配,剂量准确。

(2)备好相应抢救设备与药物,及时处理变态反应。

(3)行皮试前,尤其行青霉素过敏试验前必须询问患者家族史、用药史和药物过敏史,如有药物过敏史者不可做试验。

(4)药物过敏试验时,患者体位要舒适,不可采取直立位。

(5)选择注射部位时应注意避开瘢痕和皮肤红晕处。

(6)皮肤试验时禁用碘剂消毒,对乙醇过敏者可用生理盐水消毒,避免反复用力涂擦局部皮肤。

（7）拔出针头后,注射部位不可用棉球按压揉擦,以免影响结果观察。

（8）进针角度以针尖斜面全部刺入皮内为宜,进针角度过大易将药液注入皮下,影响结果的观察和判断。

（9）如需做对照实验,应用另一注射器和针头,抽吸无菌生理盐水,在另一前臂相同部位皮内注射0.1 mL,观察 20 分钟进行对照。告知患者皮试后 20 分钟内不要离开病房。如对结果有怀疑,应在另一侧前臂皮内注入 0.1 mL 生理盐水做对照试验。

（10）正确判断试验结果,对皮试结果阳性者,应在病历、床头或腕带、门诊病历和病员一览表上醒目标记,并将结果告知医师、患者和家属。

（11）特殊药物皮试,按要求观察结果。

（杨　静）

第四节　肌　内　注　射

一、目的

注入药物,用于不宜或不能口服或静脉注射,且要求比皮下注射更快发生疗效时。

二、评估

（一）评估患者

（1）双人核对医嘱。

（2）核对患者床号、姓名、住院号和腕带(请患者自己说出床号和姓名)。

（3）评估患者病情、治疗情况、意识状态、用药史、药物过敏史、不良反应史、肢体活动能力和合作程度。

（4）向患者解释操作目的和过程,取得患者配合。

（5）查看注射部位皮肤情况(皮肤颜色,有无皮疹、感染和皮肤划痕阳性)。

（6）协助患者取舒适坐位或卧位。

（二）评估环境

安静整洁,宽敞明亮,必要时遮挡。

三、操作前准备

（一）人员准备

仪表整洁,符合要求。洗手,戴口罩。

（二）按医嘱配制药液

（1）操作台:注射盘、无菌盘、2 mL 注射器、5 mL 注射器、医嘱所用药液、安尔碘、无菌棉签。如注射用药为油剂或混悬液,需备较粗针头。

（2）双人核对药物标签、药名、浓度、剂量、有效期、给药途径。

（3）检查瓶口有无松动、瓶身有无破裂、药液有无混浊、变质。

（4）检查无菌注射器、安尔碘、无菌棉签等，包装无破裂，在有效期内。

（5）按正规操作抽吸药液，并贴好标识，置于无菌盘内。

（6）再次核对药液，记录时间并签名。

（三）物品准备

治疗车上层放置无菌盘（内置抽吸好药液）、安尔碘、注射单、无菌棉签、快速手消毒剂，以上物品符合要求，均在有效期内。治疗车下层放置生活垃圾桶、医疗废物桶、锐器盒。

四、操作程序

（1）携用物推车至患者床旁，核对床号、姓名、住院号和腕带（请患者自己说出床号和姓名）。

（2）协助患者取舒适体位，暴露注射部位，注意保暖，保护患者隐私，必要时可遮挡。

（3）选择注射部位（臀大肌、臀中肌、臀小肌、股外侧和上臂三角肌）。

（4）常规消毒皮肤，待干。

（5）再次核对患者床号、姓名和药名。

（6）拿取药液并排尽空气，取干棉签，夹于左手示指与中指之间，以一手拇指和示指绷紧局部皮肤，另一手持注射器，中指固定针栓，将针头迅速垂直刺入，深度约为针梗的 2/3。

（7）松开紧绷皮肤的手，抽动活塞。如无回血，缓慢注入药液，同时观察反应。

（8）注射毕，用无菌干棉签轻按进针处，快速拔针，按压片刻。

（9）再次核对患者床号、姓名和药名。

（10）协助患者取舒适体位，整理床单位，注射后观察用药反应。

（11）快速手消毒剂消毒双手，记录时间并签名。

（12）推车回治疗室，按医疗废物处理原则处理用物。

（13）洗手，根据病情书写护理记录单。

五、常用肌内注射定位方法

（一）臀大肌肌内注射定位法

注射时应避免损伤坐骨神经。

1.十字法

从臀裂顶点向左或右侧画一水平线，然后从髂嵴最高点做一垂线，将一侧臀部被划分为 4 个象限，其外上象限并避开内角为注射区。

2.连线法

从髂前上棘至尾骨做一连线，其外 1/3 处为注射部位。

（二）臀中肌、臀小肌肌内注射定位法

（1）以示指尖和中指尖分别置于髂前上棘和髂嵴下缘处，在髂嵴、示指、中指之间构成一个三角形区域，示指与中指构成的内角为注射部位。

（2）髂前上棘外侧三横指处（以患者手指的宽度为标准）。

（三）股外侧肌内注射射定位法

在股中段外侧，一般成人可取髋关节下 10 cm 至膝关节的范围。此处大血管、神经干很少通过，且注射范围广，可供多次注射，尤适用于 2 岁以下的幼儿。

(四)上臂三角肌内注射定位法

取上臂外侧,肩峰下 2～3 横指处。此处肌肉较薄,只可做小剂量注射。

(五)体位准备

1.卧位

臀部肌内注射时,为使局部肌肉放松,减轻疼痛与不适,可采用以下姿势。

(1)侧卧位:上腿伸直,放松,下腿稍弯曲。

(2)俯卧位:足尖相对,足跟分开,头偏向一侧。

(3)仰卧位:常用于危重和不能翻身的患者,采用臀中肌、臀小肌肌内注射法较为方便。

2.坐位

为门诊患者接受注射时常用体位。可供上臂三角肌或臀部肌内注射时采用。

六、注意事项

(1)遵医嘱和药品说明书使用药品。

(2)药液要现用现配,在有效期内,剂量要准确。选择两种药物同时注射时,应注意配伍禁忌。

(3)注射时应做到"两快一慢"(进针、拔针快,推注药液慢)。

(4)选择合适的注射部位,避免刺伤神经和血管,无回血时方可注射。

(5)注射时切勿将针梗全部刺入,以防针梗从根部衔接处折断。若针头折断,应先稳定患者情绪,并嘱患者保持原位不动,固定局部组织,以防断针移位,同时尽快用无菌血管钳夹住断端取出;如断端全部埋入肌肉,应速请外科医师处理。

(6)对需长期注射者,应交替更换注射部位,并选择细长针头,以避免减少硬结的发生。如因长期多次注射出现局部硬结时,可采用热敷、理疗等方法予以处理。

(7)2 岁以下婴幼儿不宜选用臀大肌内注射,因其臀大肌尚未发育好,注射时有损伤坐骨神经的危险,最好选择臀中肌和臀小肌内注射。

(李杨婵)

第五节 静 脉 注 射

一、目的

(1)所选用药物不宜口服、皮下及肌内注射,又需迅速发挥药效时。

(2)注入药物做某些诊断性检查,如对肝、肾、胆囊等造影时需静脉注入造影剂。

二、评估

(一)评估患者

(1)双人核对医嘱。

(2)核对患者床号、姓名、住院号和腕带(请患者自己说出床号和姓名)。

(3)了解患者病情、意识状态、配合能力、药物过敏史、用药史。

(4)评估患者穿刺部位的皮肤状况、肢体活动能力、静脉充盈度和管壁弹性。选择合适的静脉注射部位,评估药物对血管的影响程度。

(5)向患者解释静脉注射的目的和方法,告知所注射药物的名称,取得患者配合。

(二)评估环境

安静整洁,宽敞明亮。

三、操作前准备

(一)人员准备

仪表整洁,符合要求。洗手,戴口罩。

(二)物品准备

1.操作台

治疗单、静脉注射所用药物、注射器。

2.按要求检查所需用物,符合要求方可使用

(1)双人核对药物名称、浓度、剂量、有效期、给药途径。

(2)检查药物的质量、标签,液体有无沉淀和变色,有无渗漏、浑浊和破损。

(3)检查注射器和无菌棉签的有效期、包装是否紧密无漏气,安尔碘的使用日期是否在有效期内。

3.配制药液

(1)安尔碘棉签消毒药物瓶口,掰开安瓿,瓿帽弃于锐器盒内。

(2)打开注射器,将外包装袋置于生活垃圾桶内,固定针头,回抽针栓,检查注射器,取下针帽置于生活垃圾桶内,抽取安瓿内药液,排气,置于无菌盘内。在注射器上贴上患者床号、姓名、药物名称、用药方法的标签。

(3)再次核对空安瓿和药物的名称、浓度、剂量、用药方法和时间。

4.备用物品

治疗车上层治疗盘内放置备用注射器一支、安尔碘、无菌棉签,无菌盘内放置配好的药液、垫巾。以上物品符合要求,均在有效期内。治疗车下层放置生活垃圾桶、医疗废物桶、锐器盒,含有效氯 250 mg/L 消毒液桶。

四、操作程序

(1)携用物推车至患者床旁,核对床号、姓名、住院号和腕带(请患者自己说出床号和姓名)。

(2)向患者说明静脉注射的方法、配合要点、注射药物的作用和不良反应。

(3)协助患者取舒适体位,充分暴露穿刺部位,放垫巾于穿刺部位下方。

(4)在穿刺部位上方 5～6 cm 处扎压脉带,末端向上,以防污染无菌区。

(5)安尔碘棉签消毒穿刺部位皮肤,以穿刺点为中心向外螺旋式旋转擦拭,直径>5 cm。

(6)再次核对患者床号、姓名和药名。

(7)嘱患者握拳,使静脉充盈,左手拇指固定静脉下端皮肤,右手持注射器与皮肤呈 15°～30°自静脉上方或侧方刺入,见回血可再沿静脉进针少许。

(8)保留静脉通路者,安尔碘棉签消毒静脉注射部位三通接口,以接口处为中心向外螺旋式

旋转擦拭。

(9)静脉注射过程中,观察局部组织有无肿胀,严防药液渗漏,如出现渗漏立即拔出针头,按压局部,另行穿刺。

(10)拔针后,指导患者按压穿刺点3分钟,勿揉,凝血功能差的患者适当延长按压时间。

(11)再次核对患者床号、姓名和药名。

(12)将压脉带与输液垫巾对折取出,输液垫巾置于生活垃圾桶内,压脉带放于含有效氯250 mg/L消毒液桶中。整理患者衣物和床单位,观察有无不良反应,并向患者讲明注射后注意事项。快速手消毒剂消毒双手,推车回治疗室,按医疗废物处理原则处理用物。

(13)洗手,在治疗单上签名并记录时间。按护理级别书写护理记录单。

五、注意事项

(1)严格执行查对制度,需双人核对医嘱。

(2)严格遵守无菌操作原则。

(3)了解注射目的、药物对血管的影响程度、给药途径、给药时间和药物过敏史。

(4)选择粗直、弹性好、易固定的静脉,避开关节和静脉瓣。常用的穿刺静脉为肘部浅静脉、贵要静脉、肘正中静脉、头静脉。小儿多采用头皮静脉。

(5)根据患者年龄、病情和药物性质掌握注入药物的速度,并随时听取患者主诉,观察病情变化。必要时使用微量注射泵。

(6)对需要长期注射者,应有计划地由小到大、由远心端到近心端选择静脉。

(7)根据药物特性和患者肝、肾功能或心脏功能,采用合适的注射速度。随时听取患者主诉,观察体征和其病情变化。

(邱海英)

第六节　氧 疗 技 术

本节主要讲解鼻导管或面罩吸氧的操作方法。

一、目的

纠正各种原因造成的缺氧状态,提高患者血氧含量及动脉血氧饱和度。

二、操作前准备

(一)告知患者
操作目的、方法、注意事项、配合方法。

(二)评估患者
(1)病情、意识、呼吸状态、缺氧程度、心理反应、合作程度。

(2)鼻腔状况:有无鼻息肉、鼻中隔偏曲或分泌物阻塞等情况。

(三)操作护士

着装整洁、修剪指甲、洗手、戴口罩。

(四)物品准备

治疗车、一次性吸氧管或吸氧面罩、湿化瓶、蒸馏水、氧流量表、水杯、棉签、吸氧卡、笔、快速手消毒剂、污物桶、消毒桶。

(五)环境

安全、安静、整洁。

三、操作过程

(1)携用物至患者床旁,核对腕带及床头卡。

(2)协助患者取适宜体位。

(3)清洁双侧鼻腔。

(4)正确安装氧气装置,管路或面罩连接紧密,确定氧气流出通畅。

(5)根据病情调节氧流量。

(6)固定吸氧管或面罩。

(7)填写吸氧卡。

(8)用氧过程中密切观察患者呼吸、神志、氧饱和度及缺氧程度改善情况等。

(9)整理床单位,协助患者取舒适卧位。

(10)整理用物,按医疗垃圾分类处理用物。

(11)擦拭治疗车。

(12)洗手、记录、确认医嘱。

四、注意事项

(1)保持呼吸道通畅,注意气道湿化。

(2)保持吸氧管路通畅,无打折、分泌物堵塞或扭曲。

(3)面罩吸氧时,检查面部、耳郭皮肤受压情况。

(4)吸氧时先调节好氧流量再与患者连接,停氧时先取下鼻导管或面罩,再关闭氧流量表。

(5)注意用氧安全,尤其是使用氧气筒给氧时注意防火、防油、防热、防震。

(6)长期吸氧患者,湿化瓶内蒸馏水每天更换一次,湿化瓶每周浸泡消毒一次,每次30分钟,然后洗净、待干、备用。

(7)新生儿吸氧应严格控制用氧浓度和用氧时间。

五、评价标准

(1)患者能够知晓护士告知的事项,对服务满意。

(2)操作过程规范、安全,动作娴熟。

(汤腊春)

第七节 鼻饲技术

一、目的

对病情危重、昏迷、不能经口或不愿正常摄食的患者,通过胃管供给患者所需的营养、水分和药物,维持机体代谢平衡,保证蛋白质和热量的供给需求,维持和改善患者的营养状况。

二、准备

(一)物品准备

治疗盘内:一次性无菌鼻饲包一套(硅胶胃管 1 根、弯盘 1 个、压舌板 1 个、50 mL 注射器 1 具、润滑剂、镊子 2 把、治疗巾 1 条,纱布 5 块)、治疗碗 2 个、弯血管钳 1 把、棉签适量、听诊器 1 副、鼻饲流质液(38～40 ℃)200 mL、温开水适量、手电筒 1 个、调节夹 1 个(夹管用)、松节油、漱口液、毛巾。慢性支气管炎的患者视情况备镇静剂、氧气。

治疗盘外:安全别针 1 个、夹子或橡皮圈 1 个、卫生纸适量。

(二)患者、护理人员及环境准备

患者了解鼻饲目的、方法、注意事项及配合要点。调整情绪,指导或协助患者摆好体位。护理人员应衣帽整齐,修剪指甲,洗手,戴口罩。环境安静、整洁、光线、温湿度适宜。

三、评估

(1)评估患者病情、治疗情况、意识、心理状态及合作度。

(2)评估患者鼻腔状况,有无鼻中隔偏曲、息肉,鼻黏膜有无水肿、炎症等。

(3)向患者解释鼻饲的目的、方法、注意事项及配合要点。

四、操作步骤

(1)确认患者并了解病情,向患者解释鼻饲目的,过程及方法。

(2)备齐用物,携至床旁核对床头卡、医嘱、饮食卡,核对流质饮食:种类、量、性质、温度、质量。

(3)患者如有义齿、眼镜应协助取下,妥善存放。防止义齿脱落误吞吐食管或落入气管引起窒息。插管时由于刺激可致流泪,取下眼镜便于擦除。

(4)取半坐位或坐位,可减轻胃管通过咽喉部时引起的咽反射,利于胃管插入。无法坐起者取右侧卧位,昏迷患者取去枕平卧位,头向后仰可避免胃管误入气管。

(5)将治疗巾围于患者颌下,保护患者衣服和床单,弯盘、毛巾放置于方便易取处。

(6)观察鼻孔是否通畅,黏膜有无破损,清洁鼻腔,选择通畅一侧便于插管。

(7)准备胃管测量胃管插入的长度,成人插入长度为 45～55 cm,一般取发际至胸骨剑突处或鼻尖经耳垂至胸骨剑突处,并进行标记,倒润滑剂于纱布上少许,润滑胃管前段 10～20 cm 处,减少插管时的摩擦阻力。

(8)左手持纱布托住胃管,右手持镊子夹住胃管前端,沿选定侧鼻孔缓缓插入,插管时动作轻柔,镊子前端勿触及鼻黏膜,以防损伤,当胃管插入 10～15 cm 通过咽喉部时,如为清醒患者指导其做吞咽动作及深呼吸,随患者做吞咽动作及深呼吸时顺势将胃管向前推进胃管,直至标记处。如为昏迷患者,将患者头部托起,使下颌靠近胸骨柄,可增大咽喉部通道的弧度,便于胃管顺利通过,再缓缓插入胃管至标记处。若插管时患者恶心、呕吐感持续,用手电筒、压舌板检查口腔咽喉部有无胃管盘曲卡住。如患者有呛咳、发绀、喘息、呼吸困难等误入气管现象,应立即拔管。休息后再插。

(9)确认胃管在胃内,用胶布交叉胃管固定于鼻翼和面颊部。验证胃管在胃内的 3 种方法:①打开胃管末端胶塞连接注射器于胃管末端抽吸,抽出胃液即可证实胃管在胃内。②置听诊器于患者胃区,快速经胃管向胃内注入 10 mL 空气,同时在胃部听到气过水声,即表示已插入胃内。③将胃管末端置于盛水的治疗碗内,无气泡溢出。

(10)灌食:连接注射器于胃管末端,先回抽见有胃液,再注入少量温开水,可润滑管壁,防止喂食溶液黏附于管壁,然后缓慢灌注鼻饲液或药液等。鼻饲液温度为 38～40 ℃,每次鼻饲量不应超过 200 mL,间隔时间不少于 2 小时,新鲜果汁,应与奶液分别灌入,防止凝块产生。鼻饲结束后,再次注入温开水 20～30 mL 冲洗胃管,避免鼻饲液积存于管腔中而变质,造成胃肠炎或堵塞管腔。鼻饲过程中,避免注入空气,以防造成腹胀。

(11)胃管末端胶塞:塞上如无胶塞可反折胃管末端,用纱布包好,橡皮圈系紧,用别针将胃管固定于大单,枕旁或患者衣领处防止灌入的食物反流和胃管脱落。

(12)协助患者清洁口腔,鼻孔,整理床单位,嘱患者维持原卧位 20～30 分钟,防止发生呕吐,促进食物消化、吸收。长期鼻饲者应每天进行口腔护理。

(13)整理用物,并清洁,消毒,备用。鼻饲用物应每天更换消毒,协助患者擦净面部,取舒适卧位。

(14)洗手,记录。记录插管时间,鼻饲液种类、量及患者反应等。

五、拔管

停止鼻饲或长期鼻饲需要更换胃管时进行拔管。

(1)携用物至床前,说明拔管的原因,并选择末次鼻饲结束时拔管。

(2)置弯盘于患者颌下,夹紧胃管末端放于弯盘内,防止拔管时液体反流,胃管内残留液体滴入气管。揭去固定胶布用松节油擦去胶布痕迹,再用清水擦洗。

(3)嘱患者深呼吸,在患者缓缓呼气时稍快拔管,到咽喉处快速拔出。

(4)将胃管放入弯盘中,移出患者视线,避免患者产生不舒服的感觉。

(5)清洁患者面部、口腔及鼻腔,帮助患者漱口,取舒适卧位。

(6)整理床单位,清理用物。

(7)洗手,记录拔管时间和患者反应。

六、注意事项

(1)注入药片时应充分研碎,全部溶解方可灌注。多种药物灌注时,应将药物分开灌注,每种药物之间用少量温开水冲洗一次,注意药物配伍禁忌。

(2)插胃管时护士与患者进行有效沟通,缓解紧张度。

（3）插管动作要轻稳,尤其是通过食管 3 个狭窄部位时(环状软骨水平处,平气管分叉处,食管通过膈肌处)以免损伤食管黏膜。

（4）每次鼻饲前应检查胃管是否在胃内及是否通畅,并用少量温开水冲管后方可进行喂食,鼻饲完毕后再次注入少量温开水,防止鼻饲液凝结。注入鼻饲液的速度要缓慢,以免引起患者不适。

（5）鼻饲液应现配现用,已配制好的暂不用时,应放在 4 ℃以下的冰箱内保存,保证 24 小时内用完,防止长时间放置变质。

（6）长期鼻饲者应每天进行两次口腔护理,并定期更换胃管,普通胃管每周更换一次,硅胶胃管每月更换一次,聚氨酯胃管留置时间 2 个月更换一次。更换胃管时应于当晚最后一次喂食后拔出,翌日晨从另一侧鼻孔插入胃管。

（7）每次灌注前或间隔 4～8 小时应抽胃内容物,检查胃内残留物的量。如残留物的量大于灌注量的 50%,说明胃排空延长,应告知医师采取措施。

（邵川云）

第八节　营养支持技术

一、肠内营养

(一)目的
（1）全面、均衡、符合生理的营养供给,以降低高分解代谢,提高机体免疫力。
（2）维持胃肠道功能,保护肝脏功能。
（3）提供经济、安全的营养治疗。

(二)操作前准备
1.告知患者和家属
操作目的、方法、注意事项、配合方法。
2.评估患者
病情、意识状态、合作程度、营养状态、管饲通路情况、输注方式。
3.操作护士
着装整洁、修剪指甲、洗手、戴口罩。
4.物品准备
肠内营养液、营养泵、肠内营养袋、加温器、20 mL 注射器、温水。必要时备插线板。
5.环境
整洁、安静。

(三)操作过程
（1）携用物至患者床旁,核对腕带及床头卡。
（2）协助患者取半卧位。
（3）固定营养泵,安装管路,检查并确认喂养管位置,抽吸并评估胃内残留量。

(4)温水冲洗胃肠营养管并与管路连接。

(5)根据医嘱调节输注速度。

(6)加温器连于喂养管上(一般温度调节在37～40 ℃)。

(7)核对。

(8)输注完毕,温水冲洗喂养管。

(9)包裹、固定胃肠营养管。

(10)协助患者取适宜卧位,整理床单位。

(11)整理用物,按医疗垃圾分类处理用物。

(12)擦拭治疗车。

(13)洗手、记录、确认医嘱。

(四)注意事项

(1)营养液现用现配,24小时内用完。

(2)长期留置胃肠营养管者,每天用油膏涂擦鼻腔黏膜,每天进行口腔护理。

(3)输注前后或经胃肠营养管注入药物后均用温水冲洗胃肠营养管。

(4)定期(或按照说明书)更换胃肠营养管,对胃造口、空肠造口者,保持造口周围皮肤干燥、清洁。

(5)避免空气入胃,引起胀气。

(6)加温器放到合适的位置,以免烫伤患者。

(7)抬高床头,避免患者平卧引起误吸。

(8)观察并记录输注量,以及输注中、输注后的反应。

(9)特殊用药前后用约30 mL温水冲洗胃肠营养管,药片或药丸经研碎、溶解后注入胃肠营养管。

(10)注意放置恰当的管路标识。

(五)评价标准

(1)患者和家属能够知晓护士告知的事项,对服务满意。

(2)操作规范、安全,动作娴熟。

二、肠外营养

(一)目的

通过静脉途径输注各种营养素,补充和维持患者的营养。

(二)操作前准备

1.告知患者和家属

操作目的、方法、注意事项、配合方法。

2.评估患者

(1)病情、意识状态、合作程度、营养状态。

(2)输液通路情况、穿刺点及其周围皮肤状况。

3.操作护士

着装整洁、修剪指甲、洗手、戴口罩。

4.物品准备

治疗车、穿刺盘、营养液、20 mL 注射器、输液泵、营养袋、加温器、温水。必要时备插线板。

5.环境

整洁、安静。

(三)操作过程

(1)携用物至患者床旁,核对腕带及床头卡。

(2)协助患者取舒适卧位。

(3)固定输液泵,连接电源。

(4)营养袋挂于仪器架上,排气。

(5)打开输液泵门,固定输液管,关闭输液泵门。

(6)开机,设置输液速度及预输液量。

(7)将感应器固定在墨菲氏滴管上端。

(8)消毒皮肤,二次排气。

(9)穿刺,启动输液泵,妥善固定管路。

(10)整理床单位,协助患者取舒适卧位。

(11)整理用物,按医疗垃圾分类处理用物。

(12)擦拭治疗车。

(13)洗手、记录、确认医嘱。

(四)注意事项

(1)营养液宜现配现用,若营养液配制后暂时不输注,冰箱冷藏,输注前室温下复温后再输,保存时间不超过 24 小时。

(2)等渗或稍高渗溶液可经周围静脉输入,高渗溶液应从中心静脉输入,明确标识。

(3)如果选择中心静脉导管输注,注意管路维护。

(4)不宜从营养液输入的管路输血、采血。

(五)评价标准

(1)患者和家属能够知晓护士告知的事项,对服务满意。

(2)遵循查对制度,符合无菌技术、安全给药原则。

(3)操作过程规范,动作娴熟。

(裴利娟)

第九节 洗 胃 术

一、适应证

一般在服毒后 6 小时内洗胃效果最好。但当服毒量大、所服毒物吸收后可经胃排出,即使超过 6 小时,多数情况下仍需洗胃。对昏迷、惊厥患者洗胃时应注意保护呼吸道,避免发生误吸。

二、禁忌证

(1)腐蚀性毒物中毒。

(2)正在抽搐、大量呕血者。

(3)原有食管胃底静脉曲张或上消化道大出血病史者。

三、洗胃液的选择

对不明原因的中毒应选用清水或生理盐水洗胃,如已知毒物种类,则按医嘱选用特殊洗胃液。

(一)胃黏膜保护剂

对吞服腐蚀性毒物者,可用牛奶、蛋清、米汤、植物油等保护胃肠黏膜。

(二)溶剂

脂溶性毒物(如汽油、煤油等)中毒时,可先口服或胃管内注入液状石蜡 $150\sim200$ mL,使其溶解而不被吸收,然后进行洗胃。

(三)吸附剂

活性炭是强力吸附剂,能吸附多种毒物。但不能很好吸附乙醇、铁等毒物。因活性炭的效用有时间依赖性,因此应在摄毒 60 分钟内给予活性炭。活性炭结合是一种饱和过程,需要应用超过毒物的足量活性炭来吸附毒物,应注意按医嘱保证给予所需的量。首次 $1\sim2$ g/kg,加水 200 mL,可口服或经胃管注入,$2\sim4$ 小时重复应用 $0.5\sim1.0$ g/kg,直至症状改善。

(四)解毒剂

可通过与体内存留的毒物发生中和、氧化、沉淀等化学反应,改变毒物的理化性质,使毒物失去毒性。

(五)中和剂

对吞服强腐蚀性毒物的患者,可服用中和剂中和,如吞服强酸时可用弱碱(如镁乳、氢氧化铝凝胶等)中和,不要用碳酸氢钠,因其遇酸可生成二氧化碳,使胃膨胀,造成穿孔的危险。强碱可用弱酸类物质(如食醋、果汁等)中和。

(六)沉淀剂

有些化合物可与毒物作用,生成溶解度低、毒性小的物质,因而可用作洗胃剂。乳酸钙或葡萄糖酸钙与氟化物或草酸盐作用,可生成氟化钙或草酸钙沉淀;生理盐水与硝酸银作用生成氯化银沉淀;$2\%\sim5\%$硫酸钠可与可溶性钡盐生成不溶性硫酸钡沉淀。

四、洗胃的护理

(1)严格掌握洗胃的适应证、禁忌证。

(2)解释洗胃的目的、必要性和并发症,使患者或家属知情同意并签字。

(3)取头低脚高左侧卧位。

(4)置入胃管的长度:由鼻尖经耳垂至胸骨剑突的距离,一般为 $50\sim55$ cm。

(5)中毒物质不明时,应选用温开水或生理盐水洗胃,强酸、强碱中毒禁忌洗胃。

(6)水温控制在 35 ℃左右,过热可促进局部血液循环,加快吸收;过冷可加速胃蠕动,从而促进毒物排入肠腔。

(7)严格掌握洗胃原则:先出后入、快进快出、出入基本平衡。应留取首次抽吸物标本做毒物鉴定。每次灌洗量为 300～500 mL,一般总量为 25 000～50 000 mL。需要反复灌洗,直至洗出液澄清、无味为止。

(8)严密观察病情,洗胃过程中防止误吸,有出血、窒息、抽搐应立即停止洗胃,通知医师。

(9)拔胃管时,要先将胃管尾部夹住,以免拔胃管过程中管内液体反流入气管内。

(10)洗胃后整理用物,观察并记录洗胃液的量、颜色及患者的反应,同时记录患者的生命体征。严格清洗和消毒洗胃机。

(李本清)

第二章

医院感染护理

第一节　多重耐药菌感染的预防与控制

一、基本概念

（一）细菌耐药

抗菌药物通过杀灭细菌发挥治疗感染的作用,细菌作为一类广泛存在的生物体,也可以通过多种形式获得对抗菌药物的抵抗作用,逃避被杀灭的危险,这种抵抗作用被称为"细菌耐药",获得耐药能力的细菌就被称为"耐药细菌"。

（二）细菌耐药机制

细菌改变结构,不和抗菌药物结合,避免抗菌药物作用;细菌产生各种酶,破坏抗菌药物;细菌产生防御体系,关闭抗菌药物进入细菌的通道或将已经进入菌体的抗菌药物排出菌体。

（三）天然耐药

天然耐药指细菌对某些抗菌药物天然不敏感,是由细菌的种属特性所决定的。抗菌药物对细菌能起作用的首要条件是细菌必须具有药物的靶位,而有些细菌对某种药物缺乏作用靶位,而产生固有耐药现象。如嗜麦芽窄食单胞菌对碳青霉烯类天然耐药,肠球菌对头孢类天然耐药。

（四）获得性耐药

获得性耐药指敏感的细菌中出现了对抗菌药物有耐药性的菌株,与药物使用的剂量、细菌耐药的自发突变率和可传递耐药性的情况有关。细菌通过自身基因突变产生耐药的概率较低,而获得性耐药才是细菌耐药迅速上升的主要原因。耐药基因可通过质粒、转座子和整合子等元件在同种和不同种细菌之间传播而迅速传递耐药性。

（五）质粒

质粒是细菌染色体外的遗传物质,存在于细胞质中,具有自主复制能力,是闭合环状的双链DNA 分子。质粒携带的遗传信息能赋予宿主菌某些生物学性状,有利于细菌在特定的环境条件下生存。

（六）转座子

转座子是一种复合型转座因子,除含有与转座子有关的基因外,还可含有耐药基因和接合转移基因等,它的两端就是插入序列,构成"左臂"和"右臂"。这两个"臂"可以是正向重复,也可以是反向重复,可赋予受体细胞一定的表型特征。

(七)插入序列

插入序列是在细菌中首先发现的一类最简单的转座因子,它除了与转座功能有关的基因外不带有任何其他基因。

(八)整合子

1989 年,stokes 和 Hall 首次提出了一个与耐药基因水平传播有关的新的可移动基因元件:整合子。整合子是细菌基因组中的可移动遗传物质,携带位点特异性重组系统组分,可将许多耐药基因盒整合在一起,从而形成多重耐药。整合子是细菌,尤其是革兰阴性菌多重耐药迅速发展的主要原因。

(九)多重耐药

指对通常敏感的 3 类或 3 类以上抗菌药物(每类中至少有 1 种)的获得性(而非天然的)耐药。

(十)泛耐药

指对除了 1~2 类抗菌药物之外的所有其他抗菌药物种类(每类中至少有 1 种)不敏感,即只对 1~2 类抗菌药物敏感。

(十一)全耐药

指对目前所有抗菌药物分类中的药物均不敏感,如全耐药鲍曼不动杆菌给临床抗感染治疗带来了极大的困难与挑战。

(十二)β-内酰胺酶

β-内酰胺酶是通过水解 β-内酰胺环抑制 β-内酰胺类抗生素的抗菌活性,这是 β-内酰胺类耐药性产生的主要原因。β-内酰胺酶是能够水解 β-内酰胺类抗生素的一类酶的总称,其类型众多,底物不同,特性各异,包括青霉素酶、超广谱 β-内酰胺酶(ESBLs)、头孢菌素酶(cephalosporinase,AmpC 酶)和金属 β-内酰胺酶(MBLs)等。

(十三)青霉素酶

青霉素酶是一种 β-内酰胺酶,水解许多青霉素的 β-内酰胺键,产生一种丧失抗生素活性的物质——青霉酸。如葡萄球菌属可产青霉素酶。

(十四)头孢菌素酶

头孢菌素酶是由革兰阴性细菌(肠杆菌科细菌、铜绿假单胞菌等)的染色体或质粒介导产生的一类 β-内酰胺酶,属 Bush 分类第一群,Ambler 分类中 C 类,首选作用底物是头孢菌素,且不被克拉维酸所抑制。对多种第三代头孢菌素、单环类抗生素及头霉素耐药,一般对第 4 代头孢菌素和碳青霉烯类抗生素敏感。

(十五)金属 β-内酰胺酶

金属 β-内酰胺酶又称金属酶,是一组活性部位为金属离子且必须依赖金属离子的存在而发挥催化活性的酶类,属 Ambler 分子分类 B 组。它能水解除单环类以外的包括碳青霉烯类在内的一大类 β-内酰胺类抗生素,其活性可被离子螯合物 EDTA、菲咯啉及巯基化合物所抑制,但不被克拉维酸、舒巴坦等常见的 β-内酰胺酶抑制剂所抑制。

(十六)KPC 酶

KPC 酶指肺炎克雷伯菌产生的碳青霉烯酶,属于 Ambler 分类的 A 类、Bush 分类的 2f 亚

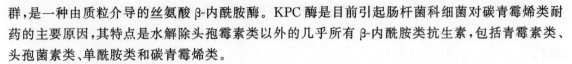

群,是一种由质粒介导的丝氨酸 β-内酰胺酶。KPC 酶是目前引起肠杆菌科细菌对碳青霉烯类耐药的主要原因,其特点是水解除头孢霉素类以外的几乎所有 β-内酰胺类抗生素,包括青霉素类、头孢菌素类、单酰胺类和碳青霉烯类。

(十七)碳青霉烯酶

碳青霉烯酶指能够明显水解至少亚胺培南或美罗培南的一类 β-内酰胺酶,它包括 Ambler 分子结构分类的 A、B、D 三类酶。其中 B 类为金属 β-内酰胺酶,简称金属酶,属于 Bush 分类中的第三组,主要见于铜绿假单胞菌、不动杆菌和肠杆菌科细菌;A、D 类为丝氨酸酶,分别属于 Bush 分类中的第 2f 和 2d 亚组,A 类酶主要见于肠杆菌科细菌,D 类酶(OXA 型酶)主要见于不动杆菌。

(十八)Ⅰ型新德里金属 β-内酰胺酶

NDM-1 是 β-内酰胺酶的一种。β-内酰胺酶有数百种,各种酶的分子结构和对 β-内酰胺类抗菌药物的水解能力存在较大差异,一般根据分子结构分为 A、B、C、D 四大类。NDM-1 属于其中的 B 类,其活性部位结合有锌离子,因此又称为金属 β-内酰胺酶。产 NDM-1 的细菌表现为对青霉素类、头孢菌素类和碳青霉烯类等广泛耐药。产 NDM-1 的主要菌种为大肠埃希菌和肺炎克雷伯菌,也见于阴沟肠杆菌、变形杆菌、弗劳地枸橼酸菌、产酸克雷伯菌、摩根菌和普罗威登菌等。

(十九)氨基糖苷类钝化酶

氨基糖苷类钝化酶通过磷酸转移酶、乙酰转移酶、腺苷转移酸的作用,使氨基糖苷结构改变而失去抗菌活性。由于氨基糖苷类抗菌药物结构相似,故有明显的交叉耐药现象。

(二十)氯霉素乙酰转移酶

由氯霉素乙酰转移酶基因家族编码,产生乙酰转移酶,使氯霉素转化成无活性的代谢产物而失去抗菌活性。

(二十一)红霉素类钝化酶

红霉素类钝化酶主要包括红霉素酯酶和红霉素磷酸转移酶等,对红霉素具有高度耐受性的肠杆菌属、大肠埃希菌中存在红霉素钝化酶,可酯解红霉素和竹桃霉素的大环内酯结构。

(二十二)药物作用的靶位改变

为细菌在抗生素作用下产生诱导酶对菌体成分进行化学修饰,使其与抗生素结合的有效部位变异;或通过基因突变造成靶位变异,使抗生素失去作用位点。靶位改变包括亲和力降低和替代性途径的取代。

(二十三)主动外排系统

某些细菌能将进入菌体的药物泵出体外,导致细菌耐药。这种泵因需要能量,故称主动外排系统。这种主动外排系统对抗菌药物具有选择性的特点。细菌外排系统由蛋白质组成,主要为膜蛋白。

(二十四)生物膜耐药

生物膜是依附于某载体表面的由胞外多聚物和基质网包被的高度组织化、系统化的微生物膜性聚合物。生物膜内的细菌生长速度缓慢、代谢水平低,抗生素通过作用于代谢环节去影响细菌活性的概率也降低,从而引起细菌耐药。

(二十五)ESKAPE

ESKAPE 是 6 种耐药菌的简称。

E:E.faecium(VRE)——屎肠球菌(耐万古霉素肠球菌)。

S：S.aureus(MRSA)——金黄色葡萄球菌(耐甲氧西林金黄色葡萄球菌)。

K：ESBL-producing E.coli and Klebsiella species——产 ESBLs 的大肠埃希菌和克雷伯菌属。

A：A.baumannii——鲍曼不动杆菌。

P：P.aeruginosa——铜绿假单胞菌(可以对喹诺酮类、碳青霉烯类和氨基糖苷类耐药)。

E：Enterobacter Species——肠杆菌属细菌(包括产 ESBLs 和 KPC 肠杆菌科细菌以外的其他肠杆菌属细菌)。

美国 CDC 最新数据显示,2/3 的医院感染是由这 6 种 ESKAPE 细菌引起的。

二、防控原则

(1)行政管理:①应高度重视多重耐药菌的医院感染预防和控制管理,将预防和控制多重耐药菌的措施成为患者安全的优先考量之一。②应提供人、财、物的支持,预防和控制多重耐药菌的传播。③提供专家咨询,分析流行病学资料,辨认多重耐药微生物问题,或制定有效感染管理策略。④针对多重耐药菌医院感染的诊断、监测、预防和控制等各个环节,结合本机构实际工作,制定多重耐药菌医院感染管理的规章制度和防控措施。⑤加大对重症监护病房(ICU)、新生儿室、血液科、呼吸科、神经科、烧伤科等重点部门的患者,或接受过广谱抗菌药物治疗或抗菌药物治疗效果不佳的患者,留置各种管道以及合并慢性基础疾病的患者等重点人群的管理力度,落实各项防控措施。⑥通过多元化的培训、监测和实地演练的方式,加强医务人员对标准预防和接触隔离的依从性。⑦在注意患者隐私的情况下,标识特定多重耐药菌感染或定植患者,在转送患者前,先通知接收病区和医务人员采取防护措施。

(2)强化多重耐药菌感染危险因素、流行病学以及预防与控制措施等知识培训,确保医务人员掌握正确、有效的多重耐药菌感染预防和控制措施。

(3)医疗机构应提供有效、便捷的手卫生设施,如洗手设施和速干手消毒剂,提高医务人员手卫生依从性。严格执行手卫生规范,切实遵守手卫生的 5 个重要时机。

(4)严格实施隔离措施:①应对所有患者实施标准预防,对确诊或疑有多重耐药菌感染或定植患者,实施接触隔离。②对患者实施诊疗、护理操作时,应将确诊或疑有多重耐药菌感染或定植患者安排在最后进行。

(5)严格遵守无菌技术操作规程,特别是在实施各种侵入性操作时,有效预防感染。

(6)加强清洁和消毒工作:①应加强多重耐药菌感染或定植患者诊疗环境的清洁、消毒工作,特别要做好 ICU、新生儿室、血液科、呼吸科、神经外科患者诊疗环境的清洁、消毒工作。②与患者直接接触的诊疗器械、器具及物品如听诊器、血压计、体温表、输液架等要专人专用,并及时消毒处理。③轮椅、担架、床旁心电图机等不能专人专用的诊疗器械、器具及物品要在每次使用后消毒处理。④对医务人员和患者频繁接触的物体表面,如心电监护仪、微量输液泵、呼吸机等诊疗器械的面板或旋钮表面、听诊器、计算机键盘和鼠标、电话机、患者床栏杆和床头桌、门把手、水龙头开关等,应经常清洁消毒。⑤出现多重耐药菌感染暴发或者疑似暴发时,应增加清洁、消毒频次。

(7)合理使用抗菌药物:①应认真落实抗菌药物临床合理使用的有关规定,严格执行抗菌药物临床使用的基本原则,切实落实抗菌药物的分级管理,正确、合理地实施个体化抗菌药物给药方案。②提高临床微生物送检率,根据临床微生物检测结果,合理选择抗菌药物。③应监测本机构致病菌耐药性,定期向临床医师提供最新的抗菌药物敏感性总结报告和趋势分析。至少每年向临床公布一次临床常见分离菌株的药敏情况,正确指导临床合理使用抗菌药物。④要严格执行围术期抗菌药物预防性使用的相关规定,避免由于抗菌药物滥用而导致多重耐药菌的产生。

(8)加强对多重耐药菌的监测:①应加强多重耐药菌监测工作,提高临床微生物实验室的检测能力,积极开展常见多重耐药菌的监测,如耐甲氧西林金黄色葡萄球菌(MRSA)、ESBLs介导的多重耐药肠杆菌科细菌、多重耐药(泛耐药)鲍曼不动杆菌(MDR/XDR-AB)和铜绿假单胞菌(MDR/XDR-PA)、产碳青霉烯酶KPC的肺炎克雷伯菌和其他肠杆菌科细菌、万古霉素耐药肠球菌(VRE)以及新出现的如万古霉素中介(耐药)金黄色葡萄球菌(VISA/VRSA)等多重耐药菌。②必要时开展主动筛查,以便早期发现和诊断多重耐药菌感染或定植患者。③临床微生物实验室发现多重耐药菌感染或定植患者后,应及时反馈临床科室以及医院感染管理部门,以便采取有效的治疗和预防控制措施。④有条件时应制定并完善微生物实验室保存所选择的多重耐药菌,以便于进行分子生物学分型,从而可以验证是否存在医疗机构中的传播或描述其流行病学特征。⑤患者隔离期间要定期监测多重耐药菌感染情况,直至患者标本连续2次(每次间隔应>24小时)耐药菌培养阴性,感染已经痊愈但无标本可送后,方可解除隔离。

三、MRSA

(一)定义

MRSA即耐甲氧西林金黄色葡萄球菌,指对现有β-内酰胺类抗菌药物(青霉素类、头孢菌素类和碳青霉烯类)耐药的金黄色葡萄球菌,是最常见的多重耐药菌之一,可分为社区内MRSA(community-associated MRSA,CA-MRSA)及医院内MRSA(hospital-acquired MRSA,HA-MRSA)。

1.HA-MRSA

指在医疗护理机构的人员之间传播,可出现在医院或医疗护理机构内(医院发病)或出院后发生在社区内(社区发病)。HA-MRSA除对β-内酰胺类抗菌药物耐药以外,还会出现对非β-内酰胺类抗菌药物(如林可霉素、喹诺酮类、利福平、磺胺甲噁唑/甲氧苄啶、氨基糖苷类和四环素类)耐药。

(1)社区发病:社区发病是指具备下列至少一项医院内感染的危险因素。①入院时带有侵入性设备。②有MRSA定植或感染病史。③在阳性培养结果之前12个月内有手术、住院、透析,或在护理机构长期居住。

(2)医院发病:从入院48小时后患者的正常无菌部位分离出病菌。不论这些患者是否有医院内感染的危险因素。

2.CA-MRSA

CA-MRSA指分离自社区感染患者的一种MRSA菌株,其细菌耐药及临床特征等与以往HA-MRSA有明显不同。首例报道为1981年美国密歇根州一名使用注射药物的患者。CA-MRSA易感人群为先前从未直接或间接接触过医院、疗养院或其他医疗保健场所的健康人,大多仅对β-内酰胺类抗菌药物耐药,而对非β-内酰胺类抗菌药物(如林可霉素、喹诺酮类、利福平、磺胺甲噁唑/甲氧苄啶、氨基糖苷类和四环素类)敏感,通常产生Panton-Valentine杀白细胞素(Panton-Valentine leukocidin,PVL),主要引起皮肤软组织感染,少数可引起致死性的肺炎或菌血症。

诊断标准如下:①分离自门诊或入院48小时内的患者。②该患者在1年内无医院、护理机构、疗养院等医疗机构接触史,无手术及透析史。③无长期留置导管或人工医疗装置。④无MRSA定植或感染的病史。

由于患者和病原菌在医院与社区之间的不断流动,CA-MRSA可由患者带入医院导致医院内暴发,HA-MRSA也可由感染或定植患者带入社区导致社区内传播。目前仅依据临床和流行病学来区分两者是困难的,而进行MRSA遗传类型和表型检测有助于二者的鉴别,见表2-1。

表2-1 HA-MRSA与CA-MRSA的主要特点

特点	HA-MRSA	CA-MRSA
临床特征	外科感染,侵入性感染	皮肤感染,"昆虫叮咬样",多发,反复,很少侵入性感染
耐药特点	多重耐药	仅对β-内酰胺类耐药
分子标志	PVL常阴性,SCCmecⅠ～Ⅲ	PVL常阳性,SCCmecⅣ～Ⅶ

(二)流行病学

(1)MRSA自1961年英国首次发现至今已经几乎遍布全球,成为严重公共卫生威胁。1999－2003年美国ICU病房MRSA的流行率由50%上升到59.5%,部分地区高达64%。一些亚洲地区MRSA的检出率也在大幅增长,1986－2001年我国台湾地区MRSA的检出率从26%增长到77%;1999－2001年韩国三级甲等医院中MRSA的流行率为64%。

(2)我国MRSA检出率总体呈增长趋势。我国卫生部(现卫健委)全国细菌耐药监测网(MOHNARIN)数据显示,2009－2010年MRSA的检出率为51.6%。

(3)MRSA由于其高发病率和高致死率,已被列为三大最难解决感染性疾病的首位。

(4)MRSA并非只局限于医院感染,CA-MRSA在全球的流行范围也在逐步扩大,欧美国家较严重,部分地区CA-MRSA占MRSA引起的皮肤软组织感染的75%。我国CA-MRSA的流行情况尚不清楚。

(5)MRSA定植和感染患者是医院内MRSA的最重要宿主。在长期护理机构、脊柱科、烧伤科和ICU等科室,MRSA定植率比较高。没有明显感染征象的MRSA带菌者,是重要的传染源,可以把MRSA传播给其他患者或医护人员。

(三)对临床常用药物的敏感性

MRSA对临床常用药物的敏感性见表2-2。

表2-2 2010年中、美两国MRSA对临床常用抗菌药物的敏感率和耐药率(%)

抗菌药	中国		美国	
	敏感率	耐药率	敏感率	耐药率
头孢吡肟	14.1	82.1	ND	ND
红霉素	9.3	87.8	10.8	88.5
克林霉素	85.9	10.3	71.4	28.6
左氧氟沙星	11.2	86.7	32.4	65.5
利奈唑胺	100.0	0	100.0	0
替加环素	100.0	0	100.0	ND
万古霉素	100.0	0	100.0	0

(四)防控措施

(1)对重点科室如 ICU、血液透析室等,重点人群如心脏手术患者、老年患者等进行鼻拭子筛查 MRSA,建议对阳性患者进行接触隔离。

(2)对重点岗位医护人员,如鼻腔携带 MRSA,建议短期局部应用抗菌药物。

(3)制定 MRSA 监测计划,进行 MRSA 监测,监测要点包括:保持监测标准的一致性;保持实验室检验结果报告系统完整性和一致性;保持与微生物实验室的协作;MRSA 监测结果反馈、通告相关人员。

(4)医务人员培训、环境消毒、手卫生与合理使用抗菌药物等参见"防控原则"。

四、VRE

(一)定义

VRE 即耐万古霉素肠球菌,指对万古霉素等糖肽类抗生素获得性耐药的肠球菌,常见于屎肠球菌和粪肠球菌,以 VanA、VanB 耐药基因簇编码最常见。

(二)流行病学

(1)VRE 自 1988 年伦敦某医院首次分离至今已经在世界各地流行。美国 CDC 医院感染监测系统报道,VRE 已经成为第二位的医院感染菌。1990—1996 年 VRE 在血中的分离率从不到 1％增加至 39％,VRE 菌血症的发生率从 3.2/10 万增加至 131/10 万;VRE 的暴发流行多为屎肠球菌。

(2)我国 VRE 的分离率<5％。卫生部(现卫健委)全国细菌耐药监测网(MOHNARIN)数据显示,VRE 在屎肠球菌中的检出率为 1.1％～6.4％,以华北和西南地区较高;在粪肠球菌中的检出率为 0.5％～2.6％。

(3)易感人群包括:①严重疾病,长期入住 ICU 病房的患者。②严重免疫抑制,如肿瘤患者。③外科胸腹腔大手术后的患者。④侵袭性操作,留置中央导管的患者。⑤长期住院患者、有 VRE 定植的患者。⑥接受广谱抗菌药物治疗,曾口服、静脉接受万古霉素治疗的患者。

(三)对临床常用药物的敏感性

VRE 对临床常用药物的敏感性见表 2-3。

表 2-3　2010 年中美两国粪肠球菌对抗菌药物的敏感率和耐药率(％)

抗菌药	中国		美国	
	敏感率	耐药率	敏感率	耐药率
氨苄西林	11.0	89.0	100.0	0
红霉素	4.0	92.1	12.3	50.3
左氧氟沙星	13.9	82.4	69.7	29.2
利奈唑胺	100.0	0	99.5	0.5
万古霉素	94.7	3.8	96.4	3.6
替考拉宁	97.0	2.3	96.9	3.1
四环素	51.0	46.4	23.6	75.4
磷霉素	73.2	19.1	ND	ND

(四)防控措施

(1)合理掌握万古霉素使用适应证。在医院内应用万古霉素已确证是 VRE 产生和引起暴发流行的危险因素。因此,所有医院均应制订一个全面的抗菌药物使用计划。严格掌握万古霉素和相关糖肽类抗菌药物使用的适应证。

(2)提高临床微生物室在检测、报告和控制 VRE 感染中的作用。临床微生物室是预防VRE 感染在医院流行的第一道防线,即时、准确地鉴定和测定肠球菌对万古霉素耐药的能力,对诊断 VRE 定植和感染、避免问题复杂化都有极其重要的作用。

(3)加强重点部门的主动监测,尽早发现 VRE 定植或感染者,并第一时间进行干预。

(4)告知工作人员和患者有关注意事项,减少工作人员和患者在病房内的传播,患者医疗护理物品专用。

(5)携带 VRE 的手术医师不得进行手术,直至检出转为阴性。

(6)接触隔离、医护人员培训、消毒和手卫生措施参见"防控原则"。

五、MDR-AB

(一)定义

1.MDR-AB

MDR-AB 即多重耐药鲍曼不动杆菌,指对下列 5 类抗菌药物中至少 3 类耐药的菌株,包括抗假单胞菌头孢菌素、抗假单胞菌碳青霉烯类、含有 β-内酰胺酶抑制剂的复合制剂(包括哌拉西林/他唑巴坦、头孢哌酮/舒巴坦、氨苄西林/舒巴坦)、喹诺酮类、氨基糖苷类。

2.XDR-AB

XDR-AB 即泛耐药鲍曼不动杆菌,指仅对 1～2 种潜在有抗不动杆菌活性的药物[主要指替加环素和/或多黏菌素]敏感的菌株。

3.PDR-AB

PDR-AB 即全耐药鲍曼不动杆菌,指对目前所能获得的潜在有抗不动杆菌活性的抗菌药物(包括多黏菌素、替加环素)均耐药的菌株。

(二)流行病学

(1)鲍曼不动杆菌具有在体外长期存活能力,易造成克隆播散。

(2)美国 NNIS 及卫生部(现卫健委)细菌耐药监测结果均显示,鲍曼不动杆菌的分离率在非发酵菌中占第 2 位,仅次于铜绿假单胞菌。是我国院内感染的主要致病菌之一,占临床分离革兰阴性菌的 16.1%,仅次于大肠埃希菌与肺炎克雷伯杆菌。

(3)鲍曼不动杆菌可引起医院内肺炎、血流感染、腹腔感染、中枢神经系统感染、泌尿系统感染、皮肤软组织感染等。最常见的部位是肺部,是医院内肺炎(HAP),尤其是呼吸机相关肺炎(VAP)重要的病原菌。

(4)长时间住院、入住监护室、接受机械通气、侵入性操作、抗菌药物暴露以及严重基础疾病等是鲍曼不动杆菌感染的危险因素。常合并其他细菌和/或真菌的感染。

(5)鲍曼不动杆菌感染患者病死率高,但目前缺乏其归因病死率的大规模临床研究。

(6)鲍曼不动杆菌不仅是医院内感染的重要病原菌,同时也是社区获得性肺炎的重要致病菌。

(三)对临床常用药物的敏感性

MDR-AB 对临床常用药物的敏感性见表 2-4。

表 2-4 2010 年鲍曼不动杆菌对抗菌药物的敏感率(%)

抗菌药物	中国	美国
氨苄西林/舒巴坦	38.8	54.0
哌拉西林/他唑巴坦	33.6	43.0
头孢他啶	35.7	46.0
头孢噻肟	12.9	24.0
头孢唑肟	33.6	ND
亚胺培南	45.1	55.3
美罗培南	45	62.0
阿米卡星	50.7	60.0
庆大霉素	34.3	53.0
妥布霉素	41.5	54.0
环丙沙星	33.3	54.0
左氧氟沙星	35.3	ND
磺胺甲噁唑/甲氧苄啶	29.9	56.0
多黏菌素 B	97.2	ND
米诺环素	62.7	ND

(四)防控措施

鲍曼不动杆菌医院感染大多为外源性医院感染,其传播途径主要为接触传播;耐药鲍曼不动杆菌的产生是抗菌药物选择压力的结果。因此,其医院感染的预防与控制至关重要。需要从以下几个方面考虑。

(1)加强抗菌药物临床管理,延缓和减少耐药鲍曼不动杆菌的产生。医疗机构通过建立合理处方集、制定治疗方案和监测药物使用,同时联合微生物实验人员、传染病专家和医院感染管理人员对微生物耐药性增加的趋势进行干预,至少可以延缓鲍曼不动杆菌多重耐药性的迅速发展。如针对目前碳青霉烯耐药鲍曼不动杆菌不断增加现状,可考虑限制碳青霉烯类抗菌药物的使用,并加强临床微生物室对碳青霉烯耐药鲍曼不动杆菌的检出能力。

(2)严格遵守无菌操作和感染控制规范。医务人员应当严格遵守无菌技术操作规程,特别是实施中央导管插管、气管插管、导尿管插管、放置引流管等操作时,应当避免污染,减少感染的危险因素。对于留置的医疗器械要严格实施感染控制指南提出的有循证医学证据的干预组合策略,包括呼吸机相关肺炎、导管相关血流感染、导管相关尿路感染等。

(3)环境筛查。对多重耐药鲍曼不动杆菌暴发或流行的部门,应对患者周围的环境或设备进行微生物标本采样和培养,明确感染来源。

(4)必要时进行多重耐药菌主动监测培养。

(5)手卫生、隔离、环境清洁与消毒等措施参见"防控原则"。

六、MDR-PA

(一)定义

1.MDR-PA

MDR-PA 即多重耐药铜绿假单胞菌,指对下列 5 类抗菌药中的 3 类及以上耐药的菌株,包括头孢菌素类(如头孢他啶或头孢吡肟)、碳青霉烯类(如亚胺培南)、含 β-内酰胺酶抑制剂的复合制剂(如头孢哌酮/舒巴坦)、喹诺酮类(如环丙沙星)和氨基糖苷类(如阿米卡星)。

2.XDR-PA

XDR-PA 即泛耐药铜绿假单胞菌,指对以下抗菌药物均耐药的菌株,包括头孢吡肟、头孢他啶、亚胺培南、美罗培南、哌拉西林/他唑巴坦、环丙沙星、左氧氟沙星。

3.铜绿假单胞菌

通过获得各种 β-内酰胺酶编码基因、广谱或超广谱 β-内酰胺酶、氨基糖苷类修饰酶、借助整合子 qacE△1 基因对抗菌药物耐药。

(二)流行病学

(1)铜绿假单胞菌广泛分布于周围环境及正常人的皮肤、呼吸道和消化道等部位,是医院感染最常见的机会致病菌之一。

(2)铜绿假单胞菌适宜在潮湿环境中生长,氧气湿化瓶、沐浴头、牙科治疗台水系统等常有铜绿假单胞菌的污染,常常成为造成医院内感染暴发的主要原因。

(3)卫生部 2010 年细菌耐药监测结果显示,铜绿假单胞菌分离率为 16.7%,仅次于大肠埃希菌,在革兰阴性菌中排名第二。

(4)近年来,由于 β-内酰胺类抗菌药物、免疫抑制剂、肿瘤化学治疗(简称化疗)等药物的广泛使用以及各种侵入性操作的增多,该菌引起的医院感染日益突出。

(三)对临床常用抗生素的敏感性

MDR-PA 对临床常用抗生素的敏感性见表 2-5。

表 2-5 2010 年铜绿假单胞菌对临床常用抗菌药物的敏感率(%)

抗菌药物	中国	美国
哌拉西林/他唑巴坦	77.5	77.0
头孢他啶	71.8	81.0
头孢噻肟	10	24.0
头孢吡肟	68.5	ND
亚胺培南	71.8	ND
美罗培南	75	62.0
阿米卡星	80.2	60.0
庆大霉素	68.7	53.0
妥布霉素	72.9	54.0
环丙沙星	68.9	54.0
左氧氟沙星	65.3	ND
磺胺甲噁唑/甲氧苄啶	ND	56.0
多黏菌素 B	96.4	ND

(四)防控措施

(1)主动监测医院内 MDR-PA。

(2)隔离 MDR-PA 感染或定植的患者。

(3)制定抗生素治疗指南,对某些抗生素的使用加以限制。

(4)手卫生、环境清洁与消毒等措施参见"防控原则"。

七、产 ESBLs 肠杆菌科细菌

(一)定义

(1)肠杆菌科细菌是一大群形态、生物学性状相似的革兰阴性杆菌。这类细菌多数有周身鞭毛,有动力,均能发酵利用葡萄糖,需氧或厌氧生长。在自然界中广泛分布,大多数寄生于人和动物的肠道中,也可存在于水、土壤或腐败的物质上,多数为机会致病菌,少数为致病菌。其主要包含的菌种为埃希菌属、克雷伯菌属、志贺菌属、沙门菌属、枸橼酸杆菌属、肠杆菌属、沙雷菌属和变形杆菌属等。

(2)超广谱 β-内酰胺酶(extended-spectrum β-lactamases,ESBLs)是指能够水解第三代头孢菌素的 β-内酰胺酶,由质粒介导的广谱酶如 TEM、SHV、CTX 和 OXA 酶发生点突变而形成。能够介导对青霉素类、头孢菌素类和氨曲南耐药。产 ESBLs 的菌株常同时对氨基糖苷类、磺胺类、喹诺酮类和/或四环素类耐药,呈多重耐药。

(3)ESBLs 主要在大肠埃希菌和肺炎克雷伯菌中发现,也见于肠杆菌属、枸橼柠檬酸菌属、变形杆菌属、沙雷菌属等其他肠杆菌科细菌。不动杆菌属和铜绿假单胞菌等非发酵菌也可产 ESBLs。

(二)流行病学

(1)国家卫生部 2010 年全国细菌耐药监测结果显示,头孢噻肟耐药的大肠埃希菌和肺炎克雷伯菌均≥50%。各个国家和地区产 ESBLs 细菌的发生率明显不同。日本、欧盟等国家产 ESBLs 细菌的发生率很低,而印度等国家产 ESBLs 细菌的发生率很高,而且具有较严重的耐药性。

(2)产 ESBLs 细菌可以发生克隆传播,也可通过质粒或转座子将产酶基因水平传播给敏感的非产酶细菌,引起更多的细菌产生 ESBLs,从而引起院内感染的暴发流行,还可以向院外传播,使流行范围扩大。

(3)危险因素包括:①入住 ICU。②住院时间长(≥7 天)。③机械通气。④留置有导尿管和/或中央导管。⑤有严重基础疾病(如糖尿病等)。⑥不适当联合使用抗菌药物或第三代头孢菌素。⑦年龄≥60 岁等。

(三)对临床常用药物的敏感性

2010 年以前 CLSI 规定,产 ESBLs 菌株对青霉素类和第一、第二、第三代头孢菌素均耐药。即使体外试验对某些青霉素类、头孢菌素敏感,临床上也可能治疗无效。2010 年 1 月,基于药代动力学(药效学)(PK/PD)和临床实践,CLSI 对肠杆菌科的头孢唑林、头孢噻肟、头孢唑肟、头孢曲松、头孢他啶和氨曲南的判读折点进行了修订,临床医师应结合药敏试验结果和临床表现严重性,确定抗生素治疗方案。2009 年监测产 ESBLs 菌株对药物的敏感性见表 2-6。

表 2-6   2009 年我国 Mohnarin 监测产 ESBLs 菌株对临床常用药物的敏感率和耐药率(%)

抗菌药物	产 ESBLs 大肠埃希菌		产 ESBLs 肺炎克雷伯菌		产 ESBLs 产酸克雷伯菌	
	耐药率	敏感率	耐药率	敏感率	耐药率	敏感率
氨苄西林/舒巴坦	73.7	8.6	83.0	6.4	85.5	6.8
哌拉西林/他唑巴坦	5.4	85.0	19.6	61.0	27.7	59.6
阿莫西林/克拉维酸	23.2	35.5	45.8	20.3	47.7	23.8
头孢哌酮/舒巴坦	8.9	64.2	16.2	54.2	27.0	51.3
头孢西丁	15.3	75.6	28.4	68.4	31.7	65.2
亚胺培南	0.3	99.4	1.3	98.4	1.3	98.4
美罗培南	0.2	99.8	1.4	98.3	1.0	99.0
庆大霉素	68.3	30.2	63.9	34.3	65.0	33.2
妥布霉素	43.2	37.4	43.3	42.6	53.4	33.9
阿米卡星	11.0	85.3	22.8	75.3	19.8	76.7
四环素	80.6	18.7	62.8	34.6	67.1	30.5
米诺环素	34.9	53.6	51.7	30.2	42.6	42.6
氯霉素	48.4	41.5	58.1	38.3	55.9	44.1
呋喃妥因	6.0	82.9	48.1	21.7	30.1	56.6
磺胺甲噁唑/甲氧苄胺	78.5	20.7	74.4	23.9	72.7	26.9
环丙沙星	80.2	17.4	48.2	39.9	53.1	37.8
左氧氟沙星	76.3	21.0	41.3	53.1	45.3	45.3

(四)防控措施

1.加强检测

实验室检测有助于明确产 ESBLs 细菌感染,便于采取消毒隔离措施。住院患者中常规监测产 ESBLs 细菌定植,可能有助于产 ESBLs 肠杆菌科的预防和管理。

2.合理使用抗菌药物

有证据表明,不适当的抗菌治疗是产 ESBLs 细菌的独立预测因素。第三代头孢菌素经验性用药可导致更多产 ESBLs 细菌的出现,从而引起产 ESBLs 细菌的流行。抗菌药物控制策略必须强制执行以减少细菌的耐药。具体措施包括严格抗菌药物的使用指征,尽量少用第三代头孢菌素类及青霉素类抗菌药物。

八、CRE

(一)定义

CRE 即耐碳青霉烯类肠杆菌科细菌,指对多利培南、美罗培南或亚胺培南等碳青霉烯类药物之一不敏感,而且对包括头孢曲松、头孢噻肟和头孢他啶在内所测试的第三代头孢菌素类均耐药的肠杆菌科细菌。

(二)流行病学

(1)近年来 CRE 呈迅速上升趋势,具有从单一菌株扩散至其他不同种属的细菌,从单一流行区域扩散至多区域流行的传播特点。

(2)我国 CRE 发生率较低(<5%),但呈逐年上升趋势,最常见的是产 KPC 酶,且已有全耐药产 KPC 酶菌株报道。目前产 KPC 酶的细菌逐渐形成全球播散的趋势,现已报道过产 KPC 酶细菌的国家横跨美洲、欧洲和亚洲等十几个国家和地区。

(3)主要感染类型包括泌尿道感染、伤口感染、医院内肺炎、呼吸机相关肺炎、血流感染、导管相关感染等。

(4)CRE 与其他多重耐药菌感染相似,易感人群为疾病危重、入住 ICU、长期使用抗菌药物、插管、机械通气的患者。

(5)CRE 感染患者病死率高,有研究报道高达 40%～50%。

(三)对临床药物的敏感性

由于碳青霉烯酶的基因多为质粒所介导,这些质粒同时又携带其他多种耐药基因,CRE 往往表现为泛耐药(XDR)甚至是全耐药(PDR)表型,此类菌株一旦暴发流行将对患者生命构成极大威胁。

(四)防控措施

(1)加强监测。医疗机构应明确入院 48 小时内的住院患者是否已有 CRE(至少是大肠埃希菌属和克雷伯菌属)检出。若已有 CRE 检出,医疗机构应明确:①是否有院内传播。②哪些科室最严重,若不知晓这些信息,则应量化评估 CRE 的临床发病率,如回顾 CRE 检出前一段时间(如6～12 个月)微生物实验室的检验结果中 CRE 的数量和/或构成比。此外,还应收集 CRE 感染或定植患者的基本流行病学信息,以了解其共有特征,如人口学特征、入院时间、疾病转归、用药史和既往史(如科室、手术、操作)等。

(2)最大限度地减少侵入性器械的使用,确有必要时,应定期评估侵入性器械是否有必要继续使用,若无必要应尽快拔除。

(3)微生物实验室应建立预警机制,当检出 CRE 时应尽快告知临床和医院感染管理人员。

(4)加强抗菌药物临床合理使用管理,碳青霉烯类抗菌药物应严格按照特殊类抗菌药物进行管理,使用抗菌药物时应尽可能确保使用指征和使用疗程合理;针对临床具体情况选用最窄谱的抗菌药物。

(5)CRE 主动筛查:对于具有 CRE 定植或感染高风险的患者,采用主动筛检有助于发现CRE 定植患者,主动筛查培养通常包括粪便、直肠或肛周培养,还可养通常包括粪便、直肠或肛周培养,还可包括伤口分泌物或尿培养(有导尿管的患者)。

(6)氯己定沐浴:当常规措施不能有效降低 CRE 感染或定植时,可考虑采取氯己定沐浴措施。一般采用 2%氯己定稀释液或湿巾进行擦浴,通常不可用于下颌以上部位或开放性伤口。使用该项措施时,一般用于所有患者而不仅限于 CRE 感染或定植患者。沐浴的频率可根据日常沐浴方案进行调整。

(7)手卫生、接触隔离和员工教育培训等参见"防控原则"。

(潘小敏)

第二节　呼吸机相关肺炎感染的预防与控制

一、定义

呼吸机相关肺炎(VAP)是指气管插管或气管切开患者接受机械通气48小时后发生的肺炎,机械通气撤机、拔管后48小时内出现的肺炎也属于VAP范畴。

二、流行病学

VAP属于医院获得性感染,我国大规模的医院感染横断面调查结果显示,住院患者中医院获得性感染的发生率为3.22%~5.22%,其中医院获得性下呼吸道感染为1.76%~1.94%。国内外研究结果均显示,包括VAP在内的下呼吸道感染居医院获得性感染构成比之首。

我国一项调查结果显示,46所医院的17 358例ICU住院患者,插管总天数为91 448天,VAP的发病率为8.9/1 000机械通气日。机械通气患者中VAP的发病率为9.7%~48.4%,或为(1.3~28.9)/1 000机械通气日,病死率为21.2%~43.2%。国内外的研究结果均表明,若病原菌为多重耐药(MDR)或全耐药(PDR)病原菌,归因病死率可高达38.9%~60%。VAP的病死率与高龄、合并糖尿病或慢性阻塞性肺疾病(慢阻肺)、感染性休克(脓毒症休克)及高耐药病原菌感染等相关。

三、危险因素和发病机制

(一)危险因素

发生VAP的危险因素涉及各个方面,可分为宿主自身和医疗环境两大类因素,主要危险因素见表2-7。患者往往因多种因素同时存在或混杂,导致VAP的发生、发展。

(二)发病机制

VAP的发病机制是病原体到达支气管远端和肺泡,突破宿主的防御机制,从而在肺部繁殖并引起侵袭性损害。致病微生物主要通过两种途径进入下呼吸道。

(1)误吸。

(2)致病微生物以气溶胶或凝胶微粒等形式通过吸入进入下呼吸道,其致病微生物多为外源性,如结核分枝杆菌、曲霉和病毒等。此外,VAP也有其他感染途径,如感染病原体经血行播散至肺部、邻近组织直接播散或污染器械操作直接感染等。

气管插管使得原来相对无菌的下呼吸道直接暴露于外界,同时增加口腔清洁的困难,口咽部定植菌大量繁殖,含有大量定植菌的口腔分泌物在各种因素(气囊放气或压力不足、体位变动等)作用下通过气囊与气管壁之间的缝隙进入下呼吸道;气管插管的存在使得患者无法进行有效咳嗽,干扰了纤毛的清除功能,降低了气道保护能力,使得VAP发生风险明显增高;气管插管内外表面容易形成生物被膜,各种原因(如吸痰等)导致形成的生物被膜脱落,引起小气道阻塞,导致VAP。此外,为缓解患者气管插管的不耐受,需使用镇痛镇静药物,使咳嗽能力受到抑制,从而增加VAP的发生风险。

表 2-7　医院获得性肺炎/呼吸机相关肺炎反生的危险因素

分类	危险因素
宿主自身因素	高龄
	误吸
	基础疾病(慢性肺部疾病、糖尿病、恶性肿瘤、心功能不全等)
	免疫功能受损
	意识障碍、精神状态失常
	颅脑等严重创伤
	电解质紊乱、贫血、营养不良或低蛋白血症
	长期卧床、肥胖、吸烟、酗酒等
医疗环境因素	ICU 滞留时间、有创机械通气时间
	侵袭性操作,特别是呼吸道侵袭性操作
	应用提高胃液 pH 的药物(H_2-受体阻断剂、质子泵抑制剂)
	应用镇静剂、麻醉药物
	头颈部、胸部或上腹部手术
	留置胃管
	平卧位
	交叉感染(呼吸器械及手感染)

　　VAP 可自局部感染逐步发展到脓毒症,甚至感染性休克。其主要机制是致病微生物进入血液引起机体失控的炎症反应,导致多个器官功能障碍,除呼吸系统外,尚可累及循环、泌尿、神经和凝血系统,导致代谢异常等。

四、病原学

　　非免疫缺陷患者的 VAP 通常由细菌感染引起,由病毒或真菌引起者较少,常见病原菌的分布及其耐药性特点随地区、医院等级、患者人群及暴露于抗菌药物的情况不同而异,并且随时间而改变。我国 VAP 常见的病原菌包括鲍曼不动杆菌、铜绿假单胞菌、肺炎克雷伯菌、金黄色葡萄球菌及大肠埃希菌等。但需要强调的是,了解当地医院的病原学监测数据更为重要,在经验性治疗时应根据及时更新的本地区、本医院甚至特定科室的细菌耐药特点针对性选择抗菌药物。

(一)病原谱

　　我国 VAP 患者主要见于 ICU。VAP 病原谱中,其中鲍曼不动杆菌分离率高达 35.7%～50.0%,其次为铜绿假单胞菌和金黄色葡萄球菌,二者比例相当(表 2-8)。≥65 岁的患者中铜绿假单胞菌的分离率高于其他人群。

表 2-8　我国呼吸机相关肺炎患者常见细菌的分离率(%)

菌种	≥18 岁	≥65 岁
鲍曼不动杆菌	12.1～50.5	10.3～18.5
铜绿假单胞菌	12.5～27.5	27.7～34.6
肺炎克雷伯菌	9.0～16.1	5.1～13.9

续表

菌种	≥18 岁	≥65 岁
金黄色葡萄球菌	6.9～21.4	5.8～15.4
大肠埃希菌	4.0～11.5	1.3～6.2
阴沟肠杆菌	2.0～3.4	3.1
嗜麦芽窄食单胞菌	1.8～8.6	4.6～9.6

由于我国二级及以下医院高质量前瞻性的 VAP 流行病学研究尚不足,目前查到的文献绝大部分为回顾性研究,以上数据仅供参考。

(二)常见病原菌的耐药性

细菌耐药给 VAP 的治疗带来了严峻挑战。临床上 MDR 的定义是指对 3 类或 3 类以上抗菌药物(除天然耐药的抗菌药物)耐药,广泛耐药(XDR)为仅对 1～2 类抗菌药物敏感而对其他抗菌药物耐药,PDR 为对能得到的、在常规抗菌谱范围内的药物均耐药。

VAP 常见的耐药细菌包括碳青霉烯类耐药的鲍曼不动杆菌(CRAB)、碳青霉烯类耐药的铜绿假单胞菌(CRPA)、产超广谱 β-内酰胺酶(ESBLs)的肠杆菌科细菌、甲氧西林耐药的金黄色葡萄球菌(MRSA)及碳青霉烯类耐药的肠杆菌科细菌(CRE)等。我国多中心细菌耐药监测网中的中国细菌耐药监测网(CHINET)和中国院内感染的抗菌药物耐药监测(CARES)数据均显亦,在各种标本中(血、尿、痰等)CRAB 的分离率高达 60%～70%,CRPA 的分离率为 20%～40%,产 ESBLs 的肺炎克雷伯菌和大肠埃希菌的分离率分别为 25%～35% 和 45%～60%,MRSA 的分离率为 35%～40%,CRE 的分离率为 5%～18%。而来自痰标本中的某些耐药菌,如 MRSA 的发生率往往更高。

五、诊断

(一)临床诊断标准

VAP 的临床表现及病情严重程度不同,从单一的典型肺炎到快速进展的重症肺炎伴脓毒症、感染性休克均可发生,目前尚无临床诊断的"金标准"。肺炎相关的临床表现满足的条件越多,临床诊断的准确性越高。

胸部 X 线或 CT 显示新出现或进展性的浸润影、实变影或磨玻璃影,加上下列 3 种临床症候中的2 种或以上,可建立临床诊断:①发热,体温>38 ℃。②脓性气道分泌物。③外周血白细胞计数>10×10^9/L或<4×10^9/L。

影像学是诊断 VAP 的重要基本手段,应常规行胸部 X 线片,尽可能行胸部 CT 检查。对于危重症或无法行胸部 CT 的患者,有条件的单位可考虑床旁肺超声检查。

(二)病原学诊断

在临床诊断的基础上,若同时满足以下任一项,可作为确定致病菌的依据。

(1)合格的下呼吸道分泌物(中性粒细胞数>25 个/低倍镜视野,上皮细胞数<10 个/低倍镜视野,或二者比值>2.5∶1)、经支气管镜防污染毛刷(PSB)、支气管肺泡灌洗液(BALF)、肺组织或无菌体液培养出病原菌,且与临床表现相符。

(2)肺组织标本病理学、细胞病理学或直接镜检见到真菌并有组织损害的相关证据。

(3)非典型病原体或病毒的血清 IgM 抗体由阴转阳或急性期和恢复期双份血清特异性 IgG

抗体滴度呈 4 倍或 4 倍以上变化。呼吸道病毒流行期间且有流行病学接触史,呼吸道分泌物相应病毒抗原、核酸检测或病毒培养阳性。

六、VAP 的预防与控制措施

(一)管理要求

(1)应将 VAP 的预防与控制工作纳入医疗质量和医疗安全管理。

(2)应明确医务人员在 VAP 预防与控制工作中的责任,制订并落实 VAP 预防与控制工作的各项规章制度和标准操作规程。

(3)医院感染管理、医务、护理及其他有关部门应在各自专业范围内负责 VAP 预防与控制工作的监督管理,制订 VAP 循证措施依从性核查表,并督促落实。

(4)应制订 VAP 预防与控制知识和技能岗位培训计划,培训内容应定期根据最新循证医学证据和当地流行病学资料进行更新,并对计划的实施进行考核、评价与反馈。

(5)开展呼吸机诊疗活动的临床科室,应配备受过专业训练,具备独立工作能力的医务人员。

(6)医务人员在诊疗活动中应严格执行《医务人员手卫生规范》WS/T313 的要求,遵循洗手与卫生手消毒的原则、指征和方法。

(7)医务人员在诊疗活动中应严格执行《医院隔离技术规范》WS/T311 的要求,遵循"标准预防"和"基于疾病传播途径"的原则。患有呼吸道传染性疾病时,应避免直接接触患者。

(8)医务人员宜每年接种流感疫苗。

(二)预防措施

(1)若无禁忌证,应将患者床头抬高 30°～45°。

(2)应定时对患者进行口腔卫生,至少每 6～8 小时 1 次。

(3)宜使用 0.12%～2% 氯己定消毒液对患者口腔黏膜、牙龈等部位擦拭或冲洗,意识清醒的患者可采取漱口的方式。

(4)对患者实施肠内营养时,应避免胃过度膨胀,条件许可时应尽早拔除鼻饲管。

(5)对患者实施肠内营养时,宜采用远端超过幽门的鼻饲管,注意控制输注容量和速度。

(6)应积极预防深静脉血栓形成。

(7)对多重耐药菌如甲氧西林耐药金黄色葡萄球菌(MRSA)、多重耐药或泛耐药鲍曼不动杆菌(MDR/XDR-AB)、耐碳青霉烯肠杆菌科细菌(CRE)、多重耐药或泛耐药铜绿假单胞菌(MDR/XDR-PA)等具有重要流行病学意义的病原体感染或定植患者,应采取隔离措施。

(8)应规范人工气道患者抗菌药物的预防性使用,避免全身静脉使用或呼吸道局部使用抗菌药物预防 VAP。

(9)不宜常规使用口服抗菌药物进行选择性消化道脱污染。

(三)气道管理

(1)严格掌握气管插管指征。对于需要辅助通气的患者,宜采用无创正压通气。

(2)宜选择经口气管插管。两周内不能撤除人工气道的患者,宜尽早选择气管切开。

(3)应选择型号合适的气管插管,并常规进行气囊压力监测,气囊压力应保持在 25～30 cmH$_2$O(2.45～2.94 kPa)。

(4)预计插管时间超过 72 小时的患者,宜选用带声门下分泌物吸引气管导管。

(5)对于留置气管插管的患者,每天停用或减量镇静剂 1 次,评估是否可以撤机或拔管,应尽早拔除气管插管。

(6)应定时抽吸气道分泌物。当转运患者、改变患者体位或插管位置、气道有分泌物积聚时,应及时吸引气道分泌物。吸引气道分泌物时,应遵循无菌操作,每次吸引应更换吸痰管,先吸气管内,再吸口鼻处,每次吸引应充分。气管导管气囊上滞留物的清除方法包括以下内容。①清除方法:操作前先清除呼吸机管路集水杯中的冷凝水。协助患者取头低脚高位或平卧位。先吸引下呼吸道分泌物,再吸引口鼻腔内分泌物。将简易呼吸器与气管插管连接,操作者在患者吸气末轻轻挤压简易呼吸器,在患者呼气初用力挤压简易呼吸器,另操作者同时放气囊。再次吸引口鼻腔内分泌物。如此反复操作 2～3 次,直到完全清除气管导管气囊上滞留物为止。②注意事项:操作前应充分做好用物准备。操作时断开的呼吸机管路接头应放在无菌巾上。操作时医务人员应戴无菌手套,不宜使用镊子等替代方式。戴无菌手套持吸痰管的手应避免污染。冲洗吸痰管分泌物的无菌溶液,应分别注明"口鼻腔""气管内"的字样,不应交叉使用。

(7)对多重耐药病原体感染或定植患者、呼吸道传染性疾病患者或疑似患者,宜采用密闭式吸痰管。

(8)连续使用呼吸机机械通气的患者,不应常规更换呼吸机管路,遇污染或故障时及时更换。

(9)呼吸机管路集水杯应处于管路最低位置,患者翻身或改变体位前,应先清除呼吸机管路集水杯中的冷凝水,清除冷凝水时呼吸机管路应保持密闭。

(10)应在呼吸机管路中采用加热湿化器或热湿交换器等湿化装置,不应使用微量泵持续泵入湿化液进行湿化,加热湿化器的湿化用水应为无菌水。

(11)热湿交换器的更换频率不宜<48 小时,遇污染或故障时及时更换。

(12)雾化器应一人一用一消毒。

(13)雾化器内不宜添加抗菌药物。

(14)不应常规使用细菌过滤器预防 VAP。呼吸道传染性疾病患者或疑似患者,可使用细菌过滤器防止病原体污染呼吸机内部。

(四)消毒灭菌

(1)应遵循《医疗机构消毒技术规范》WS/T367 的管理要求和消毒灭菌基本原则。

(2)高度危险性物品应一人一用一灭菌,中度危险性物品应一人一用一消毒。应遵循《医院消毒供应中心 第 1 部分:管理规范》WS310.1 的管理要求,呼吸机螺纹管、雾化器、金属接头、湿化罐等,应由消毒供应中心(CSSD)回收,集中清洗、消毒、灭菌和供应。

(3)使用中的呼吸机外壳、按钮、面板等应保持清洁与干燥,每天至少擦拭消毒 1 次,遇污染应及时进行消毒;每位患者使用后应终末消毒。发生疑似或者确认医院感染暴发时应增加清洁消毒频次。

(4)应使用细菌过滤器防止麻醉机、呼吸机内部污染。复用的细菌过滤器清洁消毒应遵循生产厂家的使用说明,一次性细菌过滤器应一次性使用。感染性疾病患者使用后应立即更换。加热湿化器、活瓣和管路应一人一用一消毒,遇污染或故障时应及时更换。

(5)频繁接触的诊疗环境表面,如床栏杆、床头桌、呼叫按钮等,应保持清洁与干燥,每天至少消毒1次,遇污染时及时消毒,每位患者使用后应终末消毒。

(6)病床隔帘应保持清洁与干燥,遇污染时应及时更换。多重耐药菌如 MRSA、MDR/XDR-AB、CRE、MDR/XDR-PA 等具有重要流行病学意义的病原体感染或定植患者使用后应及时更换。

（五）监测

（1）应遵循《医院感染监测规范》WS/T312 的要求，开展 VAP 的目标性监测，包括发病率、危险因素和常见病原体等，定期对监测资料进行分析、总结和反馈。

（2）应定期开展 VAP 预防与控制措施的依从性监测、分析和反馈，并有对干预效果的评价和持续质量改进措施的实施。

（3）出现疑似医院感染暴发时，特别是多重耐药菌或不容易清除的耐药菌、真菌感染暴发以及发生军团菌医院感染时，应进行人员与环境的目标性微生物监测，追踪确定传染源，分析传播途径，并评价预防控制措施效果。

（潘小敏）

第三节　导管相关血流感染的预防与控制

随着医疗技术的不断发展，各种血管通路的使用已经成为 ICU 重症监护室不可或缺的治疗手段。而随之伴发的导管相关血流感染问题也日益严重，是最常见的院内获得性感染之一，也是重症患者的主要致死原因之一。尽管内置血管导管所致血流感染的发生少于继发性血流感染，但它是一种严重的危及患者生命的并发症。血管导管所致血流感染由于其严重的后遗症、治疗的难度及医疗费用激增，已引起了人们的广泛重视。

一、导管相关血流感染的流行病学

导管相关血流感染（CRBSI）是指带有血管内导管或者拔除血管内导管 48 小时内的患者出现菌血症或真菌血症，并伴有发热（>38 ℃）、寒战或低血压等感染表现，除血管导管外没有其他明确的感染源。实验室微生物学检查显示：外周静脉血培养细菌或真菌阳性，或者从导管段和外周血培养出相同种类、相同药敏结果的致病菌。

（一）流行病学

1.血流感染发病率

美国每年重症监护病房的中心静脉置管日（在指定时间内特定人群中所有患者暴露于中心静脉插管的总天数）总计 1 500 万日，导管相关血流感染的发生率为 4%～8%，说明医院内这种感染的发生率有很大差异。关于 CRBSI 有很多不同的研究。各种类型导管的血行感染发生率不同，以千导管留置日来统计，从（2.9～11.3）/1 000 导管日不等。ICU 中每年发生的 CRBSI 约为 8 万例，而在整个医院范围内，预计每年发生的病例数可高达 25 万例。多项分析显示，由于 CRBSI 可导致发病率的升高和医疗费用的增长，其花费非常惊人，造成经济损失超过 90 亿美元，死亡人数超过 3 万人，超过美国总死亡人数的 1%，发展中国家 CRBSI 的发病率是美国的3～4 倍。

我国研究显示，各种类型导管的血流感染发生率不同，以千导管留置日来统计，从 1.22‰～11.3‰导管日不等。国内对 CRBSI 感染率的报道结果差异较大。发生血流感染率较高的分别为切开留置的周围静脉导管及带钢针的周围静脉导管，而经皮下置入静脉输液及中长周围静脉导管的感染率较低；闫沛、陈丽霞、袁咏梅等研究报道，动静脉插管相关血流感染率为 1.25%～

14.％，日感染率为 1.22‰～16.57‰；黄絮等报道，某三甲医院重症监护病房（ICU）监测 1 526 例患者，血流感染的发病率为 4.2％，周晴、胡必杰等对上海市 65 所医院调研显示，中心静脉导管相关性血流感染（CRBSI）的发病率为 2.3‰，长期留置隧道式带套囊透析导管发生感染率最高，周围静脉留置针发生感染率最低。导管相关血流感染不仅与导管类型有关，还与医院规模、置管位置及导管留置时间有关。

2.感染病原体

患者导管置入部位周围皮肤及医务人员手部皮肤是病原菌的主要来源。在美国，至少 2/3 的导管相关血流感染病例是由葡萄球菌引起的（凝固酶阴性葡萄球菌和金黄色葡萄球菌）。此外，1/4 的感染是由革兰阴性菌及念珠菌所致，尤其是长期置留导管者。国内研究报道，引起血流感染的主要病原体以革兰阳性细菌占优势，但相比之下，真菌感染有一定的上升趋势，且多为机会致病菌。病原菌呈现一定的变迁趋势。呼邦传等研究显示，2006－2010 年最常见的分离病原菌依次为大肠埃希菌、凝固酶阴性葡萄球菌、金黄色葡萄球菌、肺炎克雷伯菌、铜绿假单胞。而 Mohnarin 2011 年细菌耐药性监测显示，来源于血液的革兰阳性球菌占 50％，革兰阴性菌占 49.8％。常见的病原菌为凝固酶阴性葡萄球菌、大肠埃希菌、克雷伯菌、金黄色葡萄球菌和肠球菌及鲍曼不动杆菌。表皮葡萄球菌感染主要是由于皮肤污染引起，约占导管相关血流感染（CRBSI）的 30％。金黄色葡萄球菌曾是 CRBSI 最常见的病原菌，目前约占院内血流感染的 13.4％。2010 年医院感染横断面调查显示，引起血流感染前几位的病原体依次为大肠埃希菌、表皮葡萄球菌，金黄色葡萄球菌、其他葡萄球菌、鲍曼不动杆菌和铜绿假单胞菌等。

3.病死率

病原菌的种类与病死率有一定的相关性，金黄色葡萄球菌引起的导管相关血流感染的死亡率高达8.2％。凝固酶阴性的葡萄球菌所致的导管相关血流感染的死亡率较低，约为 0.7％。真菌所致导管相关血流感染的死亡率国内外尚无统计数据。

（二）病原体感染机理

导管相关血流感染的病原体类型可直接反映感染的发病机理。导致感染的病原体可能是多源性的，包括插入导管部位周围的皮肤、污染的导管套管、无菌操作不规范、其他部位感染的血液播散。皮肤菌群可以在导管外表面繁殖，然后沿皮下迁移至血管内段，进而导致血流感染。长期置留导管的则需要多次操作，因而导管套管可能受到污染，病原菌来自医务人员的手，随后沿导管内表面迁移至导管的血管内段，从而导致感染。

导管相关血流感染与导管周围生物膜的形成有关。生物膜是由宿主及细菌因子共同组成，宿主因素包括血小板、黏蛋白、纤维蛋白原、纤维蛋白，上述物质可以和某些病原体如金黄色葡萄球菌、念珠菌等表面的不同受体结合形成生物膜。细菌因子则指细菌分泌的纤维多糖。生物膜可抵抗宿主的免疫防御及吞噬作用，削弱抗菌药物的穿透力或抗菌剂的作用，同时是潜在的感染源。

（三）血管内导管类型

血管内导管类型多样，可从不同角度进行分类。根据置入血管类型分为周围静脉导管、中心静脉导管、动脉导管，根据留置时间分为临时或短期导管、长期导管，根据穿刺部位分为周围静脉导管、经外周中心静脉导管（PICC）、锁骨下静脉导管、股静脉导管、颈内静脉导管，根据导管是否存在皮下隧道分为皮下隧道式导管和非皮下隧道式导管，根据导管长度分为长导管、中长导管和短导管。

非隧道式中心静脉导管经皮穿刺进入中心静脉(锁骨下、颈内、股静脉)。导管型号对细菌定植有一定的危险性,导管越粗,细菌定植率越高。分析原因:由于越粗的导管对穿刺点皮肤的创伤越大,皮肤正常菌群和机会致病菌入侵定植的概率就越大,导致机体发生血流感染的可能性就越高。因此,置管时应选择合适的导管型号。

二、管理要求

(1)医疗机构应健全预防导管相关血流感染的规章制度,制订并落实预防与控制导管相关血流感染的工作规范和操作规程,明确相关部门和人员职责。

(2)应由依法取得护士、医师执业资格,并经过相应技术培训的医务人员执行血管导管穿刺。

(3)医疗机构宜建立血管导管置管专业队伍,提高对血管导管置管患者的专业护理质量。

(4)相关医务人员应接受有关血管导管的使用指征、正确置管、使用与维护、导管相关感染预防与控制措施的培训和教育并考核合格,熟悉血管导管的分类、穿刺部位及长度(表2-9),熟练掌握相关操作规程,并对患者及相关家属进行相关知识的宣教。

表 2-9　血管内导管分类、穿刺部位、长度

导管名称	穿刺部位	长度
外周静脉导管(留置针)	前臂静脉,下肢静脉	<8 cm,很少发生血行感染
外周动脉导管	通常经桡动脉插入穿刺,也可经股、腋、肱、胫后动脉插入	<8 cm
非隧道式中心静脉导管	经皮插入锁骨下、颈内、股静脉进入中心静脉	≥8 cm,长度受患者身材影响
隧道式中心静脉导管	经隧道置入锁骨下、颈内、股静脉	≥8 cm,长度受患者身材影响
肺动脉导管	导丝引导下经中心静脉(锁骨下、颈内、股静脉)插入	≥30 cm,长度受患者身材影响
经外周静脉插入中心静脉导管(PICC)	经贵要静脉、头静脉、肱静脉插入,导管进入上腔静脉	≥20 cm,长度受患者身材影响
全植入式导管(输液港)	皮下埋植,使用时用针穿刺,插入锁骨下、颈内静脉	≥8 cm,长度受患者身材影响
脐带血管导管	插入脐动脉或者脐静脉	≤6 cm,长度受患者身材影响

(5)应定期评估相关医务人员正确置管和维护导管知识的知晓和依从情况。

(6)医务人员应评估并根据患者发生导管相关血流感染,尤其是血流感染的危险因素,实施预防和控制导管相关血流感染的措施。

(8)医疗机构应逐步开展导管相关血流感染,尤其是导管相关血流感染的目标性监测,持续改进质量,降低感染发生率。

三、置管时预防措施

(1)严格掌握置管指征。

(2)严格执行无菌技术操作规程,置入中心静脉导管和经外周静脉穿刺中央静脉导管、全植入式血管通路、导丝引导下更换导管时,应遵守最大无菌屏障要求,戴工作圆帽、外科口罩、按《医务人员手卫生规范》WS/T313的有关要求洗手并戴无菌手套、穿无菌手术衣或无菌隔离衣、铺大

无菌单。置管过程中手套污染或破损时应立即更换。置管环境符合无菌操作要求。

（3）外周静脉置管、导管日常维护与使用导管时戴医用口罩。插入外周静脉导管时，若手接触消毒后皮肤，应戴无菌手套，否则可戴清洁手套。

（4）选择中央静脉置管部位时，成人宜首选锁骨下静脉或颈静脉，不宜选择股静脉；连续肾脏替代治疗时宜首选颈静脉，可选股静脉。

（5）穿刺部位皮肤消毒，应按《医疗机构消毒技术规范》WS/T367 的要求选择合规有效的皮肤消毒剂，年龄两个月以上患者中心静脉穿刺宜选择含 0.5% 以上氯己定的醇类消毒剂。

（6）消毒穿刺部位应以同心圆方式自穿刺点由内向外消毒，消毒范围应与穿刺种类一致。患者皮肤不洁时应先清洁皮肤，再消毒。应在皮肤消毒干后再进行置管等操作。

（7）置管时使用的医疗器械、器具和各种敷料等医疗用品应无菌。

（8）选择中心静脉导管时，应选择能够满足病情需要的最少端口（腔道）的导管。

（9）中心静脉导管置管后应记录置管日期、时间、部位，导管名称和型号、尖端位置等。

（10）患湿疹、疖肿等皮肤病或患者感冒、流感等呼吸道疾病时，以及已知携带或感染多重耐药菌的医务人员，在未治愈前不应进行置管操作。

四、置管后预防措施

（1）宜选择无菌透明、透气性好的敷料覆盖穿刺点，对于高热、出汗、穿刺点出血、渗血的患者应当用无菌纱布覆盖穿刺部位。

（2）应定期更换穿刺点敷料，敷料更换时间间隔见表 2-10。当发现敷料松动、污染、潮湿、完整性破坏等时应立即更换。使用透明敷料加纱布固定导管时，按纱布类敷料处理。在透明敷料的标签纸上应标注导管穿刺时间、更换敷料时间并签名。

表 2-10　导管及敷料更换的时间间隔

导管类型	更换或者重新留置	穿刺点敷料的更换
外周静脉导管	成人：间隔 72～96 小时以上更换。小儿：除非临床需要，不必更换。	纱布敷料应每两天更换 1 次，透明的半透膜敷料应每 7 天更换 1 次。拔除或更换导管、敷料潮湿、松动或污染、完整性被破坏时应更换。影响对穿刺点的触诊和观察时，应每天更换，同时检查穿刺点
外周动脉导管	成人：不应为预防感染而更换导管。小儿更换导管的间隔尚未确定。压力转换器应每 96 小时更换 1 次，同时应更换系统内其他组件（包括管路系统，持续冲洗装置和冲洗溶液）	要求同上
中心静脉导管	不应为预防感染定期更换导管	要求同上
肺动脉导管	不应为预防感染定期更换导管	要求同上
脐带血管导管	不应为预防感染定期更换导管	

（3）医务人员接触置管穿刺点或更换敷料前，应按《医务人员手卫生规范》WS/T313 的要求进行手卫生。

（4）保持导管连接端口的清洁，每次连接及注射药物前，应用合法有效的消毒剂规范消毒连接端口，干后方可连接或注射药物。如有血迹污染时及时更换。

(5)应每天观察导管穿刺点有无感染征象及全身感染征象。应按《医院感染监测规范》WS/T312的要求进行导管相关血液感染及流行趋势的目标性监测,可同时开展导管穿刺点局部感染的监测。

(6)静脉治疗护士宜参与导管相关血流感染预防控制项目。

(7)紧急情况下置管难以保证无菌操作时,应在48小时内尽早拔管,病情需要时先更换穿刺部位重新置管。

(8)告知置管患者在沐浴或擦身时,注意保护导管,不要把导管淋湿或置于水中。

(9)在输血、输入血制品、脂肪乳剂后的24小时内或者停止输液后,应当及时更换输液管路。外周及中心静脉置管后,应当用生理盐水或肝素盐水进行常规冲管,预防导管内血栓形成。

(10)严格保证输注液体无菌。

(11)怀疑患者发生导管相关血流感染,或者患者出现静脉炎、导管故障时,宜由医师决定是否拔管。拔管时可做导管尖端培养、导管血培养及血培养。

(12)医务人员应每天评估保留导管的必要性,不需要时应尽快拔除导管。

(13)不宜常规更换导管,也不应为预防感染而定期更换中心静脉导管和动脉导管。

五、针对各类相关血流感染的预防措施

(一)中心静脉导管、PICC、血液透析导管及肺动脉导管

(1)不应常规更换中心静脉导管、PICC、血液透析导管或肺动脉导管以预防导管相关血流感染。

(2)非隧道式导管无明显感染证据时,可通过导丝引导更换。

(3)非隧道式导管可疑感染时不应通过导丝更换导管。

(4)中心静脉导管或PICC患者出现发热,应根据临床综合评估结果决定是否拔管。

(二)外周动脉导管及压力监测装置

(1)成人宜选择桡动脉、肱动脉、足背动脉。儿童宜选择桡动脉、足背部动脉及胫骨后动脉。

(2)压力传感器使用时间应遵循产品说明书或超过96小时应更换。

(3)重复使用的压力传感器应根据生产厂家的使用说明进行清洗和灭菌。

(4)宜使用入口处为隔膜的压力监测装置,在使用前应用消毒剂擦拭消毒隔膜。

(5)应保持使用中压力监测系统包括校准装置和冲洗装置无菌。

(6)应减少对压力监测系统的操作。

(7)不宜通过压力监测管路给予含葡萄糖溶液或肠外营养液。

(8)宜使用密闭式的连续冲洗系统。

(三)脐血管导管

(1)脐动脉导管放置时间不宜超过5天,脐静脉导管放置时间不宜超过14天。

(2)插管之前,应清洁脐部。

(3)不宜在脐血管导管局部使用抗菌软膏或乳剂。

(4)在发生导管相关血流感染、血管关闭不全、血栓时,应拔除脐动脉导管,不应更换导管;只有在导管发生故障时才更换脐静脉导管。

(5)应使用低剂量肝素(0.25~1 U/mL)注入脐动脉导管封管以维持其通畅。

(四)完全植入式导管

(1)完全植入式导管使用的无损伤针头应至少每 7 天更换 1 次。

(2)植入式血管通路在治疗间隙期应至少每 4 周维护 1 次。

(3)多次发生血管导管相关血流感染者,可预防性用抗菌药物溶液封管。

(五)血液透析导管

(1)宜采用颈静脉置管。

(2)维持性血液透析患者宜采用动静脉内瘘。

(潘小敏)

第四节 手术部位感染的预防与控制

手术部位感染(SSI)的发生和治疗始终是制约外科手术治疗是否成功的一个因素。尽管对手术部位感染的发生有所持续改进,但手术部位感染率依然有较高的发生率,占医院感染的15%左右,居医院感染发生率的第三位。SSI 会导致手术失败、增加患者痛苦(严重的甚至死亡)、增加患者的经济负担、延长住院时间、增加医疗纠纷等。

一、手术部位感染的流行病学

(一)手术部位感染发生率

不同的医院外科手术部位感染率各不相同,手术部位感染与手术类型、患者潜在的疾病有关,发生率为 0.5%～15%。手术部位感染率居医院内感染的第三位。在美国,外科医师每月要进行大约 200 万次的操作,而且其中 2/3 是在门诊完成的。疾病预防和控制中心估计 2.7% 的手术操作会并发感染,手术部位感染占所有医院感染的 15%,手术部位感染延长住院时间 1～3 天,每例伤口感染的花费在 400～2 600 美元。手术部位感染的发生因手术类型的不同而不同,其中发生感染最高的是心脏手术(每 100 例出院患者中 2.5 例感染)、普通外科 1.9% 和烧伤/外伤 1.1%。心脏手术时体外循环的使用导致宿主防御系统出现比普通手术操作更大的应激反应。王西玲等报道,我国医院手术部位感染率为 7.12%。龚瑞娥、吴安华等一项针对 2 399 例手术患者研究显示,有 110 例次患者手术部位发生感染,感染率为 4.59%,实施手术部位感染综合干预措施后感染率为 2.12%。患者术后在住院期间发生手术部位感染占 62.72%,出院后(随访感染)发生手术部位感染占 36.1%～37.28%。相同种类的手术危险指数级别越高,感染发生率也越高;同样危险指数的手术中,结、直肠切除手术的感染高于其他手术类型,感染率为10.16%～37.5%,其余类别的手术的感染率则基本相同。手术切口类型级别越高,手术部位感染率越高,Ⅰ类切口感染率为 2.52%;Ⅱ类切口感染率为 5.79%;Ⅲ类切口感染率为 9.72%;Ⅳ类切口感染率为73.75%。茅一萍等对 1589 例手术患者调查报道显示,有 155 例手术部位发生感染,感染率为 9.75%。不同手术类别、相同危险指数的手术以剖腹探查手术和结肠手术感染发生最高。

(二)手术部位感染常见的病原体

美国研究报道,凝固酶阴性葡萄球菌和金黄色葡萄球菌是 2 种从感染手术伤口分离出来的最常见的微生物,并且分别占感染伤口的14％和20％,这些细菌是正常皮肤菌群的一部分,因此当伤口开放时可以造成污染。而我国SSI致病菌研究及2010年全国细菌监测资料显示(图2-1),手术部位标本分离的病原菌14 424株,位于手术部位感染病原体前三位的是大肠埃希菌、金黄色葡萄球菌和铜绿假单胞菌。

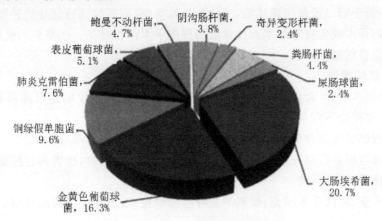

图2-1　手术部位感染病原体分布

二、手术部位感染的因素

(一)手术部位感染定义

1992年,由美国感染控制与流行病学专业协会(APIC)、美国医院流行病学学会(SHEA)和外科感染协会组成的联合小组修正提出了"手术部位感染",根据这一定义,将手术部位感染分为切口感染和器官/腔隙感染。切口部位感染被进一步分为表面切口感染(包括皮肤和皮下感染)或深部切口感染(包括深部软组织),组织结构见图2-2。

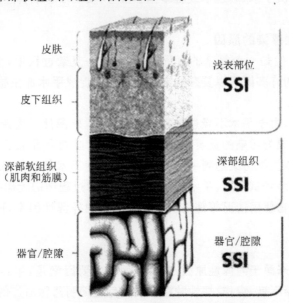

图2-2　手术部位感染及其分类的解剖学图示

1.切口浅部组织感染

手术后 30 天以内发生的仅累及切口皮肤或者皮下组织的感染,并符合下列条件之一:①切口浅部组织有化脓性液体。②从切口浅部组织的液体或者组织中培养出病原体。③具有感染的症状或者体征,包括局部发红、肿胀、发热、疼痛和触痛,外科医师开放的切口浅层组织。

下列情形不属于切口浅部组织感染:①针眼处脓点(仅限于缝线通过处的轻微炎症和少许分泌物)。②外阴切开术或包皮环切术部位或肛门周围手术部位感染。③感染的烧伤创面,以及溶痂的Ⅱ度、Ⅲ度烧伤创面。

2.切口深部组织感染

无植入物者手术后 30 天以内、有植入物者手术后 1 年以内发生的累及深部软组织(如筋膜和肌层)的感染,并符合下列条件之一。

(1)从切口深部引流或穿刺出脓液,但脓液不是来自器官/腔隙部分。

(2)切口深部组织自行裂开或者由外科医师开放的切口。同时,患者具有感染的症状或者体征,包括局部发热、肿胀及疼痛。

(3)经直接检查、再次手术探查、病理学或者影像学检查,发现切口深部组织脓肿或者其他感染证据。

同时累及切口浅部组织和深部组织的感染归为切口深部组织感染;经切口引流所致器官/腔隙感染,无须再次手术归为深部组织感染。

3.器官/腔隙感染

无植入物者手术后 30 天以内、有植入物者手术后 1 年以内发生的累及术中解剖部位(如器官或者腔隙)的感染,并符合下列条件之一。

(1)器官或者腔隙穿刺引流或穿刺出脓液。

(2)从器官或者腔隙的分泌物或组织中培养分离出致病菌。

(3)经直接检查、再次手术、病理学或者影像学检查,发现器官或者腔隙脓肿或者其他器官或者腔隙感染的证据。

(二)外科手术部位感染的原因

手术部位感染的发生是一个复杂的过程,而且在这一复杂过程中,来源于环境、手术室、宿主、手术操作和微生物的许多因素以复杂的方式相互作用促成手术部位感染的发生。

1.外源性原因

在清洁手术操作中,由于手术不经过黏膜或空腔脏器,外源性污染源是重要的因素。因此,手术室环境和手术人员成为污染的重要媒介物。外科手术必然会带来手术部位皮肤和组织的损伤,当手术切口部位的微生物污染达到一定程度时,会发生手术部位的感染。主要因素是:术前住院时间长、备皮方式、手术室环境、手术器械的灭菌、手术过程中的无菌操作、手术技巧、手术持续时间和预防性抗菌药物使用情况等都是引起手术部位的外源性因素,而这些外源性因素是可以预防的。

2.内源性原因

多数手术部位感染来源于内源性原因,患者方面的主要因素是:年龄、营养状况、免疫功能、健康状况、吸烟等。营养不良、烧伤、恶性肿瘤和接受免疫抑制药物治疗的患者中,宿主的正常防御机制发生了变化,免疫力下降,患者自身的皮肤或黏膜(胃肠道、口咽或泌尿生殖系统的细菌)的菌群移位至手术部位引起感染。术后切口提供了一个潮湿、温暖、营养丰富且易于细菌移生和繁殖的环境,切口的类型、深度、部位和组织灌注水平等许多因素影响微生物的数量和种类。手术部位感染的影响因素见表 2-11。

表 2-11 手术部位感染的影响因素

手术方面	麻醉	患者方面
手术	组织灌注量	糖尿病
备皮方式	温度	吸烟
部位/时间/类型	吸氧浓度	营养不良
缝线质量	疼痛	身体状况
血肿	输血	高龄
预防抗菌药物		肥胖
机械压力		药物
手术室环境		感染
手术器械的灭菌		放疗/化疗
手术部位皮肤消毒		术前住院时间长

(1)糖尿病:高糖血症影响粒细胞的功能,包括黏附性、趋化作用、吞噬作用和杀菌活性。用胰岛素治疗的糖尿病患者中手术部位感染的危险高于用口服药治疗的糖尿病患者。Ltham 等前瞻性研究了 1 000 例准备进行冠脉搭桥术或瓣膜置换手术的糖尿病和非糖尿病心脏病患者,发现糖尿病患者的感染率几乎升高了 3 倍。此外,他们证明手术部位感染的最大危险与术后高糖血症(定义为血糖水平高于200 mg/dL)有关而不是糖化血红蛋白水平或手术前高糖血症。糖尿病与心脏手术后手术部位感染是非常相关的。作为降低手术部位感染的一种措施,围术期高糖血症的控制值得进一步注意。

(2)肥胖:超过理想体重20%的肥胖和手术部位的感染危险性相关。外科医师必须切开可能含有大量细菌的厚层组织,手术切口相对深、技术操作困难和组织中通常预防性抗菌药物浓度不够等均可引起手术部位感染。

(3)吸烟:吸烟与胶原的低生成和包括手术部位感染在内的术后并发症的发生有关。尼古丁延迟伤口愈合,而且可增加手术部位感染的危险。

(4)营养小良:严重的术前营养不良会增加手术部位感染的危险。在一项 404 种高危普通外科操作的研究中,人血白蛋白水平被认为是预测手术部位感染的变量之一。

(5)术前住院时间长:术前住院时间和手术部位感染危险相关。如果住院时间超过 2 天,这一危险的升高也可被革兰阴性菌更高的移生所解释,也就是说,革兰阴性杆菌在患者体内定植。

(6)金黄色葡萄球菌的携带者:美国从 20 世纪 50 年代以来,大量的研究显示在鼻孔中携带金黄色葡萄球菌的患者发生感染的可能性将升高。许多研究显示,金黄色葡萄球菌的鼻携带者发生金黄色葡萄球菌手术部位感染的危险有可能升高 2～10 倍,20%～30%的个体在鼻孔内携带金黄色葡萄球菌。

(7)术前预防用药时机:术前给药时机是充分预防手术部位感染的一个关键要素。在手术自切开皮肤前 120 分钟至 0 分钟(时间为 0 是指切开的时间)之间接受抗菌药物的患者手术部位感染率最低(0.6%);切开后 0～180 分钟使用抗菌药物的一组患者手术部位感染率是 1.4%(与术前 2 小时内接受抗生素的患者相比较,$P=0.12$),而在切开皮肤 180 分钟(3 小时)后接受抗菌药物的患者手术部位感染率是3.39%(与术前2小时内接受抗菌药物的患者相比较,$P<0.0001$)。手术部位感染的最高危险的组是接受抗菌药物过早的一组,就是说在手术开始的2小时之前使用抗菌药物或者更早,这一组患者手术部位感染率是3.8%,与术前2小时内接受抗菌药物者相比,感染危险性几乎升高了7倍($P<0.0001$)。证明手术前一天使用药物起不到预防手术部位感染的作用,最佳的抗菌药物预防应该在手术前的短时间内开始,即皮肤切开前30~60分钟使用。

(8)手术持续时间:长时间的手术操作与手术部位感染的高危险有关,手术操作持续1小时、2小时和3小时,手术部位的感染率分别是1.39%、2.7%和3.6%,持续2小时以上的手术操作是手术部位感染的一个独立预测因子。对手术操作时间长和手术部位感染危险性增高之间的关系,最简单的解释便是长时间的切口暴露增加了伤口污染水平,增加了干燥所致的组织损伤程度,由于失血造成患者防御机制的抑制以及降低了抗生素预防的效力。手术持续时间也反映了外科医师的手术技能。在一些研究中,手术技术好的、有经验的外科医师所做的手术切口部位感染率比住院医师或经验较少的外科医师低。

三、管理要求

(一)医院

(1)应将手术部位感染预防控制工作纳入医疗质量管理,有效减少手术部位感染。

(2)医疗机构应当制订并完善外科手术部位感染预防与控制相关规章制度和工作规范,并严格落实。

(3)医疗机构要加强对临床医师、护士、医院感染管理专业人员的培训,掌握外科手术部位感染预防工作要点。

(4)医疗机构应当开展外科手术部位感染的目标性监测,采取有效措施逐步降低感染率。

(5)严格按照抗菌药物合理使用有关规定,正确、合理使用抗菌药物。

(6)评估患者发生手术部位感染的危险因素,做好各项防控工作。

(二)手术部(室)

(1)建筑布局应符合《手术部(室)医院感染控制规范》的相关要求。

(2)洁净手术部(室)的建筑应符合《医院洁净手术部建筑技术规范》GB50333的要求。

(3)应建立手术部(室)预防医院感染的基本制度,包括手术部(室)清洁消毒隔离制度、手卫生制度、感染预防控制知识培训制度等。

(三)相关临床科室

(1)临床科室感染控制小组应定期对本科室人员培训。

(2)当怀疑SSI时,应及时采样进行病原学检测,及时报告本科室手术部位感染病例,采取有针对性的预防控制措施。

四、手术部位感染的预防和控制措施

(一)手术前感染因素和控制措施

(1)应缩短手术患者的术前住院时间。

(2)择期手术前宜将糖尿病患者的血糖水平控制在合理范围内。

(3)择期手术前吸烟患者宜戒烟,结直肠手术成年患者术前宜联合口服抗生素和机械性肠道准备。

（4）如存在手术部位以外的感染,宜治愈后再进行择期手术。

（5）择期手术前患者应沐浴、清洁手术部位,更换清洁患者服。

（6）当毛发影响手术部位操作时应选择不损伤皮肤的方式去除毛发,应于当日临近手术前,在病房或手术部（室）限制区外［术前准备区（间）］进行。

（7）急诊或有开放伤口的患者,应先简单清洁污渍、血迹、渗出物,遮盖伤口后再进入手术部（室）限制区。

清洁切口皮肤消毒应以切口为中心,从内向外消毒;清洁-污染切口或污染切口应从外向内消毒,消毒区域应在手术野及其外扩展≥15 cm部位擦拭,所使用的皮肤消毒剂应合法有效。

（二）手术中感染因素和控制措施

（1）择期手术安排应遵循先清洁手术后污染手术的原则。洁净手术间的手术安排应遵循《医院洁净手术部建筑技术规范》GB50333的相关规定。

（2）洁净手术间应保持正压通气,保持回风口通畅;保持手术间门关闭,减少开关频次。应限制进入手术室的人员数量。

（3）可复用手术器械、器具和物品的处置应严格执行《医院消毒供应中心　第1部分:管理规范》WS310.1《医院消毒供应中心　第2部分:清洗消毒及灭菌技术操作规范》WS310.2和《医院消毒供应中心　第3部分:清洗消毒及灭菌效果监测标准》WS310.3的要求。

（4）灭菌包的标识应严格执行《医院消毒供应中心　第3部分:清洗消毒及灭菌效果监测标准》WS310.3的相关要求。

（5）手术室着装要求符合 WS/T《手术部（室）医院感染控制规范》。

（6）手术无菌操作要求如下:①严格遵守无菌技术操作规程和《医务人员手卫生规范》WS/T313的规定。②开启的无菌溶液应一人一用。③在放置血管内装置（如中心静脉导管）、脊髓腔和硬膜外麻醉导管,或在配制和给予静脉药物时应遵循无菌技术操作规程,应保持最大无菌屏障。④操作应尽可能减少手术创伤,有效止血,减少坏死组织、异物存留（如缝线、焦化组织、坏死碎屑）,消除手术部位无效腔。⑤如果外科医师判断患者手术部位存在严重污染（污染切口和感染切口）时,可决定延期缝合皮肤或敞开切口留待二期缝合。⑥根据临床需要选择是否放置引流管,如果需要,宜使用闭合式引流装置引流。引流切口应尽量避开手术切口,引流管应尽早拔除。放置引流管时不宜延长预防性应用抗菌药物的时间。

（7）围术期保温要求:①围术期应维持患者体温正常。②手术冲洗液应使用加温（37 ℃）的液体。③输血、输液宜加温（37 ℃）,不应使用水浴箱加温。

（8）环境及物体表面的清洁和消毒:每台手术后,应清除所有污物,对手术室环境及物体表面进行清洁;被血液或其他体液污染时,应及时采用低毒高效的消毒剂进行消毒,清洁及消毒方法应遵循《医疗机构环境表面清洁与消毒管理规范》WS/T512的要求。

（三）手术后感染因素和控制措施

（1）在更换敷料前后、与手术部位接触前后均应遵循《医务人员手卫生规范》WS/T313的要求进行手卫生。

（2）更换敷料时,应遵循无菌技术操作规程。

（3）应加强患者术后观察,如出血、感染等征象。

（4）应保持切口处敷料干燥,有渗透等情况时及时更换。

（5）宜对术后出院患者进行定期随访。

（6）当怀疑手术部位感染与环境因素有关时,应开展微生物学监测。

（四）手术部位感染暴发或疑似暴发管理

（1）应收集和初步分析首批暴发病例原始资料。

（2）应制订手术部位感染暴发调查的目标,包括感染人数、感染部位、病原体种类、首例病例发生的时间地点、病例发生的时间顺序、病例的分布、与手术、麻醉或护理相关人员等。

（3）应及时开展现场流行病学调查、环境卫生学检测等工作,如对手术器械、导管、一次性无菌用品、对使用的清洗剂、润滑剂、消毒剂、物体表面、医务人员的手等进行微生物学检测。及时采取有效的感染控制措施,查找和控制感染源,切断传播途径。

（五）围术期抗菌药物的预防用药管理

应遵循《抗菌药物临床应用指导原则（2015 年版）》的有关规定,加强围术期抗菌药物预防性应用的管理。

（潘小敏）

第三章

手术室护理

第一节　手术室护士岗位职责

　　手术室护理工作的内容主要为手术室管理和手术患者的护理。

　　手术室管理包括对手术室设施、仪器设备、手术器械、周围环境、常用药品的管理，要求物品配备齐全、功能完好并处于备用状态。手术间内部设施、温控、湿控要求应当符合环境卫生学管理和医院感染控制的基本要求。

　　手术室护理工作具有高风险、高强度、高应急等特点，因此必须与临床科室等有关部门加强联系，有效预防手术患者在手术过程中的意外伤害，保证手术患者的安全和围术期各项工作的顺利进行。

　　手术室护理实施以手术患者为中心的整体护理模式，根据岗位各司其职，但又需相互密切合作，共同完成护理任务。

一、手术室巡回护士

（一）手术前一天

1.术前访视

术前一天至病房访视手术患者，有异常特殊情况及时交班。

2.术前用物检查

检查灭菌手术用物是否符合规范、准备齐全；检查次日手术所用仪器、设备性能是否正常；检查次日手术特殊需求是否满足（如骨科和脑外科特殊体位的手术床准备）。

（二）手术当天

1.术前

（1）检查手术灭菌包的有效期和室内各类用物、仪器设备、医用气体是否齐全；调节室内温湿度，做好环境准备；检查室内恒温箱是否调节至适当温度。

（2）核对手术通知单无误后，由手术室工作人员（一般为工勤人员）至病房接手术患者；病房护士陪同手术患者至手术室半限制区，与手术室巡回护士进行手术患者交接，共同核对手术患者身份、手术信息、术前准备情况及所带入用物，正确填写《手术患者交接单》并签名，适时进行心理护理。

（3）手术室巡回护士护送下，将手术患者转运至手术间内手术床，做好防坠床措施。协助麻醉医师施行麻醉。

（4）按医嘱正确冲配抗生素，严格执行用药查对制度，并于划皮前30～60分钟内给药。

（5）协助洗手护士穿无菌衣。提供手术操作中所需的无菌物品（如手套、缝针等）。

（6）与洗手护士共同执行《手术物品清点制度》。按规范正确清点纱布、器械、缝针等术中用物的数量、完整性，以及时正确地记录清点内容，并签字。

（7）严格执行手术安全核查制度。在麻醉前、手术划皮前，手术室巡回护士、手术医师、麻醉医师、共同按《手术安全核查表》内容逐项核查确认，并签字。

（8）手术护理操作尽量在手术患者麻醉后进行。例如，留置导尿管、放置肛温测温装置等，尽量减少手术患者的疼痛。操作时注意保护患者的隐私。

（9）正确放置手术体位，充分暴露手术野，妥善固定患者肢体，约束带松紧适宜，维持肢体功能位，防止受压；床单保持平整、干燥、无皱折；调节头架、手术操作台高度；调整无影灯位置、亮度。

（10）正确连接高频电刀、负压吸引、外科超声装置、腹腔镜等手术仪器设备，划皮前完成仪器设备自检，仪器脚踏放置在适宜的位置；完成手术仪器使用前准备工作，例如，正确粘贴高频电刀电极板、环扎止血仪器的止血袖带。

（11）督查手术人员执行无菌操作规范的情况，例如，手术医师外科洗手、手术部位皮肤消毒、铺无菌手术巾等操作，以及时指出违规行为。

2.术中

（1）维持手术间室内环境整洁、安静、有序。严格督查手术医师、洗手护士、麻醉医师、参观手术人员、实习同学遵守无菌操作原则、消毒隔离制度和手术室参观制度。

（2）密切关注手术进展调整无影灯光，以及时供给手术操作中临时需求的无菌物品（如器械、缝针、纱布、吻合器、植入物等），并记录。

（3）注意手术患者的生命体征波动。保持静脉输液通路、动静脉测压通路、导尿管等通畅；观察吸引瓶液量，以及时提示手术医师术中出血量；定时检查调整手术患者的手术体位，防止闭合性压疮的发生。

（4）术中输液、输血、用药必须严格遵守用药查对制度。紧急情况下执行的术中口头医嘱，应复述2遍后经确认再执行，术后手术医师必须补医嘱。

（5）熟练操作术中所需仪器设备。例：正确调节高频电刀、超声刀、心脏除颤仪等仪器设备的参数；变温毯的故障排除、电钻术中拆装等。

（6）手术中在非手术部位盖大小适宜的棉上衣保暖。术中冲洗体腔的盐水，水温必须在35～37 ℃。遇上大手术或年老体弱患者，根据现有条件，加用保温装置（温水循环热毯或热空气装置）。

（7）术中手术标本及时与洗手护士、手术医师核对后放入标本袋存放（特殊情况除外）。如手术标本需快速做冰冻切片检验，必须及早送检。

（8）术中发生应急事件（如停电、心脏停搏、变态反应等），应及时按照手术室应急预案，积极配合抢救，挽救患者生命。

（9）与洗手护士在关闭腔隙前、关闭腔隙后及缝皮后分别共同执行《手术物品清点制度》，按规范正确清点术中用物数量、完整、正确、及时、记录,并签字确认。

(10)准确及时书写各类手术室护理文件和表单。

3.术后

(1)协助医师包扎手术切口,擦净血迹,评估患者皮肤情况,采取保暖措施,妥善固定肢体,执行防坠床措施。固定各种引流管及其他管道,防止滑脱,待麻醉医师记录尿量后,将尿袋内的尿液放空。

(2)手术患者离开手术间前,手术室巡回护士、手术医师、麻醉医师、共同再按《手术安全核查表》《手术患者交接单》内容逐项核查、确认、签字。

(3)手术人员协同将手术患者安全转运至接送车。手术患者的病历、未用药品、影像学资料等物品随手术患者带回病房或监护室。护送手术患者离开手术室。

(4)严格执行手术室标本管理制度。手术室巡回护士、手术医师、洗手护士共同再次核对手术标本,正确保存、登记、送检。

(5)清洁、整理手术间设施、设备、仪器,填写使用情况登记手册。所有物品物归原位,更换手术床床单及被套,添加手术间常用的一次性灭菌物品,如手套、缝线等。若为感染手术,则按感染手术处理规范进行操作。

(6)正确填写各种手术收费单。

二、手术室洗手护士

(一)手术前一天

(1)了解手术情况:了解次日手术患者病情、手术方式、手术步骤及所需特殊器械、物品及仪器设备。

(2)协助巡回护士检查术前用物。

(二)手术当天

1.术前

(1)协助巡回护士检查灭菌器械、敷料包是否符合规范、准备齐全;准备手术所需一次性无菌用品,包括各类缝针、引流管、止血物和特殊器械等。准备次日手术所用仪器、设备。

(2)严格按照查对制度检查无菌器械包和敷料包的有效期、包外化学指示胶带及外包装完整性,是否潮湿及被污染。在打开无菌器械包和敷料包后,检查包内化学指示卡。严格按照无菌原则,打开器械包和敷料包。

(3)提前15分钟按规范洗手、穿无菌手术衣、戴无菌手套。

(4)与巡回护士共同执行《手术物品清点制度》。按规范正确清点纱布、器械、缝针等术中用物的数量、完整性,按规范铺手术器械台。

(5)协助并督查手术医师按规范铺无菌巾,协助手术医师系无菌手术衣带、戴无菌手套。

(6)严格按照无菌原则将高频电刀、负压吸引、外科超声装置、腹腔镜等各种连接管路或手柄连接线交予巡回护士连接,并妥善固定在手术无菌区域。

2.术中

(1)严格执行无菌操作,遇打开空腔脏器的手术,需用无痛碘纱布垫于其周围。及时回收处理相关器械,关闭空腔脏器后更换手套和器械。

(2)密切关注手术进展及需求,主动、正确、及时地传递器械、敷料及针线等。

（3）及时取回暂时不用的器械,擦净血迹;及时收集线头;无菌巾一经浸湿,以及时更换或加盖,手术全程保持手术操作台无菌、干燥、整洁。

（4）密切关注手术进展,若术中突发大出血、心搏骤停等意外情况,沉着冷静,积极配合手术。

（5）密切注意手术器械等物品的功能性与完整性,发现问题及时更换;规范精密器械的使用与操作。

（6）正确与手术医师核对并保管术中取下的标本,按标本管理制度及时交予巡回护士。

（7）妥善保管术中的自体骨、异体骨、移植组织或器官,不得遗失或污染。

（8）正确管理术中外科用电设备的使用,防止电灼伤患者和手术人员。

（9）术中手术台上需用药,按查对制度抽取药物,并传递于手术医师使用。

（10）术中需使用外科吻合器、手术植入物时,应及时向巡回护士通报型号、规格及数量,与手术医师、巡回护士共同核对后,方能在无菌区域使用。

（11）与巡回护士在关闭腔隙前、后及缝皮后分别按手术用物清点规范正确清点术中用物数量并检查完整性。

3.术后

（1）协助巡回护士做好手术患者的基础护理工作,并协助将患者安全转运至接送车上。

（2）按手术用物清点规范,在手术物品清点记录单上签字。

（3）与手术医师、巡回护士共同核对手术标本。

（4）对常规器械、专科器械和腹腔镜器械等进行规范清洗和处理,精密器械和贵重器械单独进行规范清洗和处理,若为感染手术,则按感染手术处理规范对器械、敷料等物品进行处理。

三、手术室器械护士

（1）每天上午检查灭菌物品的有效期、包外化学指示胶带及外包装情况;清点手术器械包与敷料包数量;及时补充添加一次性消毒灭菌物品。

（2）检查包装,保持灭菌区和无菌物品存放区清洁整齐,保持敷料柜、无菌用品柜上用物排列整齐、定位放置、标签醒目。无菌用品柜上的无菌包和一次性消毒灭菌物品按失效日期的先后顺序排列。

（3）检查与核对每包手术器械的清洁度、完好性、关节的灵活性,对损坏或功能不良的器械进行更换或及时送修。

（4）负责待灭菌器械及物品的包装,选择正确的包装方法及材料,按规定放置包外及包内化学指示物,并填写灭菌物品包装的标识,若遇硬质容器还应检查安全闭锁装置。

（5）负责每天对预真空压力蒸汽灭菌、过氧化氢低温等离子灭菌和环氧乙烷灭菌的技术操作,保证灭菌手术物品及时供应。

（6）根据手术通知单准备并发放次日手术用器械、敷料,如需特殊手术器械,应立即准备做灭菌处理并发放。如需植入物及植入性手术器械,应在生物监测合格后方可发放。

（7）负责外来器械及手术植入物的接收、清点、清洗、核对、消毒灭菌及监测登记发放工作。

（8）负责手术器械的借物管理,严格执行借物管理制度。

（9）对清洗、消毒、灭菌操作过程、日常监测和定期监测进行具有可追溯性的记录,负责保存清洗,消毒监测资料和记录≥6个月,保留灭菌质量监测资料和记录≥3年。

（10）专人负责管理精密器械与贵重器械,并督查各专科组员进行保养管理工作,并做相应记录。

(11)负责与各专科组长之间保持沟通,了解临床器械使用情况,每半年对器械进行一次保养工作。

(12)根据持续质量改进制度及措施,发现问题及时处理,认真执行灭菌物品召回制度。

四、手术室值班护士

(1)与日班护士交班前,完成手术间内基数物品、体位垫、贵重仪器及值班备用物品的清点核对,做到数量相符、定位放置并登记签名。核对所有术中留取标本,确认手术标本、病理申请单、标本送检登记本书写内容一致。

(2)与日班护士交班前,按次日手术通知单检查并核对次日手术所需器械、敷料及特殊手术用物;检查灭菌包有效期、灭菌效果及是否按失效日期进行先后顺序排列。

(3)与日班护士进行交接班,全面了解手术室内各种情况,做到心中有数。

(4)根据轻重缓急,合理安排并完成急诊手术,积极并正确应对可能出现的各种突发事件,遇有重大问题,以及时与医院总值班人员或手术室护士长取得联系。

(5)仔细核对次日第一台手术患者的姓名、病区床号和住院号,如信息缺失或错误,应及时与相关病房护士和手术医师取得沟通。

(6)值班过程中,若接到次日选择性手术安排有改变通知,应及时汇报手术室护士长及麻醉科,征得同意,通知供应室,更换器械、敷料,准备特殊手术用物,并做好次日的晨交班。

(7)临睡前仔细巡视手术室,负责手术间内所有物品及仪器、设备归于原位。认真检查手术室内所有门窗、消防通道、水、电、中心供气、中心负压、灭菌锅等开关的关闭情况,以及时发现问题,处理解决。

(8)次日晨巡视手术间,检查特殊手术用物是否处于备用状态(如 C 型臂机、显微镜、腹腔镜、体外变温毯等)。开启室内恒温箱,调节至适当温度并放置 0.9% 的生理盐水。检查洗手用品(如手刷、洗手液等)处于备用状态。

(9)负责检查待灭菌器械的灭菌状况,保证次日第一台手术器械的正常使用。

(10)按照手术通知单顺序,安排接手术患者。迎接第一台手术患者入室,核对手术患者身份、手术信息、术前准备情况及所带入用物,正确填写《手术患者交接单》并签名。做好防坠床和保暖工作,进行心理护理。

(11)完成手术室护理值班交班本的填写,要求书写认真,字迹清楚,简明扼要,内容包括值班手术情况及手术室巡视结果、物品及手术标本清点结果、当天手术器械及特殊手术用物准备情况等。

(12)第一值班护士参加手术室晨间交班,汇报相关值班内容。

五、手术室感染监控护士

(1)每天对含氯消毒剂进行浓度监测。至少每周一次对戊二醛浓度进行监测。每月对手术室空气、无菌物品及器械、化学灭菌剂、物体表面和手术人员手进行细菌培养监测。每半年对紫外线灯管强度进行监测。

(2)负责收集、整理、分析相关监测数据和结果,将化验报告单按时间顺序进行粘贴保存;一旦细菌培养监测不合格,应及时告知护士长,查明原因,采取有效措施后,再次进行细菌培养监测,直至培养合格。

（3）负责将细菌培养监测的数据和结果报告护士长和医院感染控制部门。

（4）监督和检查手术室消毒隔离措施及手术人员无菌操作技术,对违反操作规程或可能污染环节应及时纠正,并与护士长一同制订有效防范措施。

（5）完成手术室及医院感染知识的宣传和教育工作。

六、手术室护理教学工作

（1）根据手术室护理教学计划与实习大纲及实习护生学历层次,制订手术室临床带教计划,包括确立具体教学目标、教学任务、考核内容与方法,并安排教学日程。

（2）完成手术室环境、规章制度、手术室工作内容、常用手术器械物品、手术体位、基本手术配合等手术室专科理论教学,达到手术室护理教学计划与实习大纲的要求。

（3）进行手术室专科操作技能教学,完成外科洗手、铺无菌器械台等基本手术室操作的示教与指导;带领实习护生熟悉各种中小手术的洗手及巡回工作,并逐步带教实习护生独立参加常见中小手术的洗手工作。

（4）带领实习护生参与腹腔镜、泌尿科、脑外科、胸骨科等大型疑难手术的见习教学。

（5）带领实习护生参与供应室工作,完成供应室布局、器械护士工作内容、常用消毒灭菌方法及监测等理论教学,并指导实习护生参与待灭菌器械及物品的包装等操作。

（6）开展手术室专科安全理论教育,防止实习护生发生护理差错和事故。

（7）及时与手术室护士、实习护生进行沟通,了解实习护生学习效果,反馈信息和思想动态,以及时并正确解答实习护生提问,满足合理学习要求。

（8）负责组织实习护生总复习,完成手术室专业理论、专科技术操作考核;完成《实习考核与鉴定意见》的填写。

（9）对实习护生进行评教评学,征求实习护生对手术室护理教学及管理的建议和意见,提出整改措施,以及时向护士长及科护士长反映实习期间存在的情况。

七、手术室护理管理工作

手术室护士长作为手术室的主要管理者,全面负责手术室的护理管理工作,保证手术室高质量的工作效率和有效运转。

（1）全面负责手术室的护理行政管理、临床护理管理、护理教研管理及对外交流。

（2）制订手术室护理工作制度和各级各班各岗位护理人员职责、手术室护理操作常规、护理质量考核标准,督查执行情况,并进行考核。负责组织手术室工勤人员的培训和考核。

（3）合理进行手术室护理人员排班,根据人员情况和手术特点科学地进行人力资源调配。定期评估人力资源使用情况,负责向护理部提交人力资源申请计划。合理进行手术室人才梯队建设。

（4）每天巡视、检查并评估手术配合护理质量和岗位职责履行情况,参加并指导临床工作。检查手术室环境清洁卫生和消毒工作,检查工勤人员工作质量。

（5）定期组织与开展科室的业务学习并进行考核,关注学科及专业的发展动态。负责组织和领导科室的护理科研普及推广和护理新技术应用。

（6）对手术室护理工作中发生的隐患、差错或意外特殊事件,组织相关人员分析原因并提出整改措施和处理意见,并及时上报护理部。

(7)填报各类手术量统计报表,与手术医师及其他科室领导进行沟通和合作。

(8)负责手术室仪器设备、手术器械购置前的评估和申报。定期检查并核对科室物资、一次性耗材的领用和耗用情况,做好登记,控制成本。

(李 静)

第二节 手术室职业安全与防护

一、职业暴露的概念与防护

职业暴露是指医务人员从事诊疗、护理等工作过程中意外被感染性病原体携带者或患者的血液、体液等污染了皮肤或黏膜,或者被含有感染性病原体的血液、体液污染的针头及其他锐器刺破皮肤有被感染的可能。护理工作目标是促进健康、预防疾病、减轻痛苦和提高生命质量。护士在护理患者的过程中,将健康带给他们的同时,自身却可能暴露于各种各样的危险因素之中。

(一)手术室职业暴露的危险因素

1.生物性或感染性危险因素

手术室是手术患者高度聚集及病原微生物相对集中的地方,医务人员在手术操作过程中直接频繁接触患者的体液、血液、分泌物,发生感染性疾病的风险最高。血液性病原体对护理人员最具危险性,其主要的传播途径为皮肤暴露或黏膜暴露,包括针刺、锐器伤、安瓿割伤等。针刺伤是护理人员最常见的职业事故,据资料统计,在中国98%护理人员发生过针刺伤。

2.化学药物损伤

手术室工作人员每天接触的各种清洁剂、消毒剂、麻醉废气、药品等有着潜在的毒性反应,护士在配制各种术中化疗药物同时,药物颗粒释放到空气中,含有毒性微粒的气溶胶通过呼吸道吸入,药物接触皮肤直接吸收入体内,引起白细胞下降、头晕、咽痛、月经不调、脱发等,对妊娠期可引起自然流产,致畸、致癌等;配制使用各种消毒剂如戊二醛、甲醛等对人体皮的皮肤、眼睛、呼吸系统都有一定程度的损伤。

3.物理性损伤

对手术室工作人员构成职业危害的物理性因素包括放射性、辐射、电磁波、负重等,手术护士长时间站立,体位相对固定,加上精神高度紧张,可引起腰部肌肉劳损,局部血液循环不良而发生腰酸背疼,下肢静脉曲张发病率高于普通人群,目前因高科技技术的应用而产生的电离辐射给医务人员的损伤已受到关注。

4.心理-社会因素

手术室护理人员女性居多,因女性特有的生理、心理及工作压力,又经常面对死亡、患者伤痛而引起的痛苦呻吟所引起的负性情绪。护理人员严重缺编,工作紧张,对护理人员产生精神压力及心理危害,长期轮值夜班,生物钟打乱,进食休息没有规律,精神紧张,职业压力大,生活不规律可引起胃肠疾病;有的护士利用业余时间自修学历课程,休息时间减少,体力恢复欠佳易出现内分泌功能紊乱及免疫功能低下等一系列临床表现。

(二)职业暴露防护

1.标准预防的概念

对所有患者的血液、体液、分泌物、排泄物均视为具有传染性,必须进行隔离,不论是否有明显的血迹污染或是否接触不完整的皮肤与黏膜,接触上述物质者,必须采取防护措施,也就是标准预防。其基本特点如下。

(1)既要防止血源性疾病的传播,也要防止非血源性疾病的传播。

(2)强调双向防护,即防止疾病从患者传至医务人员,又防止疾病从医务人员传至患者。

(3)根据疾病的主要传播途径,采取相应的隔离措施,包括接触隔离、空气隔离和微粒隔离。

2.职业暴露防护措施

(1)尽快建立职业防护法:把手术人员的职业防护问题上升到法律的高度,在目前我国不具备将医护人员的职业防护问题立法的环境和条件下,卫生行政主管部门和疾病预防控制部门应尽快制定出医疗机构加强此项工作的强制性措施。

(2)强化手术人员职业安全教育,推广普遍性防护原则:坚持标准预防,认真执行消毒隔离制度,严格遵守操作规程,将职业防护纳入护理常规,建立定期体检,计划免疫制度,锐器伤的报告制度。

(3)加强锐器损伤防护管理:有研究表明,护士是发生针刺伤及感染经血液、体液传播疾病的高危职业群体。所以护士要特别注意预防针刺伤,安全处理针头。禁止双手回套针帽,针头用后及时放入防刺穿的容器内,在处理针头时不要太匆忙,在手持针头或锐器时不要将锐利面对着他人;在为不合作患者注射时,应取得其他人的协助;艾滋病患者用过的针头注射器不要分离,整副置于利器盒内,勿徒手处理破碎的玻璃,掰安瓿时用75%乙醇小纱垫,以免手划伤。

(4)规范洗手:接触每例患者前后均要洗手,掌握正确的洗手方法,即七步洗手法。

(5)消毒剂使用防护:在接触消毒剂时戴上防护手套,注意勿泼翻,勿溅入眼内或吸入其产生的气体。使用戊二醛消毒液时应将戊二醛存放于有盖的容器内,室内通风良好,减少有害气体的接触。

(6)气溶胶污染的防护:护理人员正确掌握药物的效能、毒性、进入人体的途径、配制方法及注意事项,配制化疗药物时戴口罩、帽子、乳胶手套、护目镜,将药液加入输液瓶中一定要回抽尽空气,配制后洗手。化疗用过的所有物品放入专用污物袋内扎口焚烧处理,建立护理人员健康档案,定期体检与检测。

(7)合理正确使用保护用具:清洁或无菌手套,塑胶围裙,防水隔离衣,防护镜,口罩,铅屏风、铅衣等都是防止职业暴露的必需品。

(8)减轻身心疲劳,保持体力和能量:加强手术室人员配置,实行弹性排班,适当调整轮班制,注意缓解护士因工作压力大和精神紧张带来的身心疲劳。教育和传授青年护士学会缓解紧张情绪,注意保持体力和能量,合理设计工作流程,既保证工作安全性也为安排工作提供更宽松、更有利的条件。

二、锐器伤的预防与处理

创建一个安全的手术室环境极为重要,因为外科医师、手术室护士、麻醉医师和手术室其他工作人员在手术过程中相互协作,多个人员在有限的空间里工作容易发生意外损伤。外科医师和手术室工作人员经常会发生被锐利器械刺伤,因此重视锐利器械的操作、分析刺伤原因,减少锐器损伤发生率是手术室中职业防护的一项重要内容。

(一)医务人员职业暴露的现状

1.锐器损伤发生频率

针刺伤和锐器损伤是全球医师和护士的一个重要的职业危险因素。一项研究显示,中国护士有 95％在工作期间曾发生过锐器损伤。主刀医师和第一助手发生锐器刺伤的危险最高,器械护士和其他刷手技术人员次之。尽管不同人员发生和暴露于此种危险的概率不同,但该危险永远存在于手术室。

2.锐器损伤发生的原因

锐利器械如剪刀、刀片、缝针、钩等在手术室使用最频繁,在术中传递、术后清洗,循环往复在各个环节中,容易误伤他人或自己。其中有 1/3 的器械在造成手术人员损伤后仍然和患者接触。这意味着不仅存在疾病由患者传递给医务人员的危险,同样也存在疾病由医务人员传递给患者的危险。医务人员发生锐器损伤的常见操作和情形有几种:①调整针头;②开启安瓿;③打开针帽;④寻找物品;⑤清洁器具;⑥针刺破针帽;⑦手术中意外受伤;⑧由患者致伤;⑨由同事致伤。

手术室工作的快节奏、频繁使用锐器、操作间狭小等因素都可能造成工作人员在各项操作中发生针刺伤或锐器伤。

3.发生锐器损伤不报告的原因

锐器损伤在工作场所频繁发生,但是在汇报的过程中常常出现漏报或不报的情况。有研究表明,在一些国家常出现漏报情况。以既往英国的一项研究为例,有 28％的医师发生了锐器损伤后未上报。另有研究表明,不报率分别高达 85.2％和 72.0％。漏报和不报是传染病控制中的一个重要问题。

工作人员发生锐器损伤的原因分析中,缺乏相关知识可能是目前国内医务人员报告率低的一个因素。不报告的常见原因:①我不知道应该上报;②我不知道如何上报;③我的运气不至于这么差而患病;④我很忙,没空报告;⑤患者没有患传染病,没必要上报;⑥我已经接种了 HBV 疫苗;⑦该器械没有使用过。

(二)锐器损伤预防措施

1.手套的应用

(1)单层手套使用:树立标准防护的理念是防止锐器损伤的关键,将每例患者的血液、体液、排泄物等均按传染性的物品对待,预防污染其他物品及感染医务人员。采取的防护措施有:在进行可能接触到患者血液、体液的操作时应戴手套。有研究表明:如果一个被血液污染的针头刺破一层乳胶手套或聚乙烯手套,医务人员接触的血量比未戴手套时可能减少 50％以上。临床工作中外科医师和器械护士普遍意识到单层手套所提供的屏障仍十分薄弱,有报道指出:胸外科医师和器械护士使用手套的穿破率分别达到 61％和 40％,并且其中 83％的破损并未被外科医师发现。

(2)双层手套使用:有研究推荐使用双层手套,使用双层手套能够针对手套破损造成的危险提供较好的保护作用。当外层手套被刺破时,内层手套的隔离保护作用仍然存在,双层手套使工作人员沾染患者的血液危险降低 87％。虽然也有双层手套被刺破的现象,但双层手套同时被刺破则很少。此外,缝合用的实心针在穿过双层手套后其附带的血液量将减少 95％。由于术中手套破损不易被察觉,双层手套能够预防医务人员的手与患者血液的直接接触。双层手套临床应用的弊端是手的舒适性、敏感性和灵活性下降。

2.针头的使用

(1)注射器针头：工作人员在使用注射器操作后习惯回套上针帽，是造成刺伤的重要原因，尤其在忙碌的工作时，仓促地回套针帽，容易发生针刺伤。为避免针刺伤的发生，应要求工作人员养成良好的操作行为，立即并小心地处理使用过的注射器针头。美国疾病控制中心早于1987年在全面性防护措施中就提出：禁止用双手回套针帽，主张单手套针操作法。目前国内已有大部分医院执行禁止回套针头的保护措施，规范操作行为是降低针刺伤的重要环节之一。

(2)手术缝针：美国外科医师学会推荐：不要对缝针进行校正，在可能的情况下尽量使用无针系统，条件许可尽量使用高频电刀或钉合器。使用合适的器械拿取缝针。在缝针使用中不可使用手拿式直缝针线，不可用手直接拿取缝针，应使用针持或镊子。

(3)手术钝头缝针：手术中采用弧形缝针进行筋膜缝合时发生的刺伤占缝针刺伤的59%。为了减少工作人员针刺伤的危险，人们提议应用钝头针。钝头针能够显著减少手套穿孔率。并且钝头针能够避免外科医师和手术室护士手部的针刺伤。

3.设立传递锐器的中间区域

所谓"中间区域"指被预先指定的放置锐器的区域，并且外科医师、器械护士均能十分方便地从中拿取锐器，这样可以减少用手直接传递锐器。使用中间区域传递锐器，也称为无接触传递技术。围术期护理学会AORN提出，手术室成员应当在条件允许时尽量使用无接触传递技术代替用手进行针或其他锐器的传递。

4.尖锐物品的处理

(1)尖锐物品处理原则：①将所有使用过的一次性手术刀、缝针、注射器针头等直接丢弃在利器盒里；②避免双手回套针头，如需重盖，应使用专用的针头移除设备或使用单手操作技巧完成；③不要徒手弯曲或掰断针头。

(2)利器盒的要求：①材质坚硬，不能被利器穿刺；②开口大小合适，能轻易容纳利器，避免开口过大，防止溅洒；③利器盒安置在适当并容易看见的高度；④利器盒装满3/4后便及时更换并移去。

(三)针刺伤后的处理

1.紧急处理步骤

(1)戴手套者应迅速、敏捷地按常规脱去手套。

(2)立即用健侧手从近心端向远心端挤压，排出血液，相对减少污染的程度；同时用流动水冲洗伤口。

(3)用1%活力碘或2.5%碘酊与75%乙醇对污染伤口进行消毒。

(4)做进一步检查并向相关部门汇报。

锐器损伤仍然是外科医师和手术室护士及其他工作人员健康的一个危险因素。医务人员必须了解这一危险因素并做好相关的防护工作。目前有许多有关该问题的信息资源，如国际锐器刺伤预防协会、国际医务人员安全中心等均可以提供相关防护知识。

2.建立锐器损伤报告管理制度

护士一旦被刺伤，报告医院有关部门，医院应立即评估发生情况，使受伤者得到恰当的治疗及跟踪观察。美国职业安全卫生署早在1991年就已经规定，医院必须上报医务人员血液暴露及针刺伤发生的情况。而且采用了弗吉尼亚大学教授Janise Jagger等建立的"血液暴露防治通报网络系统"，制订了刺伤发生后的处理流程，以达到对职业暴露、职业安全的控制与管理。目前在我国卫生管理部门尚未制定相关制度,但各医院已在逐步建立刺伤发生后的上报制度。

三、血源性疾病职业暴露预防和处理

医务人员因职业关系,接触致病因子的频率高于普通人群。长期以来,医院感染控制主要是针对患者,而对医务人员因职业暴露而感染血源性传染疾病的情况关注甚少。我国目前人口中乙型病毒性肝炎总感染率高达 60％左右,HBV 携带者已有 1.3 亿,艾滋病的流行在我国也已经进入快速增长期,艾滋病患者已出现猛增趋势。国内学者调查发现,临床医务人员 HBV、HCV、HDV 等肝炎总感染率为 33.3％明显高于普通人群(12.3％)。医务人员正面临着严峻的职业暴露的危险,因此,手术室工作人员明确血源性传染病职业暴露的防护与处理程序尤为重要。

(一)医务人员血源性传染病职业暴露的定义

医务人员在从事诊疗、护理、医疗垃圾清运等工作过程中意外被血源性传染病感染者或携带者的血液、体液污染了破损的皮肤或黏膜,或被含有血源性传染病的血液、体液污染了的针头及其他锐器刺破皮肤,还包括被这类患者抓伤、咬伤等,有可能被血源性传染病感染的事件称为血源性传染病职业暴露。

(二)护士感染血源性传播疾病的职业危害

(1)患者血液中会有致病因子,是造成医务人员感染血源性传播疾病的先决条件,医务人员经常接触患者的血液、体液等,职业暴露后感染的概率较常人高。血源性致病因子对医务人员的传染常发生于锐器和针刺损伤皮肤、黏膜或破损皮肤接触等方式传播,多发生于护士,其次是检验科人员及医师。

(2)长时间从事采血、急救工作,以及手术科、妇产科、血液科的操作,接触患者血液、体液的机会大大增加,接触血量越大,时间越长,机体获得致病因子的量越大。医疗、护理活动中一切可能接触血液、体液的操作,包括注射、采血、输血、手术、内镜、透析及患者各类标本的采集、传递、检验及废弃处理过程均可造成职业性感染。综合不同国家或地区的研究资料,医务人员因针刺或损伤、接触受污染的血液,感染乙型病毒性肝炎的危险性为 2％～40％,感染丙型病毒性肝炎的危险性为 3％～10％。护理职业暴露感染 HBV 的危险性明显高于 HCV、HIV。

(三)医务人员血源性传染病职业暴露的防护

(1)防护重点是避免与患者或携带者的血液和体液直接接触。

(2)加强对医务人员防范意识的宣传教育,树立良好的消毒灭菌观念。

(3)医务人员应遵守标准预防的原则,视所有患者的血液、体液及被血液和体液污染的物品为具有传染性的物质,在操作过程中,必须严格执行正确的操作程序,并采取适当的防护措施。

(4)医务人员在接触患者前后必须洗手,接触任何含病原体的物质时,应采取适当的防护措施:①进行有可能接触患者血液、体液的操作时,必须戴手套,操作完毕,脱去手套立即洗手,必要时进行手消毒。②在操作过程中患者的血液、体液可能溅起时,须戴手套、防渗透的口罩、护目镜;在操作时若其血液、体液可能发生大面积飞溅或可能污染医务人员身体时,还必须穿防渗透隔离衣或围裙,以提供有效的保护。③工作人员暴露部位如有伤口、皮炎等应避免参与血源性传染病如艾滋病、乙型病毒性肝炎等感染者的护理工作,也不要接触污染的仪器设备。④医务人员在进行侵袭性操作过程中,应保证充足的光线,注意规范的操作程序,防止发生意外针刺伤事件。

(5)污染的针头和其他一次性锐器用后立即放入耐刺、防渗透的利器盒或进行安全处置。

(6)摒弃将双手回套针帽的操作方法,如需回套,建议单手回套法。禁止用手直接接触使用

后的针头、刀片等锐器。禁止拿着污染的锐器在工作场所走动,避免意外刺伤他人或自伤。

(四)应急处理程序

(1)立即在伤口旁轻轻挤压,尽可能挤出损伤处的血液,再用肥皂液和流动水冲洗伤口后用0.5%碘伏进行消毒,如果是黏膜损伤则用流动水和生理盐水冲洗。

(2)当事医务人应认真填写本单位的《医疗锐器伤登记表》,其内容应包括发生的时间、地点、经过、具体部位和损伤的情况等。

(3)医务人员发生意外事件后应在 24～48 小时内完成自身和接触患者血清的 HIV 和HBsAg 相关检查,血清学随访时间为 1 年,同时根据情况进行相应处理。

(五)HIV 职业暴露防护工作指导原则

1.HIV 职业暴露的概述

HIV 职业暴露指医务人员从事诊疗、护理等工作中意外被 HIV 感染者或艾滋病患者的血液、体液污染了皮肤或者黏膜,或被含有 HIV 的血液、体液污染的针头及其他锐器刺破皮肤,有可能被 HIV 感染的情况。艾滋病又称获得性免疫缺陷综合征(acquired immune deficiency syndrome,AIDS),是 HIV 感染人体引起的一种传染病。人体感染 HIV 后,免疫系统被破坏而引发一系列机会性感染和恶性肿瘤。HIV 感染是指 HIV 进入人体后的带毒状态,个体称为 HIV 感染者。AIDS 有 3 种传播途径,即性接触传播、经血液传播及母婴传播。全国 AIDS 的流行经过散发期、局部流行期已转入广泛流行期。

2.针头刺伤与感染

医务人员在工作中因针刺伤接触 HIV 的频率为 0.19%,其中护士占 67.0%,内、外科医师占17.5%,其他人员占 15.5%。针刺伤或锐器伤对护士的威胁时刻存在,健康的医务人员患血源性传染病 80%～90%是由针刺伤所致,其中护士占 80%,经常发生在注射或采血时或处理注射器过程中,手术中传递剪刀、手术刀及缝针时,收拾手术污物或器械时,皮肤、黏膜受损或血液污染的机会也较多。被针头刺伤后是否会感染 HIV 主要取决于针头是否被 HIV 污染,如果针头已被 HIV 污染了,就有感染的危险。感染可能性大小与针头的特性、刺伤的深度,针头上有无可见血液及血液量的多少、感染源患者的感染阶段及受伤者的遗传特性有关。

空心针头较实心针头感染的可能性大;刺伤越深,针头上污染越多,感染的可能性就越大,反之感染的可能性就小;如作为感染源的患者在被刺 2 个月内因艾滋病死亡,被感染的可能性则更大。

3.HIV 职业暴露分级

(1)一级暴露:①暴露源为体液、血液或者含有体液、血液的医疗器械、物品;②暴露类型为暴露源沾染了有损伤的皮肤或黏膜,暴露量小且暴露时间短。

(2)二级暴露:①暴露源为体液、血液或者含有体液、血液的医疗器械、物品;②暴露类型为暴露源沾染了有损伤的皮肤或黏膜,暴露量大且暴露时间长;或暴露类型为暴露源刺伤或割伤皮肤,但损伤程度较轻,为表皮擦伤或被针刺伤。

(3)三级暴露:①暴露源为体液、血液或者含有体液、血液的医疗器械,物品;②暴露类型为暴露源刺伤或割伤皮肤,但损伤程度较重,为深部伤口或者割伤物有明显可见的血液。

4.HIV 暴露源的病毒载量分级

HIV 暴露源的病毒载量水平分轻度、重度和暴露源不明 3 种类型。

(1)轻度类型:经检验,暴露源为 HIV 病毒阳性,但滴度低、HIV 病毒感染者无临床症状、

CD4 计数正常者。

(2)重度类型:经检验,暴露源为 HIV 病毒阳性,但滴度高、HIV 病毒感染者有临床症状、CD4 计数低者。

(3)暴露源不明:不能确定暴露源是否为 HIV 病毒阳性。

5.HIV 职业暴露后的处理

医务人员预防 HIV 感染的防护措施应当遵照标准预防原则,通过采取一套标准的综合性防护措施不但可以大大减少受感染的机会,更可以避免一些不必要的歧视或误会。其措施包括以下几种情况。

(1)自我防护。①洗手:洗手是预防 HIV 传播最经济、方便、有效的方法。护士在接触患者前后、接触患者的排泄物、伤口分泌物和污染物品后都要洗手。洗手既是任何医疗、护理工作者接触患者前要做的第一件事,也是他们离开患者或隔离区要做的最后一件事。②手的消毒:手的消毒比洗手有更高、更严格的要求。医护人员的手在接触到大量高度致病性的微生物后,为了尽快消除污染到手上的细菌,以保证有关人员不受感染,或防上致病菌在患者和工作人员之间扩散,必须进行严格的手消毒。③戴手套:当护士预计到有可能接触到患者的血液、体液、分泌物、排泄物或其他被污染的物品时,应戴手套。在护理每例患者后要更换手套,防止护士变成传播 HIV 的媒介。手套发生破裂、被针刺破或其他原因破损时应及时更换手套。操作完毕,应尽快脱去受血液或体液污染的手套。脱去手套后,即使手套表面上并无破损,也应马上清洗双手。④戴口罩或防护眼罩:处理血液、分泌物等有可能溅出液体时,应戴口罩和防护眼罩。这样可以减少患者的体液、血液等传染性物质溅到医务人员眼睛、口腔及鼻腔黏膜上。隔离效果较好的防护性口罩是一种由特殊滤纸(过氯乙烯纤维)制成的高效过滤口罩,口罩只能使用一次,湿了就无阻菌效果。口罩应盖住口鼻部,不能挂在颈部。不反复使用。防护眼罩尽量一次性使用,若有困难每次使用后必须严格消毒处理。⑤穿隔离衣:在执行特殊手术或预料到衣服有可能被血液、体液、分泌物或排泄物污染时,应穿上隔离衣。

(2)HIV 患者物品处理。①病理标本的处理:标本容器应用双层包装并标记警示"HIV"字样,放入坚固防漏的密闭容器内以防溅出。②废物的处理:污染的废弃物品,如患者用过的一次性医疗用品及其他各种固体废弃物,应放入双层防水医疗垃圾袋内,密封并贴上"危险"等特殊标记,然后送到指定地点,由专人负责焚烧。没有条件焚烧时,可以先经过消毒后再抛弃。消毒可以用煮沸法,也可用次氯酸钠溶液或 1‰ 过氧乙酸。排泄物、分泌物等液体废物应倒入专用容器,然后用等量的含氯消毒剂混合均匀搅拌,作用 60 分钟以上,排入污水池。③血液、体液溅出的处理:对溅出的血液和体液的清除方法:戴上手套,用一次性毛巾或其他吸水性能好的物品清除溅出的血液或体液,再用消毒液消毒污染的表面;对大面积的溅出,应先用一次性毛巾盖住,然后用 1‰ 漂白粉浸泡 10 分钟,再按上述步骤处理;如有血液溅到嘴内,应用水反复冲洗口腔,用消毒溶液反复漱口;对溅在身上的血液,用吸水纸擦拭,再用去污剂洗涤,最后用消毒剂擦拭。④处理针头和其他尖锐物品:对针头、手术刀片和其他尖锐物品应小心处理,避免针头或其他锐器损伤。用过的针头不要重新回套上针帽,不要用手折弯或折断针头,不要从一次性注射器上取下针头。用过的带有针头的注射器手术刀或其他锐器使用后直接放在坚固的利器盒内,转送到处理部门。巡回护士应记录及报告所有血液、体液接触的情况。

6.HIV 暴露后应急处理程序

(1)立即在伤口旁轻轻挤压,尽可能挤出损伤处的血液,再用肥皂液和流动水冲洗伤口后用

0.5％碘伏进行消毒,如果是黏膜损伤则用流动水和生理盐水冲洗。

(2)当事医务人员认真填写本单位的《医疗锐器伤登记表》,其内容应包括:发生的时间、地点,经过、具体部位和损伤的情况等,同时进行相关检查的处理。

(3)医疗机构应当根据暴露级别和暴露源病毒载量水平对发生 HIV 病毒职业暴露的医务人员实施预防用药方案,预防用药方案分基本用药程序和强化用药程序:①基本用药程序为两种反转录酶制剂,使用常规治疗剂量,连续使用 28 天。②强化用药程序是在基本用药的基础上,同时增加一种蛋白酶抑制剂,使用常规治疗剂量,连续使用 28 天。预防性用药应当发生在 HIV 病毒职业暴露后尽早开始,最好在 4 小时内实施,最迟不得超过 24 小时,即使超过 24 小时,也应当实施预防性用药。

(4)医务人员发生 HIV 病毒职业暴露后,医疗机构应当给予随访和咨询。随访和咨询的内容包括:在暴露后的第 4 周、第 8 周、第 12 周及 6 个月对 HIV 病毒抗体进行检测,对服用药物的毒性进行监控和处理,观察和记录 HIV 病毒感染的早期症状等。

7.登记和报告

(1)医疗卫生机构应当对 HIV 职业暴露情况进行登记,登记内容包括:①HIV 病毒职业暴露发生的时间、地点及经过。②暴露方式。③暴露的具体部位及损伤程度。④暴露源种类和含有 HIV 病毒的情况。⑤处理方法和处理经过,是否实施预防性用药、首次用药时间、药物毒性反应及用药的依从性情况。⑥定期检测和随访情况。

(2)医疗卫生机构每 6 个月应当将本单位发生 HIV 职业暴露情况汇总,逐级上报至上级疾病预防控制机构。

(李　静)

第三节　手术中患者的监护

一、基本监测技术

(一)心电监护

心电监测是临床上应用最为广泛的病情监测参数,是指用心电监护仪对被监护者进行持续不间断的心电功能监测,通过心电监护仪反映心肌电活动的变化。早期,为了连续监测患者的心电,出现了由心电示波、心率计和心电记录器构成的最基本的心电监护仪。随着医学的发展,急危重症患者的监护水平不断提高,加之电子及计算机技术等在医疗仪器设备中的应用,又产生了多导心电、呼吸、温度、血压及血氧饱和度等多参数的监护仪。目前,心电监测普遍采用了床旁监护仪发送的心电波形和数字形式获取相关信息。床旁监护系统是通过导联线与机体相关部位的电极片连接获取心电信号,再经电模块将其进行放大及有关处理。除心电信号外,床旁监护系统可配备其他模块,获取多种监测信息。

1.心电导联的连接

心电电极多采用一次性液柱型电极(银-氯化银电极嵌入含浸渍导电糊泡沫塑料的杯型合成树脂),于丙苯酮或乙醚混合液清洁皮肤后,贴于相应位置。目前,基本上采用 5 个电极,具体放置如下。①右上为红色(RA):胸骨右缘锁骨中线第 1 肋间。②右下为黑色(RL):右锁骨中线剑突水平处。③中间为褐色(C):胸骨左缘第 4 肋间。④左上为黄色(LA):胸骨左缘锁骨中线第 1 肋间。⑤左下为白色(LL):左锁骨中线剑突水平处。通过电极放置的位置可模拟心电图导联检查效果,以便对监测结果进行合理分析。如两侧锁骨下与两侧锁骨中线第 7 肋间可模拟标准导联;两侧锁骨下和胸骨中侧第 4 肋间可模拟 V_1 导联;两侧锁骨下和左锁骨中线第 5 肋间可模拟 V_5 导联。此外,临床上可根据不同情况只放置 3 个电极也可达到监测目的,如只放置 RA、RL、LA 电极。

2.心电监护指标及目的

心电监测的主要指标包括心率和心律、QRS 波形、有无 P 波与 P 波形态、振幅及间期、P-R 间期、Q-T 间期、R-R 间期、T 波形态及有无异常波形出现等。通过对上述指标的监测,要达到及时发现致命性与潜在致命性心律失常、可能影响血流动力学的过缓或心动过速及心肌缺血的 ST 段和 T 波的改变的目的。致命性快速心律失常包括心室颤动、心室扑动、持续性室性心动过速,以及心房颤动且心室率超过 220 次/分者等,其常见病因包括呼吸疾病并发急性心肌梗死、冠心病心肌缺血急性发作及其他严重心脏病。致命性心律失常包括长时间心脏停顿或心室停顿及高血钾所致的严重缓慢心律失常等,其常见呼吸系统疾病的病因有呼吸衰竭、气道梗阻、肺动脉栓塞,以及其他心脏病患者如急性心肌梗死、心肌炎及心包压塞等。心肌缺血的监测常需要将心电电极模拟 V_5 导联位置,而无关电极分别放置于胸骨柄和右腋前线第 5 肋间。心肌缺血监测的目的为发现无症状性心肌缺血与确诊有症状的心肌缺血发作;监测持续心肌缺血状态发展动向;心肌缺血治疗效果监测等。

3.监测的原理

心电监护的基本过程是在导联线电极上获取的心电信息经心电模块将其放大及有关处理。心电模块主要包括导联选择、生物放大器、心率计、信号处理等部分组成。心电信号通过导联线上的电极获取。导联选择不同电极间的电位进行测量。而人体体表的心电信号幅度只有 1 mV 左右,必须将其放大 1 000 倍以上才能通过监视器显示和记录器记录出来,因此,心电放大器是一个高增益、高输入阻抗的放大器。

4.护理

(1)操作程序:使用心电监护仪必须掌握正确的操作流程,以确保监护仪的正常运转和使用寿命。目前,临床上使用的综合心电监护仪的操作程序基本相似,具体要求如下。①准备物品:主要有心电监护仪机器及其配件,如导联线、血氧监测线与探头、电极贴、生理盐水棉球、配套血压测量袖带等。②患者准备:将患者取舒适体位,如平卧或半卧位,解释监护的需要与目的。擦拭清洁导联粘贴部位。③接通心电监护仪:连接电源,打开主机,等待机器自检结束后,调试仪器至功能监测状态并根据需要调试报警范围。④连接电极:贴电极片,连接心电导联线,如电极与导线连接为按扣式,应先将电极与导线连接后贴于相应部位。⑤连接袖带:将袖带绑至肘窝上 3~6 cm处,松紧以插入两手指为宜。连接测量血压的导线。⑥监测指标并记录。

(2)注意事项:①心电监测的效果受多种因素的影响,其中最重要的是电极粘贴是否稳妥。为保证监测质量,对胸部皮肤须进行剃毛处理或用细砂纸轻轻摩擦皮肤,再放置电极。一般60~72 小时更换电极片。②监测时要注意患者体位改变或活动会对监测结果的影响,心电示波可出现不规则曲线,呈现出伪心率或心律。因此,对监测结果要进行综合分析,必要时,听诊心音进行对比,以确定监测结果的真伪。③使用胸前心电监护导联时,若存在规则的心房活动,则应选择 P 波显示较好的导联。QRS 振幅应>0.5 mV,以便能触发心率计数。如除颤时放置电极板,必须暴露出患者的心前区。心电监护只是为了监测心率、心律变化,若需分析 ST 段异常或更详细地观察心电图变化,应做常规 12 导联心电图。

(二)动脉血压监护

1.基本概念

(1)血压:血管内血液对血管壁的侧压力为血压。测压时是以大气压为准,用血压高于大气压的数值表示血压的高度,通常用 mmHg、kPa 为单位来表示。产生血压的重要因素是心血管系统内有血液充盈和心脏的射血力量。

(2)动脉压:动脉压是器官组织灌注的一个极好的生理和临床指标,适度有效的器官组织灌注对生存必不可少。动脉压取决于心排量和血管阻力。其相互间的关系可用公式表达:平均动脉压-中心静脉压=心排量×外周血管阻力。动脉压在一个心动周期中可能随着心室的收缩与舒张而发生规律性的波动。心室收缩时,动脉压升高,当达到最高值时称为收缩压;心室舒张时,动脉压下降,当降至最低时,为舒张压;收缩压与舒张压的差值称为脉压;一个心动周期中每一瞬间动脉血压的平均值,被称为平均动脉压。但须注意平均动脉压不是收缩压与舒张压之和的一半,而是更接近于舒张压。

(3)正常值:正常人血压会受多方面因素的影响。WHO 将血压分为"理想血压""正常血压""正常高压"等(表 3-1)。血压的数值可随年龄、性别及其他生理情况而变化。年龄增高,动脉血压逐年增高,收缩压的升高比舒张压的升高明显。男性比女性高,女性在更年期以后有明显的升高。体力劳动或情绪激动时血压可暂时升高。

表 3-1　血压水平的定义和分类(WHO/ISH)

类别	收缩压/mmHg	舒张压/mmHg
理想血压	<120	<80
正常血压	<130	<85
正常高压	130~139	85~99
1 级高血压("轻度")	140~159	90~99
亚组:临界高血压	140~149	90~94
2 级高血压("中度")	160~179	100~109
3 级高血压("重度")	≥180	≥110
单纯收缩性高血压	≥140	<90
亚组:临界收缩期高血压	140~149	<90

注:当收缩压和舒张压分属于不同分级时,以较高的级别作为标准。(1 kPa=7.5 mmHg)。

(4)动脉压波形:正常血压波形可分为二相,即收缩相和舒张相。收缩相是指主动脉瓣开放和快速射血到主动脉时所形成的波形,此动脉波形为急剧上升至顶峰,随后血流经主动脉到周围动脉,压力下降,主动脉瓣关闭,在动脉波下降支斜坡上出现切迹,称为重搏切迹。舒张相是从主动脉瓣关闭直至下一次收缩开始。动脉压波形逐渐下降至基线。舒张相最低点是舒张压。

2.监测方法与原理

目前,临床常用的监测血压方法有两大类。一类是无创测量法,即指袖带式自动间接动脉血压监测。其原理来自传统的人工听诊气袖法,所不同的是在判别收缩压和舒张压时是通过检测气带内气压的搏动实现的。另一类是有创测量法,即指在动脉内置管进行动脉血压连续监测的直接动脉血压监测法,其原理是使用一般的弹簧压表,但仅能测出平均动脉压,而使用电子压力换能器监测仪,则可测出动脉收缩压、舒张压,还可测得压力波形,且记录一次心动周期的压力波形的变化。两类监测血压法各有其优点和不足。直接动脉压监测的主要优点是如下。

(1)可连续监测收缩压、舒张压和平均动脉压,并将其数值及波形实时显示在监护仪荧光屏上,以及时准确地反映患者血压动态变化。

(2)有助于根据动脉血压的变化判断体内血容量、心肌收缩力、外周阻力及有无心脏压塞等病情变化。

(3)可以弥补由于袖带监测血压而导致血压测不出或测量不准确的弊端,直接反映动脉血压的实际水平。

(4)可通过动脉置管采集各种动脉血标本,以免除因反复动脉穿刺给患者带来的痛苦。无创血压监测法操作较有创监测法安全、简单、易于操作,可直接避免有创监测时置管所出现的血栓形成或感染等危险。一般来说,在危重症患者的急救过程中多采用有创监测法,但随病情缓解应尽早改为无创监测法,以减少各种并发症的发生。

3.影响因素

影响动脉血压的因素很多,如每搏输出量、心率、外周阻力、动脉管壁的弹性及循环血量等。这些因素相互关联、相互影响,如心率影响心室充盈和每搏输出量的某些变化,心排血量的改变必伴有血流速度和外周阻力的变化。另外,神经体液因素调节下的心排血量的变化往往会引起外周阻力的变化。临床实际中,遇到具体情况,必须结合患者的血流动力学指标的改变,综合各种因素全面分析和判断。

4.临床意义

动脉血压是衡量机体生理功能的一项重要指标,无论动脉血压过低或过高都可对机体各脏器功能的相对稳定产生十分不利的影响。通过对动脉血压的监测可推算其他心血管参数,如每搏输出量、心肌收缩力、全身循环阻力等。观察血压波形还可对患者的循环状况进行粗略估计。波形高尖见于高血压、动脉硬化及应用升压药和增强心肌收缩力的药物。波形低钝见于低心排综合征、低血压休克和心律失常及药物影响等情况。

5.护理

无创血压监测法的护理较为简单,按常规血压测量法护理要求进行。下面重点对有创血压监测方法的护理加以论述。

(1)保持测压管通畅,防止血栓形成:①定时监测血压通畅情况,随时注意通路、连接管等各个环节是否折曲、受压,定时冲洗管路。②保持三通管正确的方向,测量时开通三通管,并以肝素盐水持续冲洗测压管。③抽取动脉血后或闭管前必须立即用肝素盐水进行快速正压封管,以防凝血阻管。④管路中如有阻塞,应及时抽出血凝块,切勿将血块推入,以防发生动脉血栓形成。⑤在病情平稳后应及时考虑拔出置管,改为无创血压监测,以防并发症出现。⑥保持各接头连接紧密,防止渗漏。

(2)防止感染:①严格无菌操作,每天消毒穿刺部位,并至少每24小时更换一次透明贴膜。②每次经测压管抽取动脉血标本时,均应以碘酒、乙醇消毒接头处。③各接头及整个管路应保持严格封闭及无菌状态。

(3)防止空气栓塞:在操作过程中,严格控制空气进入管路,防止空气栓塞。

（4）预防并发症：常见并发症可有远端肢体缺血、出血、感染和测压管脱出，具体护理如下。

远端肢体缺血：引起远端肢体缺血的主要原因是血栓形成、血管痉挛及局部长时间包扎过紧等。预防办法有：①置管前要判断肢端动脉是否有缺血症状。②穿刺血管时，动作要轻柔稳准，穿刺针选择要粗细得当，避免反复穿刺损伤血管。③固定肢体勿过紧，防止影响血液循环。

局部出血血肿：穿刺后要密切观察局部出血情况，对应用抗凝药或有出血倾向者要增加压迫止血的时间，至少5分钟以上。穿刺局部应用宽胶布加压覆盖，必要时加沙袋压迫止血。如有血液渗出要及时清除，以免影响对再次出血情况的观察。

感染：动脉置管可发生局部或全身感染。一旦发生全身感染多由血源性感染所致，后果严重。因此，置管期间严密观察体温变化，如出现高热、寒战，应及时查找原因；如发现穿刺部位出现红、肿或有分泌物形成，应加强换药，并取分泌物进行细菌培养，以协助诊断，合理选择抗生素。置管期间一旦发生感染应立即拔管，并将测压管末端无菌封闭送做细菌培养。

测压管脱出：置管期间，穿刺针及管路要固定稳妥，防止翻身等操作时将管拉出。对躁动患者要采取好保护措施，必要时将患者手包紧，防止患者不慎将管拔出，一旦发生管路脱出，切忌将管送回，以防感染。

（三）血氧饱和度监护

血氧饱和度（SaO_2）是指血氧含量与血红蛋白完全氧合的氧容量之比。即 SaO_2＝动脉血实际结合氧/动脉血氧结合饱和时含氧量$\times 100\%$。临床上常用的 SaO_2 监测仪，是通过无创的红外线探头监测患者指/趾端小动脉搏动时的氧合血红蛋白的百分数而获得经皮 SaO_2。SaO_2 正常范围为 $94\% \sim 100\%$。

1.测定方法

经皮血氧饱和度的探头有两种。一种是指夹式，探头由夹子式构成，一面发射红光，一面接收。适用于成人及儿童。另一种是粘贴式，由两个薄片构成，可分别粘在患者指或趾两侧，适用于新生儿和早产儿，因儿童的指或趾较小且细嫩，用指夹式探头夹不住，即便夹住也容易压伤指或趾。

2.测定原理

（1）分光光度测定法：将红外线探头放置于患者指/趾端等适当的位置，根据血红蛋白和氧合血红蛋白对光吸收特性不同的特点，利用发光二极管发射出红外光和红外线穿过身体适当部位的性质，用可以穿透血液的红光（波长 $660~\mu m$）和红外线（$940~\mu m$）分别照射组织（指或趾），并以光敏二极管接受照射后的光信号，为了排除动脉血以外其他组织的影响，只取搏动的信号，经计算机采样分析处理氧合血红蛋白占总血红蛋白的百分数，最终显示在监视器上。但如果无脉搏，则不能进行测量。

（2）容积测定法：正常生理情况下，毛细血管和静脉均无搏动，仅有小动脉有搏动。入射光线通过手指时，在心脏收缩期，手指血容量增多，光吸收量最大；反之，在心脏舒张期，光吸收量最小。因此，光吸收量的变化反映了组织血容量的变化。此种方法只测定搏动性血容量，而不受毛细血管和静脉影响，也与肤色和皮肤张力无关。

3.临床意义

（1）提供低氧血症的监测指标，指导氧疗：监测指尖 SpO_2 方法简单、便捷、安全，通过监测所得的 SpO_2 指标，可及时发现危重症患者的低氧血症及其程度，指导选择和调节合理氧疗方式，改善低氧血症，避免或减少氧中毒的发生。

（2）提供应用机械通气治疗的依据,指导通气参数的调整:监测能帮助确定危重症患者实施机械通气治疗的时机,并在机械通气过程中,与其他指标相结合,对机械通气选择的通气模式、给氧浓度等参数进行调整,还可为撤机和拔除气管插管提供参考依据。

（3）提供心率监测:有些监护仪在测量血氧饱和度的同时还可以通过其血氧饱和度模块获取心率参数,其原理是通过末梢血管的脉动波计算出心率。此优点保证了心电图受干扰时心率测量的准确性,临床上应用较为方便。

4.影响因素

血氧饱和度的监测结果会受很多因素影响,如患者脉搏的强弱、血红蛋白的质和量、皮肤和指甲状态、患者血流动力学变化等。患者烦躁不安会导致测量结果不准,在使用时应固定好探头,尽量使患者安静,以免报警及不显示结果。因探头为红线及红外线,所以照蓝光的新生儿应将探头覆盖,避免直接照射,损伤探头。严重低血压、休克、体温过低或使用血管活性药物,以及血红蛋白水平较高时均可影响测量结果,应结合患者病情综合判断指标的准确性,防止影响病情的治疗和诊断。在极高的环境光照情况下也会影响测量结果,使用时,应尽量避免。有研究表明,对于那些存在外周血管痉挛或因外界寒冷刺激诱导的外周低灌流时,采取额贴监测血氧饱和度比指尖的监测更有优势。

5.护理

（1）血氧饱和度的监测应排除各种干扰因素,尤其应注意人为因素的干扰,如探头放置位置、吸痰后的影响、肢端的温度等。

（2）要对监测探头进行维护和保养和防止导线断折。

（3）监测时,探头红外线射出面应直对手指/趾甲床侧,指尖放置深度合适,以防检测结果不准确。

（4）发现监测结果持续下降低于94%时,应及时查找分析原因,排除非病情变化因素后,仍不缓解,应立即采取措施。不宜在测血压侧指尖监测血氧饱和度,以免影响监测结果。

（5）通过血氧饱和度监测结果可以粗略评估动脉血氧分压水平,以便及时判断病情变化,即当 $SaO_2 > 90\%$ 时,相当于 $PaO_2 > 8.0$ kPa（60 mmHg）；当 SaO_2 为 $80\% \sim 90\%$ 时,相当于 PaO_2 $5.3 \sim 8.0$ kPa（40～60 mmHg）；当 $SaO_2 < 80\%$ 时,相当于 $PaO_2 < 5.3$ kPa（40 mmHg）。

二、特殊监测技术

（一）中心静脉压监护

中心静脉压（CVP）是指右心房、上下腔静脉近右心房处的压力,主要反映右心的前负荷,正常值为4～12 cmH_2O。通过对中心静脉压的变化进行监测,有助于判断体内血容量、静脉回心血量、右心室充盈压或心功能状态,对指导临床静脉补液及利尿药的应用有着极其重要的意义,是重危患者的重要监测指标。

1.测量方法

CVP测量通常采用开放式测量方法。此法通过颈外静脉、颈内静脉或锁骨下动脉至上腔静脉,或者通过股静脉至下腔静脉,其中上腔静脉较下腔静脉测量准确。测量时,将测压管的一端保持与大气相通的状态。另外,还有一种方法为闭合式测量,即整个测量过程保持闭合状态,不与大气相通,而通过压力传感器与压力监测仪相连接测得。右心漂浮导管也可直接测得中心静脉压。开放式测压的具体要求如下。

(1)物品准备:监护仪、监测 CVP 的测压管件一套、三通管、刻度尺、肝素盐水、延长管及无菌消毒用物。

(2)患者准备:向患者做好解释,以取得配合;取平卧位,上腔静脉测压时要将上肢外展30°~45°,定位零点为基准点,即平卧时,右心房在腋下的水平投影平面,一般定为平腋中线第4 肋间处。

(3)监测压力:CVP 监测分连续监测和间断监测。连续测量时需备综合监护仪与中心静脉压测压管一套。间断测量为每次连接测量后取下测压管。CVP 监测有两种方法,一种是间断手动人工测量法,另一种是连续仪器测量方法。具体操作方法如下。

间断手动人工测量方法:①将生理盐水冲入一次性延长管,三通管与接中心静脉置管的输液器相连,排尽管道内气体后备用。②将三通管开向一次性延长管侧,开放一次性延长管远端,保持垂直位,观察延长管内生理盐水下降幅度,当水柱保持不动时,从基点起测量水柱高度,即为中心静脉压测量值。③测量后关闭三通管与延长管的连接,开放输液器端。

连续仪器测量方法:①经锁骨下静脉或颈内静脉将中心静脉导管置入上腔静脉靠近右心房处。②导管末端通过延长管接三通接头,与测压鼓、压力换能器和监护仪相连,三通接头的另一端开口连接输液器。③测压时,使压力换能器与患者的右心房同一水平(平卧位时,平腋中线水平),压力换能器校零。④关闭输液器,使中心静脉导管与压力换能器相通;监护仪上可自动显示压力波形和数值。⑤测压结束时:将压力的换能器端关闭,输液器端与中心静脉导管连通,开始输液。

2.影响因素与临床意义

中心静脉压力来源于 4 种压力成分:①静脉毛细血管压。②右心房充盈压。③作用静脉外壁的压力,即静脉收缩压和张力。④静脉内壁压,即静脉内血容量。

因此,中心静脉压的高低与血容量、静脉张力和右心功能有关。中心静脉压升高,见于右心及全心功能衰竭、房颤、肺栓塞、气管痉挛、输血补液过量、纵隔压迫、张力性气胸、各种慢性肺疾病、心脏压塞、血胸、应用血管收缩药物和患者躁动等情况时。中心静脉压下降常见于失血或脱水引起的血容量不足;也可见于周围血管扩张,如应用扩张血管药物及麻醉过深等。机械通气的患者也可影响中心静脉压,但不同的通气模式对 CVP 的影响程度不同。平均气道压越高,对循环的影响越大,两者成正相关。近年来,相关研究已显示 PEEP、PEEP+PSV、SIMV、IPPV 等通气模式对 CVP 影响较大,尤其是在低血容量时影响更为显著。

3.护理

(1)防止测压管阻塞:测压通路需持续静脉滴注生理盐水,或测压后用肝素盐水正压封管。如停止生理连续点滴应定时进行常规封管,每天 3 次。发现测压通路内冲入较多血液,应随时进行再次封管,以防有血凝块阻塞。

(2)保持测压准确性:每次测压前均要重新校对测量零点,因患者可能随时发生体位的变动。测压时,应先排尽测压管中的气泡,防止气体进入静脉造成气栓或影响测量的准确性。测压应在患者平静状态下进行,患者咳嗽、腹胀、烦躁或机械通气应用 PEEP 均可影响测量结果的准确性。因此,如有上述症状,可先给予处理,待平静 10~15 分钟再行测压。如应用呼吸机治疗时,当测压管中水柱下降至基本静止状态时,可暂时断开气管插管与呼吸机的连接,观察水柱再次静止时,即为静脉压。但对于无自主呼吸的患者要慎重行事。

(3)排除干扰因素:测压过程中,测压管中的液面波动最初可快速下降,当接近静脉压时,水柱液面可随呼吸上下波动,且越来越微弱,下降速度也会越来越缓慢,直到静止不动即为静脉压高度。但须注意此时应首先排除测压管阻塞或不够通畅因素,原因可能为静脉导管堵塞、受压或尖端顶于血管壁或管道漏液等,应给予及时处理,以排除干扰。测压时,应禁止同时输入药物,特别是血管活性药物,防止药液输入快,发生意外。

(4)严格无菌操作:每天消毒穿刺点、更换透明敷贴,每天更换输液管和测压管。测压或换管时必须严格消毒各个连接部位。一旦发现感染征象或排除其他原因的高热不退,应及时拔出导管,并剪下导管近心端2~3 cm,行细菌培养。如穿刺部位出现发红等感染情况,应禁止用透明胶布,改用棉质纱布,以透气、干燥创面,并增加换药次数。

(5)按需测量:测量中心静脉压的频次应随病情而定,切忌过于频繁。测量后准确记录,异常改变要随时报告医师给予处理。

(6)确保机械通气状态下测量数值的准确性:在机械通气过程中,为避免气道压力、循环血容量、通气模式及测量过程脱机等因素对CVP的影响,可对机械通气时需测量CVP的患者应用回归方程进行计算,所测得的值与患者实际CVP无显著差异,且方法安全、简便。但对肺顺应性差的患者,在用此回归方程时所得脱机后的CVP值比实际脱机所测的CVP稍低。其回归方程为:$y=0.98x-1.27$ 和 $y=0.86x-1.33$(y 和 x 分别为脱机前后的 CVP 值),只要将测得的患者上机时的 CVP 代入上述回归方程,即可计算出脱机后的 CVP 值。

(7)妥善固定管道:除静脉穿刺点及管道须用透明胶布固定外,还应在距穿刺点5 cm处,加固胶布。固定部位应避免关节及凹陷处。对清醒患者做好解释,取得配合;对躁动患者应给予适当束缚,防止牵拉或误拔导管。在保证测压管道系统密闭及通畅的同时,还应防止管道受压、扭曲,接头松动或脱落。

(二)肺循环血流动力学监护

肺循环指血液由右心室开始,经肺动脉、肺毛细血管、肺静脉,最终到达左心房的循环过程。肺循环血流动力学是研究肺循环的压力、流量、阻力及其他相关问题,是了解肺循环功能的重要方法。许多呼吸系统疾病均直接导致肺循环的异常,因此,监测肺循环功能的变化对呼吸系统疾病的诊治具有十分重要的意义。目前,肺循环血流动力学的监测方法已广泛应用于临床,尤其是应用于危重患者的救治中。

1.肺循环压力测定

肺循环压力的测定技术分为创伤性和无创性两类。前者主要为右心漂浮导管检查技术,后者包括超声法、胸部X线检查技术、肺阻抗血流图技术、磁共振成像技术、血气分析、心电图技术等。创伤性技术测定结果虽然准确,但对患者具有一定的损伤,检查所需的费用较为昂贵,检查所用的仪器设备较为复杂,在临床应用也较为局限,且不宜于重复随诊检查,患者多难以接受。无创检查方便、无创伤、价格便宜,适用于多次反复检查,但检查的准确性与有创检查相比不够确切。

目前,肺循环压力测定最直接的检查方法为右心漂浮导管检查测压法。此法被认为是评价各种无创检查性测压法准确性的"金标准"。右心漂浮导管检查除了可获取肺动脉压(PAP)、肺毛细血管楔压(PAWP)、右心房压力(CVP)的参数外,还可进行心排血量的测定,并可采取混合静脉血标本以测定混合静脉血血气指标。检查所用的主要设备与仪器包括右心漂浮导管(Swan-Ganz导管)或血流引导管、压力传感器、生理记录仪、穿刺针、扩张套管等其他无菌手术器材与敷料等。检查时需在严格无菌条件下,经肘前静脉、锁骨下静脉、颈静脉或股静脉穿刺插入漂浮导管进行测定。其原理是通过导管腔内的盐水柱将血管或心腔内压力信号传递到压力换能器上,同步连续示波显示压力曲线及测定的数据,并记录下曲线图形。操作者可以通过压力曲线形态判断导管前端所处的具体位置。

测定肺动脉压力时,应注意以下各点以确保测量的准确性。

(1)先调定零点,然后使换能器上与大气相通的三通口与患者心房呈同一水平,再校正监护仪零点。

(2)挤压注水器冲洗肺动脉管腔,确认其通畅。

(3)将换能器与通向肺动脉管腔相通测得肺动脉压力。

(4)记录呼气末肺动脉压值,但需注意肺动脉压力可能受其他因素的影响,如呼吸和应用机械通气的患者。

有自主呼吸时,吸气相胸腔呈负压,肺动脉压会明显高于呼气相的压力。相反,间歇正压机械通气时,吸气相呈正压,此时的肺动脉压会明显低于呼气相时的压力。因此,无论何种状态,肺动脉压均应以呼气末数值为准。肺动脉嵌顿压的测定与测定肺动脉压的方法基本相似,不同的是要在测定肺动脉压基础上,使导管气囊充气,导管漂入肺毛细血管测得的结果同样应以呼气末时的压力为准。

测量各种压力时,应确保导管气囊嵌顿的满意效果。具体方法为:先用0.01%肝素生理盐水冲洗肺动脉管腔,以排除因血块阻塞造成的假性肺动脉楔压,缓慢充气1.0～1.5 mL至肺动脉波形变化为相当于或低于肺动脉舒张压的细小波形,放气后出现典型的肺动脉波形,即为导管气囊嵌顿满意,也是导管的满意位置。如有测不到肺动脉楔压的情况,应考虑可能为导管退出肺动脉或气囊破裂。如需拔出右心漂浮导管时,应先核实气囊确实已放气,再缓慢地将漂浮导管拔出,扩张导管外管后应压迫止血至穿刺部位不再渗血为止。右心漂浮导管持续应用时间过长可出现多种并发症,需要密切观察相关的症状和体征。常见并发症有心律失常、感染、肺栓塞及肺动脉破裂、导管气囊破裂、血栓形成与栓塞、导管在心房或心室内扭曲或打结等,更严重时,可以出现导管折于静脉内,甚至于心搏骤停。

2.心排血量测定

它反映整个循环状态,受静脉回流量、外周血管阻力、外周组织需氧量、血容量、体位、呼吸、心率和心肌收缩力的影响。目前,临床上常用 Fick 法(包括直接与间接 Fick 法)和热稀释法(亦为间接 Fick 法),其中后者方法较为简单,应用较为普遍。另外,还有一种方法为心阻抗图,是20世纪60年代起出现的应用生物电阻抗原理以测定心排血量的技术。此种技术具有无创伤、价廉、检查迅速等优点,已为学术界所重视。

(1)Fick 法测定:心排血量(L/min)＝耗氧率(mL/min)/[动脉－混合血静脉血氧含量差(mL/dL)×10]。其中氧耗量可直接测得。动静脉血管含量差测定可分别抽取动脉血和混合静脉血(经右心管抽取),经血气分析仪直接测得。但是由于此法中混合动脉血采集较为困难,因此其在临床上的应用受到限制。

(2)热稀释法:将 0 ℃的冷生理盐水作为指示剂,经 Swan-Ganz 导管注入右心房,随血液进入肺动脉,由温度传感器连续测定流过指示剂在右心房和肺动脉内的温度变化,并记录温度/时间稀释曲线。经心排血量时计算仪描记曲线的面积,按公式算出心排血量,并显示、记录其值。此法的优点是指示剂无害,可多次测量,无须抽血检验,机器可自动计算出结果,且测量时无须穿刺动脉。

(3)心阻抗图:应用生物电阻抗原理,通过测定心动周期中胸腔生物电阻抗的变化,间接推算心搏量(SV),再乘以心率即得心排血量 CO。其公式为:$SV = \rho \times (L/Z_0)^2 \times B\text{-}X$ 间期 $\times C$。式中:SV 为心搏量(mL);ρ 为血液电阻率,为常数 135;L 为两电极之间的距离(cm);Z_0 为胸腔基础阻抗(Ω);B-X 间期为心阻抗血流图的微力图上由 B 点至 X 点的时间间期(s);C 为心阻抗血流图的微分图上收缩波的最大波幅(Ω/s)。

影响测定准确性的因素很多。心排血量过低时,心肌等组织与血液间的热交换可使测得值高于实际值。心排血量过高(>10 L/min)时测定结果亦不准确。其他如血液温度在呼吸和循环周期中的波动、呼吸不规则、低温液体在进入心室前温度升高等因素均可影响测量结果。在临床实际中,心排血量测定是通过心排血量测定仪计算,能迅速显示数据。

3.护理

导管的正确使用及有效的护理对血流动力学监测数值的准确性具有重要意义。

(1)测量准备:①患者准备,操作前要向患者介绍有关检查的重要性和必要性,消除患者紧张情绪,取得患者配合。体位即要适合监测的需要,又保持患者舒适。尤其是枕头的位置非常重要,其摆放一定要使患者满意。②呼吸道准备,术前尽量清除呼吸道痰液,给予及时的翻身、叩背,刺激咳嗽,必要时给予吸痰。手术当天,给予支气管扩张剂扩张支气管,减轻气道反应性,避免术中咳嗽影响检查结果。

(2)掌握操作要点:护士应熟悉导管的放置和测量操作程序,熟悉导管所在部位的压力及正常值,了解并发症及预防措施。置管时要密切观察屏幕上压力波形及心率和心律的变化。放置导管的位置不一,如肘正中静脉、右锁骨下静脉、股静脉、左锁骨下静脉和右颈内静脉。所有这些穿刺点都有优缺点。穿刺部位一般选择右侧颈内静脉,这是漂浮导管操作的最佳途径,导管可以直达右心房,从皮肤到右心房的距离最短,并发症少,容易成功。而经锁骨下静脉穿刺固定稳妥、便于护理。经股静脉插入导管达右心房的距离较远,经导管感染的机会多。置管前,导管的肺腔及右心房腔以肝素盐水溶液冲洗,并检查气囊有无漏气。患者取 10°~20°体位,头转向左侧远离穿刺点,要严格执行无菌操作。密切观察心电监测,注意患者的生命体征变化,认真记录,发现异常及时报告处理。通过监视器上典型压力波形的变化就可知导管在心腔中的位置。

导管放置成功后准确记录导管位于穿刺点的刻度,测量时换能器应置于心脏水平,每次测量前应调整到零点,特别是体位变动后更要注意,否则所测压力值不准。重新校对零点,确定侧压部位后再进行测量并记录。

中心静脉导管做输液通路时,不要输入血液制品、清蛋白、脂肪乳液、高渗液体,因其容易堵塞和污染液体。气囊要用气体充气,而不能用液体,因为液体不能压缩,容易对心脏或肺动脉内膜造成损伤。用空气充气时如气囊破裂容易造成空气栓塞。利用漂浮导管进行血流动力学监测是危重症监测室的一个重要监护技术。

(3)避免和及时纠正影响压力测定的因素:检测压力最好选在患者平静呼吸的呼气末,且避免测压时患者产生剧烈咳嗽。如患者接受机械通气治疗,测量肺毛细血管楔压时,必须暂停呼吸机通气,否则测量结果为肺泡内压。测压系统中大气泡未排净,可使测压衰减,压力值偏低。导管检查过程中如有微小的气泡不会引起严重的后果,但进入较多气泡时,则情况较严重,文献报道病死率为 50%。防止气泡进入监测系统,发现气泡要用注射器及时抽出。测压系统中有小气泡,压力值偏高。测量时换能器应置于心脏水平,每次测量前应调整零点,特别是体位变动后,要重新校对零点,因此,测压时,应排除上述原因,才能准确评估血流动力学,估计左心功能。总之,当出现问题时,要观察屏幕正上方的提示。

(4)并发症的预防与护理:①测压管道堵塞,管道堵塞时,压力波形消失或波形低钝,用生理盐水500 mL加入3 200 U肝素以3 mL/h的速率泵入测压管内或以2～3 mL/h(4～6 U/mL)间断推注以防止堵塞。留管时间稍长后会出现压力波形低钝、脉压变小,但冲洗回抽均通畅,考虑为导管顶端有活瓣样的血栓形成所致。护士要注意肺动脉压力值及波形的变化。一旦管腔堵塞,无回血,不宜勉强向里推注。②气囊破裂、空气栓塞,气囊充气最好用 CO_2 气充,充气速度不宜过快,充气量不超过1.5 mL,气囊充气时间不可过长,一般为10～30个心动周期(10～20 秒),获得肺动脉楔压波形后,立即放气。PCWP不能连续监测,最多不超过 20 秒,监测中要高度警惕导管气囊破裂,如发现导管气囊破裂,应立即抽出气体,做好标记并交班,以免引起气栓。气囊充气测肺楔压是将针筒与导管充气口保持锁定状态,放气时针芯自动回弹,容积与先前充气体积相等,否则说明气囊已破裂,勿再充气测肺楔压,并尽早拔管防止气囊碎片脱落。PCWP测定后要放松气囊并退出部分导管,防止肺栓塞和肺破裂。尽量排尽测压管和压力传感器内的气泡。③血栓形成和肺栓塞,导管留置时间过长使血中的纤维蛋白黏附于导管周围,导管尖端位置过深近于嵌入状态时血流减慢,管腔长时间不冲洗及休克和低血压患者处于高凝状态等情况,均易形成血栓。血栓形成后出现静脉堵塞症状如上肢水肿、颈部疼痛、静脉扩张。④肺动脉破裂和肺出血,肺动脉破裂和肺出血是最严重的并发症,Paulson 等统计 19 例肺动脉破裂患者,11 例发生死亡。肺动脉破裂的发生率占 0.2%。常见于气囊充气过快或导管长期压迫肺动脉分支。肺出血临床可表现为突发的咳嗽、咯血、呼吸困难,甚至休克,双肺可闻及水泡音。肺小动脉破裂的症状为胸痛、咯血、气急;发生肺动脉破裂时,病情迅速恶化,应使患肺保持低位(一般为右肺),必要时行纤维支气管镜检查或手术治疗。多见于老年患者,肺动脉高压和心脏瓣膜病。⑤导管扭曲、打结、折断,出现导管扭曲应退出和调换。退管困难时注入冷生理盐水10 mL。打结时可在 X 线透视下,放松气囊后退出。导管在心内打结多发生于右室,由于导管软、管腔较小,插入过快或用力过大,可使导管扭曲打结;测压时可见导管从右房或右室推进15 cm 后仍只记录到右室或肺动脉压,X 线片即可证实。此时应将导管退出,重新插入。⑥心律失常,严密监测变化,心律失常以房性和室性期前收缩最常见,也有束支传导阻滞,测压时导管经三尖瓣入右心室及导管顶端触及室壁时极易诱发室性期前收缩。如发现室性期前收缩、阵发性室速要及时报告医师。一般停止前送导管,期前收缩即可消失,或静脉注射利多卡因控制。测压时要熟练掌握操作技术,减少导管对室壁的刺激。严重的室速、室颤立即报告医师,并及时除颤。⑦缩短置管时间预防感染,留置导管一般在 3～5 天,不超过 7 天为宜,穿刺部位每天消毒后用透明膜覆盖,便于观察有无渗血,保持清洁、干燥,如患者出现高热、寒战等症为感染所致,应立即拔管。感染可发生在局部穿刺点和切口处,也能引起细菌性心内膜炎。怀疑感染的病例应做导管尖端细菌培养,同时应用有效的抗生素。在血流动力学稳定后拔除导管,拔管时须按压穿刺点防止局部出血。

(三)血气监护

血液、气体和酸碱平衡正常是体液内环境稳定、机体赖以健康生存的一个重要方面。

1.血气分析指标

(1)动脉血氧分压(PaO_2):PaO_2 是血液中物理溶解的氧分子所产生的压力。PaO_2 正常范围10.7～13.3 kPa(80～100 mmHg),正常值随年龄增加而下降,PaO_2 的年龄预计值＝[13.75 kPa－年龄(岁)×0.057]±0.53 kPa 或[1.8 kPa(13.5 mmHg)－年龄(岁)×0.42]±0.5 kPa(4 mmHg),PaO_2 低于同龄人正常范围下限者,称为低氧血症。PaO_2 降至 8.0 kPa

(60 mmHg)以下时,是诊断呼吸衰竭的标准。

(2)动脉血氧饱和度(SaO_2):SaO_2 指血红蛋白实际结合的氧含量与全部血红蛋白能够结合的氧含量比值的百分率。其计算公式:SaO_2＝氧合血红蛋白/全部血红蛋白×100％,正常范围为95％～98％。动脉血氧分压与 SaO_2 的关系是氧离曲线。

(3)氧合指数:氧合指数＝PaO_2/FiO_2,正常值为 53.1～66.7 kPa(400～500 mmHg)。ALI时存在严重肺内分流,PaO_2 降低明显,提示高吸氧浓度并不能提高 PaO_2 或提高 PaO_2 不明显,故氧合指数常＜40.0 kPa(300 mmHg)。

(4)肺泡-动脉血氧分压差[$P(A\text{-}a)O_2$]:在正常生理情况下,吸入空气时 $P(A\text{-}a)O_2$ 为1.3 kPa(10 mmHg)左右。吸纯氧时 $P(A\text{-}a)O_2$ 正常不超过 8.0 kPa(60 mmHg),ARDS 时 $P(A\text{-}a)O_2$ 增大,吸空气时常可增至6.0 kPa(50 mmHg);而吸纯氧时 $P(A\text{-}a)O_2$ 常可超过13.3 kPa(100 mmHg)。但该指标为计算值,结果仅供临床参考。

(5)肺内分流量(Qs/Qt):正常人可存在小量解剖分流,一般不大于 3％。ARDS 时,由于V/Q严重降低,Qs/Qt 可明显增加,达 10％以上,严重者可高达 20％～30％。

以上 5 个指标常作为临床判断低氧血症的参数。

(6)动脉血二氧化碳分压($PaCO_2$):$PaCO_2$ 是动脉血中物理溶解的 CO_2 分子所产生的压力。正常范围 4.7～6.0 kPa(35～45 mmHg)。测定 $PaCO_2$ 是结合 PaO_2 判断呼吸衰竭的类型与程度,是反映酸碱平衡呼吸因素的唯一指标。当 $PaCO_2$＞6.0 kPa(45 mmHg)时,应考虑为呼吸性酸中毒或代谢性碱中毒的呼吸代偿,当 $PaCO_2$＜4.7 kPa(35 mmHg)时,应考虑为呼吸性碱中毒或代谢性酸中毒的呼吸代偿。

PaO_2＜8.0 kPa(60 mmHg)、$PaCO_2$＜6.7 kPa(50 mmHg)或在正常范围,为Ⅰ型呼吸衰竭。
PaO_2＜8.0 kPa(60 mmHg)、$PaCO_2$＞6.7 kPa(50 mmHg),为Ⅱ型呼吸衰竭。

肺性脑病时,$PaCO_2$ 一般应＞9.3 kPa(70 mmHg);当 PaO_2＜5.3 kPa(40 mmHg)时,$PaCO_2$ 在急性病＞8.0 kPa(60 mmHg),慢性病例＞10.7 kPa(80 mmHg),且有明显的临床症状时提示病情严重。

吸氧条件下,计算氧合指数＜40.0 kPa(300 mmHg),提示呼吸衰竭。

(7)碳酸氢盐(HCO_3^-):HCO_3^- 是反映机体酸碱代谢状况的指标。HCO_3^- 包括实际碳酸氢盐(AB)和标准碳酸氢盐(SB)。SB 和 AB 的正常范围均为 22～27 mmol/L,平均 24 mmol/L。AB 是指隔离空气的血液标本在实验条件下所测得的血浆 HCO_3^- 值,是反映酸碱平衡代谢因素的指标,当＜22 mmol/L 时,可见于代谢性酸中毒或呼吸性碱中毒代偿;大于 27 mmol/L 时,可见于代谢性碱中毒或呼吸性酸中毒代偿。SB 是指在标准条件下[即 $PaCO_2$＝5.3 kPa(40 mmHg)、Hb 完全饱和、温度 37 ℃]测得的 HCO_3^- 值。它是反映酸碱平衡代谢因素的指标。正常情况下,AB＝SB;AB↑＞SB↑见于代谢性碱中毒或呼吸性酸中毒代偿;AB↓＜SB↓见于代谢性酸中毒或呼吸性碱中毒代偿。

(8)pH:pH 是表示体液氢离子浓度的指标或酸碱度,由于细胞内和与细胞直接接触的内环境的 pH 测定技术上的困难,故常由血液 pH 测定来间接了解 pH＝$1/H^+$,它是反映体液总酸度的指标,受呼吸和代谢因素的影响。正常范围:动脉血为 7.35～7.45;混合静脉血比动脉血低0.03～0.05。pH＜7.35 为失代偿的酸中毒[呼吸性和/或代谢性],pH＞7.45 为失代偿的碱中毒[呼吸性和/或代谢性]。

(9)缓冲碱(BB):BB 是血液(全血或血浆)中一切具有缓冲作用的碱(负离子)的总和,包括

HCO_3^-、血红蛋白、血浆蛋白和 HPO_4^{2-}，正常范围 45～55 mmol/L，平均 50 mmol/L。仅 BB 一项降低时，应考虑为贫血。

(10)剩余碱(BE)：BE 是在 38 ℃、$PaCO_2$ 5.3 kPa(40 mmHg)、SaO_2 100％条件下，将血液标本滴定至 pH 7.40 时所消耗酸或碱的量，表示全血或血浆中碱储备增加或减少的情况。正常范围为±3 mmol/L，平均为 0。其正值时表示缓冲碱量增加；负值时表示缓冲碱减少或缺失。

(11)总二氧化碳量(TCO_2)：它反映化学结合的二氧化碳量(24 mmol/L)和物理溶解的 O_2 量(1.2 mmol/L)。正常值＝24+1.2=25.2 mmol/L。

(12)CO_2-CP：CO_2-CP 是血浆中呈化合状态的二氧化碳量，理论上应与 HCO_3^- 大致相同，但因有$NaHCO_3^-$等因素干扰，比 HCO_3^- 偏高。

2.酸碱平衡的调节

人的酸碱平衡是由 3 套完整调节系统进行调节的，即缓冲系统、肺和肾的调节。人体正是由于有了这些完善的酸碱平衡调节机制，才确保了机体处于一个稳定的内环境的平衡状态。机体每天产生固定酸 120～160 mmol(60～80 mEq)和挥发酸 15 000 mmol(15 000 mEq)，但体液能允许的 H^+ 浓度变动范围很小，正常时 pH 在 7.35～7.45 内波动，以保证人体组织细胞赖以生存的内环境稳定。这正是由于体内有一系列复杂的酸碱平衡调节。

(1)缓冲系统：人体缓冲系统主要有 4 组缓冲对，即碳酸-碳酸氢盐(H_2CO_3-HCO_3^-)、磷酸二氢钠-磷酸氢二钠系统($NaH_2PO_4^-$-NaH_2PO_4)、血浆蛋白系统和血红蛋白系统。这 4 组缓冲对构成了人体对酸碱失衡的第一道防线，它能使强酸变成弱酸，强碱变成弱碱，或变成中性盐。但是，由于缓冲系统容量有限，缓冲系统调节酸碱失衡的作用也是有限的。碳酸-碳酸氢盐是人体中缓冲容量最大的缓冲对，在细胞内外液中起重要作用，占全血缓冲能力的 53％，其中血浆占 35％，红细胞占 18％。磷酸二氢钠-磷酸氢二钠在细胞外液中含量不多，缓冲作用小，只占全血缓冲能力的 3％，主要在肾脏排 H^+ 过程中起较大的作用。血浆蛋白系统主要在血液中起缓冲作用，占全血缓冲能力的 7％，血红蛋白系统可分为氧合血红蛋白缓冲对($HHbO_2$-HbO_2)和还原血红蛋白缓冲对(HHb-Hb^-)，占全血缓冲能力的 35％。

(2)肺的调节：肺在酸碱平衡中的作用是通过增加或减少肺泡通气量、控制排出二氧化碳量使血浆中 HCO_3^-/H_2CO_3 比值维持在 20：1 水平。正常情况下，当体内产生酸增加，H^+ 升高，肺代偿性过度通气，CO_2 排出增多，使 pH 维持在正常范围；当体内碱过多时，H^+ 降低，则呼吸浅慢，CO_2 排出减少，使 pH 维持在正常范围。但是当增高＞10.7 kPa(80 mmHg)时，呼吸中枢反而受到抑制，这是由呼吸中枢产生二氧化碳麻醉状态而造成的结果。肺脏调节的特点是作用发生快，但调节的范围小，当机体出现代谢性酸碱失衡时，肺在数分钟内即可代偿性增快或减慢呼吸频率或幅度，以增加或减少 CO_2 排出。

(3)肾脏调节：肾脏在酸碱平衡调节中是通过改变排酸或保碱量来发挥作用的。其主要调节方式是排出 H^+ 和重吸收肾小球滤出液中的 HCO_3^-，以维持血浆中 HCO_3^- 浓度在正常范围内，使血浆中的 pH 保持不变。肾脏排 H^+ 保 HCO_3^- 的途径有 3 条，即 HCO_3^- 重吸收、尿液酸化和远端肾小管泌氨与 NH_4^+ 生成。与肺脏的调节方式相比，肾脏的调节酸碱平衡的特点是功能完善但作用缓慢，常需 72 小时才能完成；其次是肾调节酸的能力大于调节碱的能力。

3.血气监护

血气监护是利用血气监护仪，即一种将传感器放置在患者血管内或血管外不伴液体损失的仪器，间断或连续监测 pH、PCO_2、PO_2。目前市售的血气监护仪一般包括传感器显示器、定标器三大部分。血管内与血管外血气监护仪的差别在于血管内血气监护仪的传感器置于动脉导管内的光缆顶端,而血管外血气监护仪的传感器则置于便携式传感器盒内,这标志着血气监护技术的新进展。

总之,无论选择哪种方式进行血气分析或血气监护,护士均需从以下几个方面加强护理。

(1)熟练掌握动脉采血方法或血气监护仪:操作规程(参照生产厂家仪器使用说明)临床上,凡是需要连续观察血气及酸碱变化的患者均可进行血气监护。但要求每天须进行4～6次者,方可考虑应用血气监护仪进行连续监护。

(2)严格掌握动脉采血或血气监护时机:一般情况下,需在患者平静状态下采集动脉血标本。当患者吸氧或机械通气时,需标明吸入氧浓度、吸氧或机械通气时间、监护仪显示的指尖脉氧值和患者体温。尽量避免在患者剧烈咳嗽、躁动不安,或翻身、叩背、吸痰等强刺激后进行血气分析。

(3)耐心做好解释:动脉采血不同于静脉采血,较为少见,患者易产生恐惧和紧张的心理。操作前护士需向患者详细说明采血意义、方法和注意事项,使患者有充分的心理准备,密切配合,增加一次采血成功率。

(4)避免影响因素。可能影响血气分析结果的常见因素包括:①肝素浓度不当,一般肝素浓度应为1 000 U/mL。②采血时肝素湿润注射器管壁未排尽,剩余过量可造成pH下降和PO_2升高。③标本放置过久,可导致PO_2和pH下降。④未对体温进行校正,pH与温度成负相关,PCO_2和PO_2与温度成正相关。⑤标本中进入气泡,抽取标本时未排尽标本中的气泡,对低氧血症者影响较大。⑥误抽静脉血,一旦误抽静脉血,须及时发现,正确判断,以免影响医师对检查结果的判定。对上述影响因素,要尽量避免,如选择一次性血气分析专用注射器,标本现抽现送,立即检查。

(李　静)

第四节　手术室应急情况处理

一、心搏骤停

心搏骤停是指各种原因(如急性心肌缺血、电击、急性中毒等)所致的心脏突然停止搏动,有效泵血功能消失造成全身循环中断、呼吸停止和意识丧失引起全身严重缺血、缺氧。一旦发生手术患者心搏骤停,手术团队成员应第一时间进行快速判断,并实施心肺复苏术。

(一)术中发生心搏骤停的原因

1.各种心脏病

各种心脏病,如心肌梗死、心肌病、心肌炎、严重心律失常、严重瓣膜疾病。

2.麻醉意外

术中麻醉过深,或大量应用肌松剂,或气管插管引起迷走神经兴奋性增高,使原来有病变的心脏突然停跳。

3.药物中毒或过敏

常见的如局麻药(普鲁卡因胺)中毒,抗生素过敏、术中血液制品过敏等。

4.心脏压塞

心脏外科手术,如术中止血未完全或术中出血未及时引流出心包,易形成血块导致心脏压塞。

5.血压骤降

血压骤降,如快速大量失血、失液,或术中过量使用扩血管药物(如硝普钠),可使手术患者血压骤降至零,心搏骤停。

(二)心肺复苏术的实施

心肺复苏术(CPR)是针对呼吸心跳停止的急症危重患者所采取的抢救关键措施,即胸外按压形成暂时的人工循环并恢复自主搏动,采用人工呼吸代替自主呼吸,快速电除颤转复心室颤动,以及尽早使用血管活性药物重新恢复自主循环的急救技术。若手术患者因心脏压塞引起心脏呼吸骤停应当马上实行手术,清除心包血块。心跳呼吸骤停急救有效的指标:触及大动脉搏动,收缩压 8.0 kPa(60 mmHg)以上;皮肤、口唇、甲床颜色由紫转红;瞳孔缩小,对光反射恢复,睫毛反射恢复;自主呼吸恢复;心电图表现室颤波由细变粗。

1.迅速评估

如果为术中已实施麻醉监护的手术患者,可以通过监护仪实时监测数据和触摸颈动脉搏动,判断脉搏和呼吸;但不可反复观察心电示波,丧失抢救时机;如果为术中未实施麻醉监护的手术患者,则手术室护士或手术医师应迅速判断其意识反应、脉搏和呼吸情况,若手术患者意识丧失,深昏迷,呼之不应,医护人员用2个或3个手指触摸患者喉结再滑向一侧,于此平面的胸锁乳突肌前缘的凹陷处,触摸颈动脉搏动,检查至少5秒,但不要超过10秒,如果10秒内没有明确地感受到脉搏,应启动心肺复苏应急预案。

2.启动心肺复苏应急预案

如果麻醉师在场,手术室护士应配合麻醉师和手术医师一同进行心肺复苏术;如果为局麻手术患者,手术室巡回护士应当立刻呼叫麻醉师帮助,同时协助手术医师开始心肺复苏术。

3.胸外按压及呼吸复苏

(1)胸部按压:抢救者站于手术患者的一侧,使手术患者仰卧在坚固平坦的手术床上,如果手术患者为特殊体位如俯卧位、侧卧位,手术团队应将其翻转为仰卧位,翻转时应尽量使其头部、颈部和躯干保持在一条直线上。抢救者一手的掌根放在手术患者胸部中央,另一手的掌根置于第一只手上,伸直双臂,使双肩位于双手的正上方。按压时要求用力快速按压,胸骨下陷至少5 cm,按压频率至少 100 次/分,每次按压后让胸壁完全回弹,尽量减少按压中断。

(2)开放气道,进行呼吸支持:如果手术患者已置气管插管,则应使用呼吸机或简易人工呼吸器进行呼吸支持。如果手术患者未置气管插管,则手术室护士应协助麻醉师或手术医师用仰头提颏法和推举下颌法两种方法开放气道,同时给予简易人工呼吸面罩呼吸支持,同时应尽快实施气管内插管,连接呼吸器或麻醉机。

仰头提颏法是指抢救者一手置于手术患者的前额,用手掌推动,使其头部后仰,另一只手的手指置颏附近的下颌下方,提起下颌,使颏上抬。推举下颌法是指抢救者同时托起手术患者左右下颌,无须仰头,当手术患者存在脊柱损伤可能时,应选择推举下颌法开放气道。

(3)胸内心脏按压:在胸外心脏按压无效的情况下,可实施胸内心脏按压。应用无菌器械,局部消毒,左第 4 肋间前外侧切口进胸,膈神经前纵形剪开心包,正确地施行单手或双手心脏按压术。一般用单手按压时,拇指和大鱼际紧贴右心室的表面,其余 4 指紧贴左心室后面,均匀用力,有节奏地进行按压和放松,60~80 次/分;双手胸内心脏按压,用于心脏扩大、心室肥厚者,术者左手放在右心室面,右手放在左心室面,双手掌向心脏做对合按压,余同单手法。切勿用手指尖按压心脏,以防止心肌和冠状血管损伤。术后彻底止血,置胸腔引流管。

(三)电除颤

部分循环骤停的手术患者实际上是心室颤动,在心脏按压过程中,出现心室颤动者随时进行电击除颤才能恢复窦性节律。

1.胸外除颤

将除颤电极包上盐水纱布或涂上导电膏,一电极放在患者胸部右上方(锁骨正下方),另一电极放在左乳头下(心尖部),成人一般选用 200~400 J,儿童选用 50~200 J,第一次除颤无效时,可酌情加大能量再次除颤。

2.胸内除颤

术中或开胸抢救时使用胸内除颤电极板,电极板蘸以生理盐水,左右两侧夹紧心脏,成人用 10~30 J,放电后立即观察心电监护波形,了解除颤效果。

二、外科休克

休克是一急性的综合征,是指各种强烈致病因素作用于机体,使循环功能急剧减退,组织器官微循环灌流严重不足,导致细胞缺氧和功能障碍,以致重要生命器官功能、代谢严重障碍的全身危重病理过程。休克分为低血容量性、感染性、心源性、神经性和过敏性休克 5 类。其中低血容量休克是手术患者最常见的休克类型,由于体内或血管内血液、血浆或体液等大量丢失,引起有效血容量急剧减少所致的血压降低和微循环障碍,如肝脾破裂出血、宫外孕出血、四肢外伤、术中大出血等均可造成低血容量性休克。

(一)低血容量性休克的临床表现

早期患者出现精神紧张或烦躁,面色苍白,出冷汗,肢端湿冷,心跳加快,血压稍高,晚期患者出现血压下降,收缩压<10.7 kPa(80 mmHg),脉压<2.7 kPa(20 mmHg),心率增快,脉搏细速,烦躁不安或表情淡漠,严重者出现昏迷;呼吸急促,发绀;尿少,甚至无尿。

(二)低血容量性休克的急救措施

休克的预后取决于病情的轻重程度、抢救是否及时、抢救措施是否得力。所以一旦手术患者发生低血容量性休克,手术室护士应采取以下护理措施,协助手术医师、麻醉师,共同对手术患者进行急救。

1.一般护理措施

休克的手术患者送入手术室后,首先应维持手术患者呼吸道通畅,同时使其仰卧于手术床并给予吸氧;选择留置针,迅速建立静脉通路,保证补液速度;调高手术间温度,为手术患者盖棉被,同时可使用变温毯等主动升温装置,维持手术患者正常体温。

2.补充血容量

低血容量休克治疗的首要措施是迅速补充血容量,短期内快速输入生理盐水、右旋糖酐、全血或血浆、清蛋白以维持有效回心血量。同时正确地评估失液量,失液量的评估可以凭借临床症状、中心静脉压、尿量和术中出血量等进行判断。因此休克患者术前必须常规留置导尿管,以备记录尿量;术中出血量包括引流瓶内血量及血纱布血量的总和,巡回护士应正确评估、计算后告知手术医师;在快速补液时,手术室护士应密切观察手术患者的心肺功能,防止急性心力衰竭;在给手术患者输注库存血前,要适当加温库存血,预防术中低体温的发生。

3.积极处理原发病

(1)术前大量出血引起休克:如术前因肝脾破裂出血、宫外孕出血而引起休克的患者,进入手术室后所有手术团队成员应分秒必争,立即实施手术进行止血。

(2)四肢外伤引起休克:手术室护士事先准备止血带,并协助手术医师及时环扎止血带,并记录使用的起止时间。

(3)术中大出血:洗手护士在无菌区内做好应急配合,密切关注手术野、协助手术医师采取各种止血措施,传递器械、缝针时应确保动作迅速、准确。巡回护士应及时向洗手护士提供各类止血物品和缝针,与麻醉师共同准备并核对血液制品。

(4)剖宫产术中发生大出血:手术医师可以通过按摩子宫、使用缩宫素、缝扎等方式进行止血,巡回护士应及时准备缩宫素等增强子宫收缩的药物。如遇胎盘滞留或胎盘胎膜残留情况,洗手护士应配合手术医师尽快徒手剥离胎盘控制出血,若出血未能有效控制,在输血、抗休克的同时,行子宫次全切除术或全子宫切除术,巡回护士应及时提供洗手护士手术器械、敷料及特殊用物,并准确进行添加器械和纱布的清点记录。

4.及时执行医嘱

在抢救手术患者的紧急情况下,巡回护士可以执行手术医师的口头医嘱,执行前必须复述,得到确认后方可执行。

5.做好病情观察及记录

注意观察手术患者的生命体征,包括出入量(输血、输液量、尿量、出血量、引流量等);记录各类抢救措施、术中用药及病情变化。

三、输血反应

输血是临床抢救患者,治疗疾病的有效措施,在外科手术领域应用较广。一般情况下输血是安全的,但仍有部分患者在输血或输入某些血液制品后出现各种反应,可能由供、受者间血细胞表面同种异型抗原型别不同所致,常见的输血反应为红细胞 ABO 血型不符导致的溶血反应。除了溶血反应还有非溶血性反应,即发热反应、变态反应。

(一)溶血反应

溶血反应是最严重的输血反应,死亡率高达 70%。发生溶血反应的患者,临床表现与发病时间、输血量、输血速度、血型、溶血程度密切相关且差异性大。术中全麻患者最早出现的征象是手术野出血、渗血和不明原因的低血压、无尿。

(二)发热反应

发热是最常见的非溶血性输血反应,发生率可达 40%。通常在输血后 1.5~2.0 小时内发生,症状可持续 0.5~2.0 小时,其主要表现为输血过程中手术患者出现发热、寒战。如遇发生发热反应的手术患者,立即终止输血,用解热镇痛药或糖皮质激素处理。造成该不良反应的原因有血液或血制品中有致热原;受血者多次受血后产生同种白细胞和/或血小板抗体。

(三)变态反应

变态反应是输血常见的并发症之一,发生在输血过程中或输血后数分钟,临床表现为受血者

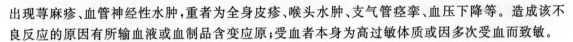

出现荨麻疹、血管神经性水肿,重者为全身皮疹、喉头水肿、支气管痉挛、血压下降等。造成该不良反应的原因有所输血液或血制品含变应原;受血者本身为高过敏体质或因多次受血而致敏。

(四)输血反应急救措施

一旦发生输血反应,应立即停止输血,更换全部输液管路。遵医嘱进行抗过敏等治疗,紧急情况下,口头医嘱必须完整复述得到确认后方可执行。将未输完的血液制品及管道妥善保存送输血科。

四、火灾

手术室发生火灾虽然罕见,但如果手术室工作人员忽视防火安全管理,操作不规范,仍然可能发生。因此手术室人员要充分认识到火灾的危险性,提高手术室火灾防范意识,防止发生火灾,并制订火灾应急预案,一旦发生火灾将损失降至最低。

(一)手术室发生火灾的危险因素

1.火源

(1)手术室内各种仪器设备:如电刀、激光、光纤灯源、无影灯、电脑、消毒器等,当设备及线路老化、破损发生漏电、短路,接头接触不良,使用后忘记关闭电源等情况,均是手术室发生火灾的导火索。

(2)手术室相对封闭的空间:如果通风不良、湿度过低,特别是在秋冬季,物体间相互摩擦极易产生静电,遇可燃物或助燃剂即可能导致火灾。

(3)高危设备的使用不当:如高频电刀在使用时会产生很高的局部温度,输出功率越高,产生温度也越高,遇到高浓度氧和乙醇时就会诱发燃烧。

2.氧气

氧气是最常见的助燃剂,患者在手术过程中一般都需持续供养,故可造成手术室中局部高氧环境,特别在患者头部。而当术中面罩吸氧时,由于密闭不严造成无菌巾下腔隙中的氧达到较高的浓度,可燃物在此环境中很容易燃烧。

3.可燃物

手术室内可燃物种类很多,如乙醇、碘酊、无菌巾、纱布、棉球、胶布等,尤以乙醇燃烧最常见,特别是乙醇挥发和氧气浓度增大可造成一种极易燃烧的混合物,一旦有火源就能燃烧,严重者可引起爆炸。

(二)手术室火灾预防措施

1.加强手术室管理

改进手术室的通风设备,防止氧气和乙醇在空气中积聚浓度过高;定期对仪器设备、线路进行维护和检修;氧气瓶口、压力表上应防油、防火,不可缠绕胶布或存放在高温处,使用完毕立即关好阀门;制订手术室防火安全制度及火灾应急预案,手术室内放置灭火器材,保证消防通道通畅。

2.加强术中管理

使用电刀时严格控制输出功率,严禁超出电刀使用的安全值范围;使用乙醇或碘酊消毒时,不可过湿擦拭,待其挥发完全后再开始使用电刀;使用任何带电的仪器设备前,必须确定不处在高氧环境中,使用完毕后及时关闭电源;对需要面罩吸氧的手术患者,应尽量给予低流量吸氧。

3.加强手术室人员的消防安全意识

树立防患于未然的观念,杜绝火灾隐患,防止发生火灾。组织全体医务人员学习一些基本的防火灭火安全知识,掌握灭火器材的使用方法。灭火器材有干粉、泡沫、二氧化碳,手术室配备的灭火器主要是二氧化碳灭火器,适合扑灭易燃液体、可燃气体、带电物质引起的火灾。

(三)手术室火灾应急预案及处理

1.原则

早发现、早报警、早扑救,以及时疏散人员,抢救物资,各方合作,迅速扑灭火灾。

2.现场人员应对火灾四步骤(按照国际通用的灭火程序"RACE")

(1)救援(rescue):组织患者及工作人员及时离开火灾现场;对于不能行走的患者,采用抬、背、抱等方式转移。

(2)报警(alarm):利用就近电话迅速向医院火灾应急部门及"119"报警,有条件者按响消防报警按钮,迅速向火灾监控中心报警;在向"119"报警时讲清单位、楼层/部门、起火部位、火势大小、燃烧物质和报警人姓名,并通知邻近部门关上门窗、熟悉灭火计划和随时准备接收患者;与此同时,即刻向保卫科、院办、主管副院长汇报,并派人在医院门口接应和引导消防车进入火灾现场。

(3)限制(confine):关上火灾区域的门窗、分区防火门,防止火势蔓延。

(4)灭火或疏散(extinguish or evacuate):如果火势不大,用灭火器材灭火;如果火势过猛,按疏散计划,以及时组织患者和其他人员撤离现场。

3.救助人员灭火、疏散步骤

救助人员接到报警到达后,立即采取以下步骤展开灭火和疏散。

(1)报警通报:立即通知所有相关领导、部门及可能殃及的区域,要求相关人员到位,启动相应流程,做好灭火和疏散准备。

(2)灭火:①明确火场状况,要做到"三查三看"。一查火场有没有人员被困火场,二查具体是什么物质在燃烧,三查通达火场最近的路径;一看火烟,定风向、定火势、定性质,二看建筑,定结构,定通路,三看环境,定重点、定人力、定路线。②扑救过程中,最高负责人总负责,所有参加人员必须严格服从现场,冷静、机智、正确使用灭火器材,应首先控制火情、然后扑救。③一定要抓住起初灭火有利的时机,集中使用灭火器对存放精密仪器、昂贵物资的部位进行扑灭,力争在初起阶段就将火灾扑灭。④在燃烧过程中部分物品可产生有害有毒气体,应在扑救过程中采取防毒措施,如使用氧气呼吸面罩,用湿毛巾、口罩捂住口鼻等。

(3)疏散:积极抢救受火灾威胁的人员,应根据救人任务的大小和现有的灭火力量,首先组织人员救人,同时部署一定力量扑救火灾,在力量不足的情况下,应将主要力量投入救人工作。

4.疏散的原则和方法

(1)火场疏散先从着火房间开始,再从着火层以上各层开始疏散救人;本着患者优先的原则,医院员工有责任引导患者向安全的地方疏散。即先近后远,先上下下。要做好安抚工作,不要惊慌、随处乱跑,要服从指挥;对于被火围困的人员,应通过内线电话或手机等通信工具,告知其自救办法,引导他们自救脱险。

(2)当烟雾阻塞疏散通道的时候,可以利用湿毛巾、口罩捂住口鼻,尽可能身体贴近地面,匍匐前行,通过消防楼梯实现转移,尽快脱离火场;火灾中如果出现受伤人员,可以利用担架、轮椅,将患者尽快地撤离出危险区域。

（3）电梯严禁使用，因为如果突然停电可导致人员被困电梯。指示方向的哨位必须设立在各个疏散通道口，确保通道畅通。人员必须尽快分流，如果大量人员涌向同一个出口会导致出现拥挤踩踏等造成伤亡。

（4）疏散与保护物资：必须根据现场的具体状况来判断对受火灾威胁物资的处置，尽快决定进行疏散或者就地保护，以使财产的损失降低到最低限度。通常做法是先疏散和保护贵重的、有爆炸和有毒害危险的及处于下风方向的物资。不能让疏散出来的物资把通路堵塞，妥善放置在安全地点，由专人看护，避免丢失及毁坏。

五、停电

手术室停电通常可分为由人为原因造成的停电和意外情况引起的停电。如维修线路、错峰用电、拉闸限电或打雷时保护性的关闭电源等人为原因导致的停电，应事先告知手术室，做好停电准备，保证手术安全。若由恶劣天气、火灾、电路短路等意外情况引起的手术室停电，虽无法事先预料，但要提高警惕，完善应急工作。

（一）手术室停电预防措施

1.按手术室建筑标准做好配电规划

医院及手术室系统应建立两套供电系统，当其中一路发生故障时，自动切换至备用系统，保障手术室及其他重要部门的供电。同时，医院及手术室还应备有应急自供电源系统，当两套外供系统全部出现故障时，可紧急启动，维持短时间供电，为抢修赢得时间，为患者的安全提供保障。

2.加强手术室管理

每个手术间配备有足够的电插座，术中用电尽量使用吊塔与墙上的电源插座，少用接线板，避免地面拉线太多；电插座应加盖密封，防止进水，避免电路发生故障；每个手术间有独立的配电箱及带保险管的电源插座，以防一个手术间故障影响整个手术室运作。设备科相关人员必须定期对手术室的电器设备进行检测和维护；手术室严禁私自乱拉乱接电线；如发生断电应马上通知相关人员查明原因，防止再次发生。

3.加强手术室人员的用电安全意识

制订防止术中意外停电制度、停电应急预案，组织学习安全用电知识，术中合理使用电器设备，防止仪器短路。

（二）手术室停电应急预案及处理

1.手术间突发停电

（1）手术室人员立即报告科主任、护士长，电话报告医院相关部门。

（2）巡回护士使用应急灯照明，保证手术进行，清醒的患者做好安抚工作。

（3）断电后麻醉呼吸机、监护仪、微量输液泵等用电设备均停止工作，尽量使用手动装置替代动力装置，如呼吸机改手控呼吸，监护仪蓄电池失灵无法正常工作，应手动测量血压、脉搏和呼吸，以及时判断患者的生命体征，保证手术患者呼吸循环支持。

（4）防止手术野的出血，维持手术患者生命体征稳定，如为单间手术间停电可以先将电刀、超声刀等仪器接手术间外电源；如为整个手术室的停电应立即启动应急电源。

（5）关闭所有用电设备开关（除接房外电源的仪器），由专业人员查明断电原因，排除后恢复供电。

(6)做好停电记录包括时间及过程。

2.手术室内计划停电

(1)医院相关部门提前通知手术室停电时间,做好停电前准备。

(2)停电前相关部门再次与手术科室人员确认,以保证手术的安全。

(3)问题解除后及时恢复供电。

（李　静）

第四章

急诊护理

第一节 中 暑

中暑指在高温、高湿以及无风的环境中,患者体温调节中枢功能发生障碍,汗腺功能衰竭以及水、电解质代谢紊乱从而出现一系列与之有关临床表现的疾病。根据发病机制和临床表现的不同,重症中暑一般可分为热痉挛、热衰竭、热射病或日射病3种类型。这些病征的病因和发病机制略有差异,因而症状和体征也不尽相同,在预防这些病征的过程中,采取的措施也有不同。据统计,在美国运动员中,热射病及日射病是继脊髓损伤和心脏骤停后第三位死亡原因。

一、临床表现

在现代临床中,根据临床表现的轻重,一般将中暑分为先兆中暑、轻症中暑和重症中暑。一般来说,上述三种情况按顺序发展。

(一)先兆中暑

在高温环境中劳动或活动一定时间后,患者出现多汗、口渴、轻微头痛、头晕、头昏、全身乏力、胸闷、心悸、恶心、注意力不集中、动作不协调等症状,患者体温正常或略有升高,一般不超过37.5 ℃,如果及时采取防御措施,如离开高温现场、适当补水和钠盐,一般短时间里可以恢复。

(二)轻症中暑

患者除具有先兆中暑的症状外,还会出现颜面潮红、心率加快、皮肤灼热,体温一般在38 ℃以上,可有早期周围循环衰竭的表现,如恶心、呕吐、面色苍白、四肢皮肤湿冷、多汗、脉搏细速、血压下降等。如及时对症处理,一般在数小时内即可以恢复。

(三)重症中暑

重症中暑包括热痉挛、热衰竭、热射病和日射病。它是最严重的中暑,如不及时处理,易引起全身衰竭而导致死亡。

(1)热痉挛:患者神志清楚、体温正常或仅有低热,多因大量出汗而饮水不多、钠盐补充不足而引起,从而使血中电解质离子浓度迅速降低,表现为四肢无力、肌肉痉挛、疼痛、以腓肠肌多见,也可累及腹直肌、肠道平滑肌痉挛而引起腹痛。

(2)热衰竭:以老年人、体弱者以及不适高温环境者发病多见,患者体温正常或稍有偏高,患

93

者发病较急、可有头痛、头晕、多汗、恶心、呕吐,继而出现口渴、胸闷、面色苍白、皮肤湿冷、脉搏细速、直立性低血压、抽搐和昏迷。

(3)热射病:高热伴神志障碍,体温可达 40 ℃以上,多见于在高温环境中从事体力劳动较长者,患者发病早期有大量出汗,之后出现皮肤干燥无汗,呼吸浅快、脉搏细速、血压正常或者偏低、逐渐转入昏迷伴有抽搐。严重者可发生肺水肿、心功能不全、弥散性血管内凝血、肝功能损害、肾功能损害等严重并发症。

(4)患者出现剧烈头痛、头昏、眼花、耳鸣、呕吐、烦躁不安,继而出现昏迷及抽搐。

二、实验室检查

可发现低血钾、高血钙、白细胞计数增高、血小板计数减少,肌酐、尿素氮、丙氨酸转移酶、乳酸脱氢酶、肌酸激酶增高,心电图示心律失常和心肌损害。

三、诊断要点和鉴别要点

根据易患人群在高温环境下,较长时间剧烈运动或劳动后出现相应的临床表现,如体温呈高热、抽搐、昏迷或神志改变等并排除其他疾病方可诊断。需与食物中毒、化学中毒及其他中毒等相鉴别。

四、治疗要点

处理原则:迅速脱离高温现场,降低体温,补液以及纠正电解质紊乱,对症处理,防治多器官功能不全。

(一)先兆中暑

脱离高温现场至通风阴凉处休息一段时间即可,无须特殊处理。

(二)轻症中暑

立即将患者移到通风、阴凉、干燥的地方,患者仰卧,解开衣扣,更换湿透衣裤,同时应用冷湿毛巾敷其头部,开电扇或空调,以尽快散热。同时可以口服含盐冰冻饮料,对于不能饮水者,可以静脉滴注生理盐水或者林格液。

(三)重症中暑

1.热痉挛

以补液为主,如生理盐水,也可以口服含盐低温饮料,进行皮肤肌肉按摩,同时也可以给予 10％葡萄糖酸钙 15～20 mL 缓慢静脉注射。

2.热衰竭

使患者尽快脱离高温现场,移到通风、阴凉、干燥的地方,口服含盐低温饮料,无须特殊处理,一般可以恢复。

3.日射病

应迅速头部降温,予以甘露醇治疗脑水肿,吸氧、心电监护等对症治疗,但患者一般预后不好,病死率较高。

4.热射病

及时降低患者的体温是治疗的关键(时间尽量在半个小时之内,固有"黄金半小时"之称),分为物理降温和药物降温。

(1)物理降温:使患者尽快脱离高温现场,移到通风、阴凉、干燥的地方,脱去衣服,促进局部散热,对于无虚脱者:冷水浸浴(cold water immersion,CWI)或冰水浸浴(ice water immersion,IWI)是迅速降低患者体温的金标准。将患者颈部以下躯体全部浸润在 1.7～14.0 ℃冷水中,并不断搅拌冷水,用湿毛巾包裹冰块降低头部体温,20 分钟后观察患者体温变化,一般可以将体温降至 40 ℃以下。对于虚脱者:临床一般采用蒸发散热降温,如用 15 ℃左右的冷水反复擦拭患者皮肤,或者用电风扇和空气调节器,把体温降至 39 ℃之后停止降温。如果上述方法无效,可以采用冰盐水进行胃或直肠灌洗。或者采用生理盐水进行腹腔灌洗或血液透析治疗。

(2)药物降温:首选氯丙嗪。氯丙嗪 25～50 mg 加入生理盐水或 5％的葡萄糖溶液 500 mL 静脉滴注,对于严重的患者,可将氯丙嗪 25 mg 及异丙嗪 25 mg 稀释于 5％葡萄糖溶液或生理盐水 100～200 mL 中缓慢静脉注射。应监测血压变化,如发现血压过低,应停用氯丙嗪使用升压药。在整个降温过程中,密切监测肛温,当温度降至 38 ℃时,应停止药物降温。

(3)对症和支持治疗:对于昏迷患者,应实行气管插管,保持呼吸道通畅,防止误吸;对于颅内高压患者,静脉输注甘露醇 1～2 g/kg,30～60 分钟输入;对于癫痫发作患者,静脉输注地西泮。纠正水、低血容量、电解质紊乱以及酸碱失衡,血压过低可使用升压药,补液速度不宜过快,以免加重心脏负担,造成心力衰竭和肺水肿。心力衰竭时,选用毛花苷 C,多巴酚丁胺。无尿、高钾血症以及尿毒症发生时,应进行血液透析治疗等。

五、注意要点

中暑后须大量补充水分和盐分,但过量饮用热水时会更加大汗淋漓,反而造成体内水分盐分进一步的大量流失,严重时会引起抽风现象。如此便是得不偿失。正确的方法应是少量多次,每次饮水量以不超过 300 mL 为宜。

六、病情观察与评估

(1)了解患者是否长时间处于高温环境中。
(2)监测生命体征,观察患者体温升高程度。
(3)观察患者有无眩晕、恶心、呕吐、头痛等症状。
(4)观察患者意识、瞳孔变化及尿量。

七、护理措施

(一)迅速脱离高温环境
迅速将患者置于通风处或空调室,室温 20～25 ℃,平卧位,松解衣裤。

(二)降温护理
(1)迅速有效降温,根据患者情况采用冰(冷)水擦浴、40％～50％乙醇擦浴、头戴冰帽、冰袋冷敷大血管处、冰水灌肠或洗胃、人工冬眠等措施,使患者在 1 小时内,直肠温度降至 37.8～38.9 ℃,减少组织损伤。

(2)严密观察体温变化,每 10～15 分钟测量肛温一次,若患者体温下降、四肢末梢转暖、发绀减轻或消失,提示治疗有效。

(3)直肠温度下降至 37.5～38 ℃暂停降温。

(4)患者出现昏迷、呼吸抑制、血压下降明显[收缩压低于 10.7 kPa(80 mmHg)],停止药物降温。

(5)降温时静脉输入冷葡萄糖盐水,前5～10分钟缓慢滴入,以30～40滴/分为宜,以免诱发心律失常。

(三)纠正水、电解质紊乱

(1)轻度中暑者给予清凉的含盐饮料或盐水口服,酌情静脉输入葡萄糖盐水。

(2)发生循环衰竭的患者,可输入5%葡萄糖盐水1 500～2 000 mL,热痉挛患者主要是因为钠丢失过多,故重点补钠。

(四)保护肾功能

留置导尿管,观察尿量、尿比重及性状,碱化尿液,保护肾脏功能,保证每小时尿量在60～80 mL,必要时做血液透析。

(五)预防脑水肿

密切观察患者意识、瞳孔、脉搏、呼吸变化,遵医嘱使用激素和脱水剂。

(六)预防感染及弥散性血管内凝血

监测体温变化,观察皮肤、黏膜、穿刺部位有无出血倾向,监测动脉血气、凝血酶原时间、血小板计数和纤维蛋白原等,预防弥散性血管内凝血发生。

(七)高热护理

按高热护理常规护理。

八、健康指导

(1)告知患者及家属中暑的危害性、降温治疗的重要性及配合要点,取得配合。

(2)告知患者及家属高温时减少户外活动或尽量避开正午前后时段。

(3)指导患者学习预防中暑及中暑发生后的自救、互救知识。

(4)教会高温作业患者识别先兆中暑症状(高温环境下出现大汗、口渴、头晕、胸闷、心悸、体温升高等),及时就医。

(邱海英)

第二节 淹 溺

淹溺也称溺水,是人淹没于水或者其他液体介质中并受到伤害的状况,水或者其他液体介质充满呼吸道和肺泡,以及反射性地引起喉痉挛而引起缺氧窒息。吸收到血液循环的水引起血液渗透压改变、电解质紊乱和组织损害,最后造成呼吸、心跳停止者若不及时抢救,可在短时间内死亡(也称淹死或者溺死)。淹溺的后果可以分为非病态、病态和死亡,此过程是连续的。淹溺发生后患者未丧失生命者称为近乎淹溺。淹溺后窒息合并心脏骤停者称为溺死,如心脏未停搏者称为近乎溺死。

根据浸没介质的不同,可分为淡水淹溺和海水淹溺。但肺泡是不管是淡水还是海水,只要进入呼吸道和肺泡后,都有可能引起肺水肿,影响肺内气体交换,急性窒息所导致的缺氧和二氧化碳潴留是其共同的基本病理改变。吸入污水可引起肺部感染,进一步可发展为急性呼吸窘迫综合征,加重肺通气功能障碍。同时缺氧也可以多种并发症,常见的有脑水肿、急性肾衰竭、弥散性血管内凝血以及代谢性酸中毒等。

一、诊断要点

根据患者有溺水史、症状和体征,一般不难诊断。

(一)临床特点

溺水者被获救后由于机体缺氧常变化为神志昏迷或烦躁不安,可伴有抽搐,呼吸急促,表浅、不规律或呼吸困难,口鼻充血性泡沫痰,面色发绀水肿,四肢发绀、冰冷,睑结膜充血,上腹多膨隆。对于重症昏迷者,有脉弱或摸不到,出现心律失常,甚至心室颤动、心搏骤停。经过心肺脑复苏后,患者常有呛咳和呼吸急促,双肺听诊常闻及满肺湿啰音,对于重症患者也可以出现脑水肿、肺水肿以及心力衰竭等并发症。

(二)实验室检查

血常规白细胞计数升高,动脉血氧以及血 pH 测定有明显的低氧血症及代谢性酸中毒。血生化检查:淡水淹溺者可出现低钠、低氯,以及低蛋白血症;海水淹溺者,可出现高钠、高氯,以及高蛋白血症。尿常规检查可以出现蛋白尿、管型尿。胸部 X 线片见肺门阴影扩大和加深,肺间质纹理加深,有不同程度的絮状渗出或炎症改变,患者有两肺弥散性水肿。窦性心动过速、非特异性 ST 段和 T 波改变是溺水者心电图检查的常规表现,一般在短时间内可以恢复正常。如出现室性心律失常、完全性房室传导阻滞通常提示病情比较严重。

二、病情观察与评估

(1)监测生命体征,观察患者有无呼吸困难或呼吸停止、大动脉搏动消失。

(2)评估患者神志及肌张力变化。

(3)观察患者有无头痛、视觉障碍、剧烈咳嗽、胸痛及口渴感。

(4)观察患者有无皮肤发绀、颜面肿胀、球结膜充血等。

三、治疗要点

(一)院前救护

处理原则:立即口、鼻中的污染物,保持呼吸道通畅。如果溺水者心跳、呼吸停止,应立即进行心肺脑复苏急救。

(二)院内治疗

进入医院后的处理包括进一步生命支持。所有近乎淹溺者应收住监护病房观察 24～48 小时,预防发生急性呼吸窘迫综合征。

(1)氧疗:吸入高浓度氧或高压氧治疗。有条件可使用人工呼吸机。

(2)复温:如患者体温过低,据情可采用体外或体内复温措施。

(3)心电监护:溺水者容易发生心律失常,故心电监护不可或缺。

(4)脑复苏:缺氧可以对大脑产生伤害,故护脑措施十分重要。有颅内压升高者应适当过度通气,维持 $PaCO_2$ 在 3.3～4.0 kPa(25～30 mmHg)。同时,静脉滴注甘露醇降低颅内压、缓解脑水肿。

(5)易消化饮食:最好给予高营养的半流食。

四、护理措施

(一)迅速脱离危险环境

快速将淹溺者救出液面,急救者应从淹溺者背面接近,一手托住头颈,使面部浮出液面,或抓住腋窝仰泳,将淹溺者救上岸。重点要防止被淹溺者紧紧抱住。

(二)保持呼吸道通畅

(1)倒液处理:①膝顶法。急救者一腿跪地,另一腿屈膝,使淹溺者腹部横置于急救者屈膝的大腿上,淹溺者呈头低位,急救者双手平压背部,将液体倒出。②肩顶法。急救者抱起淹溺者腰腹部,背部朝上,头下垂以倒出液体。③抱腹法。急救者从背后抱住淹溺者腰腹部,使头胸部下垂抖动,倒出液体。

(2)迅速清除淹溺者口鼻中的液体、分泌物及异物。

(3)高流量吸氧,对人工呼吸无效者应行气管插管予正压给氧,必要时行气管切开,机械通气。

(三)维持循环功能

(1)如淹溺者大动脉搏动消失应立即行心肺复苏术。

(2)对淡水淹溺者,严格控制输液速度,从小剂量、低速度开始,以免加重血液稀释和肺水肿。

(3)海水淹溺者,给予5%的葡萄糖或血浆等液体输入,切忌输入0.9%氯化钠注射液。

(4)结合中心静脉压、动脉压及尿量指导输液治疗。

(5)体温过低者应酌情采取体外或体内复温措施。

(四)预防并发症

应用利尿剂、脱水剂及抗生素,观察血压、脉搏、呼吸、意识及尿量变化,积极防止脑水肿、肺部感染、急性肾衰竭等并发症的发生。

(五)心理护理

缓解患者焦虑与恐惧情绪。对于自杀淹溺者,尊重其隐私权,正确引导,注意防止再次自杀。

五、健康指导

(1)指导患者学习安全游泳知识,如下水前的准备工作及自救、互救技术。

(2)指导水上、水下作业或船上工作的患者做好救生物资准备、学习急救知识与技术。

(3)对自杀患者,告知家属加强陪护及心理疏导与治疗,使患者正确认识压力的来源,提高社会适应能力。

(邱海英)

第三节 电 击 伤

一、定义

电击伤(亦称触电)是指当一定的电流或电能量(静电)通过人体后致使机体组织损伤或功能

障碍,甚至死亡的病理过程,一般常见于违章用电、电器年久失修、漏电、雷击及意外事故等。电击伤可以分为超高压电或雷击伤、高压电伤和低压电伤 3 种。

二、临床表现

轻者仅有瞬间感觉异常,重者可致死亡。

(一)全身表现

1.轻型

表现为精神紧张,表情呆滞、面色苍白、四肢软弱、呼吸及心跳加速。敏感患者可发生晕厥、短暂意识丧失。

2.重型

表现为神志清醒患者有恐惧、心悸和呼吸频率快;昏迷患者则出现肌肉抽搐、血压下降、呼吸由浅快转为不规则以至停止,心律失常,很快导致心搏骤停。

(二)局部表现

主要表现为电流通过的部位出现电灼伤。

1.低压电引起的灼伤

伤口小,呈椭圆形或圆形,焦黄或灰白色,干燥,边缘整齐,与正常皮肤分界清楚,一般不损伤内脏。如有衣服点燃,可出现与触电部位无关的大面积烧伤。

2.高压电引起的烧伤

烧伤面积不大,但可深达肌肉、血管、神经和骨骼,有"口小底大,外浅内深"的特征;肌肉组织常呈夹心性坏死;电流可造成血管壁变性、坏死或血管栓塞,从而引起继发性出血或组织的继发性坏死。

(三)并发症

可有短期精神异常、心律失常、肢体瘫痪、继发性出血或血供障碍、局部组织坏死继发感染、急性肾功能障碍、内脏破裂或穿孔、周围性神经病、永久性失明或耳聋等。孕妇电击后常发生死胎、流产。

三、病因及发病机制

(一)病因

1.人体直接接触电源

如电动机、变压器等电器设备不检修,不装接地线;不懂安全用电知识,自行安装电器;家用电器漏电而手直接接触开关等。

2.电流或静电电荷经空气或其他介质电击人体

因台风、火灾、地震、房屋倒塌等使高压线断后掉在地上,在高压和超高压电场中,10 cm 内都有电击伤的危险;在大树下避雷雨,衣服被淋湿后更易被雷击。

(二)发病机制

电击伤主要发病机制是组织缺氧。人体作为导体,在接触电流时,即成为电路中的一部分。电击通过产热和电化学作用引起人体器官生理功能障碍,如抽搐、心室颤动、呼吸中枢麻痹或呼吸停止等,以及组织损伤。电击伤对人体的危害与接触电压高低、电流强弱、电流类型、频率高低、电流接触时间、接触部位、电流方向和所在环境的气象条件都有密切关系。

(1)电流类型:同样电压下,交流电比直流电的危险性大 3 倍。交流电能使肌肉持续抽搐,能牵引住接触者,使其脱离不开电流,因而危险性较直流电大。

(2)电流强度:一般而论,通过人体的电流越强,对人体造成的损害越重,危险也越大。

(3)电压高低:电压越高,流经人体的电流越大,机体受到的损害也越严重。

(4)电阻大小:在一定电压下,皮肤电阻越低,通过的电流越大,造成的损伤越大。

(5)电流接触时间:电流对人体的损害程度与接触电源时间成正比。

(6)通电途径:电流通过人体的途径不同,对人体造成的伤害也不同。

四、辅助检查

早期可出现肌酸磷酸激酶(CK)及其同工酶(CK-MB)/乳酸脱氢酶(LDH)、丙氨酸氨基转移酶(ALT)的活性增高。尿液检测可见血红蛋白尿或肌红蛋白尿。

五、诊断要点

(一)病史

患者有明确的触电史或被雷、电击伤史。

(二)诊断注意事项

应了解有无从高处坠落或被电击抛开的情节,注意颈髓损伤、骨折和内脏损伤的可能性。监测血 LDH、CK-MB、淀粉酶,尿肌红蛋白,肝、肾功能等,可辅助判断组织器官损伤程度。有些患者触电后,心跳和呼吸极其微弱,甚至暂时停止,处于"假死状态",因此要认真鉴别,不可轻易放弃对触电患者的抢救。

六、治疗要点

救治原则为迅速脱离电源,争分夺秒地实施有效的心肺复苏及心电监护。

(一)现场急救

1.迅速脱离电源

根据触电现场情况,采用最安全、最迅速的办法脱离电源。

(1)切断电源:拉开电源闸刀或者拔除电源插头。

(2)挑开电线:应用绝缘物或干燥的木棒、竹竿、扁担等将电线挑开。

(3)拉开触电者:施救者可穿胶鞋,站在木凳上,用干燥的绳子、围巾或干衣服等拧成条状套在触电者身上拉开触电者。

(4)切断电线:如在野外或远离电源及存在电磁场效应的触电现场,施救者不能接近触电者,不便将电线挑开时,可用干燥绝缘的木柄刀、斧或锄头等物将电线斩断,中断电流,并妥善处理残端。

2.防止感染

现场应保护好电烧伤创面,防止感染。

3.轻型触电者:

就地观察及休息1~2 小时,以减轻心脏负荷,促进恢复。

4.重型触电者

对心搏骤停或呼吸停止者,应立即实施心肺复苏术。

(二)院内急救

1.维持有效呼吸

呼吸停止者应立即气管插管,给予呼吸机辅助通气。

2.补液

低血容量性休克和组织严重电烧伤的患者,应迅速给予静脉补液,补液量较同等面积烧伤患者要多。

3.纠正心律失常

最严重的心律失常是心室颤动,室颤者应尽早给予除颤。

4.创面处理

创面应用无菌液冲洗后以无菌敷料包扎,局部坏死组织如与周围组织分界清楚,应在伤后3～6天及时切除焦痂。如皮肤缺损较大,则需植皮治疗,必要时应用抗生素和TAT预防破伤风的发生。

5.筋膜松解术和截肢

肢体受高压电热灼伤,大块软组织灼伤引起的局部水肿和小血管内血栓形成,可使电热灼伤远端肢体发生缺血性坏死,因而有时需要进行筋膜松解术,减轻灼伤部位周围压力,改善肢体远端血液循环,严重时可能需要做截肢手术。

6.对症处理

预防感染,纠正水和电解质紊乱,抗休克,防治应激性溃疡、脑水肿、急性肾衰竭等。

七、护理问题

(一)焦虑/恐惧

其与电击伤后出现短暂的电休克、担心植皮、截肢(指、趾)、电击伤知识的缺乏有关。

(二)皮肤完整性受损

其与皮肤烧伤,失去皮肤屏障功能有关。

(三)心排血量减少

其与电击伤后心律失常有关。

(四)体液不足

其与大面积电击伤后大量体液自创面丢失、血容量减少有关。

(五)疼痛

其与电击伤后创面疼痛及局部炎症有关。

(六)潜在并发症

急性肾衰竭、感染、继发性出血、高钾血症。

八、护理措施

(一)即刻护理

心搏骤停或呼吸骤停者应立即实施心肺复苏术,应配合医师做好抢救,尽早尽快建立人工气道和机械通气,注意清除气道内分泌物。

(二)用药护理

尽快建立静脉通路,根据医嘱给予输液,恢复循环容量。应用抗生素后所造成的厌氧菌感染,遵医嘱注射破伤风抗毒素预防发生破伤风。

(三)合并伤的护理

因触电后弹离电源或自高空跌下,常伴有颅脑伤、气胸、血胸、内脏破裂、四肢与骨盆骨折等合并伤。搬运过程注意保护颈部、脊柱和骨折处,配合医师做好抢救。如有颅脑外伤,心搏呼吸停止时间较长,伤员昏迷不醒等情况,应遵医嘱在伤员头部放置冰袋,并快速静脉滴注20%甘露醇250 mL或50%葡萄糖溶液60~100 mL,脱水降低颅压,防止脑疝引起突然死亡。

(四)严密观察病情变化

1.密切监测生命体征变化

测量呼吸、脉搏、血压及体温。注意呼吸频率,判断有无呼吸抑制及窒息发生;注意患者神志变化,对清醒患者应予心理安慰,消除其恐惧心理,同时注意患者出现电击后精神兴奋症状,应说服患者休息。

2.心律失常的监测

复苏后患者尤其应仔细检查心率和心律,每次心脏听诊应保持5分钟以上,判断有无心律失常。

3.肾功能监测

观察尿的颜色和量的变化,对严重肾功能损害或脑水肿损害使用利尿药和脱水剂者,应准确记录尿量。

(五)加强基础护理

保持患者局部伤口敷料的清洁、干燥,防止脱落。观察创面颜色、气味,有无发绀、干性坏死等,警惕糜烂坏死组织腐蚀血管致大出血。保守治疗效果不好的,应及早截肢,并遵医嘱应用止痛药,注意观察患者有无幻肢痛。做好口腔和皮肤护理,预防发生口腔感染和压疮等。

(六)心理护理

医务人员应沉着冷静,操作熟练,多与患者进行肢体接触和眼神沟通,给患者更多的信任感;同时多安慰患者,告知其治疗方法、过程及效果,鼓励患者表达自身感受,教会患者自我放松的方法;适当延长患者家属探视时间,家属的关心鼓励和陪伴能够给予患者更多战胜疾病的信心。

(七)健康教育

教育患者出院后自我保健知识、普及安全用电知识,尤其应加强学龄前儿童和小学生的安全用电知识教育。

(邱海英)

第四节 休 克

休克是人体在各种病因打击下引起的以有效循环血量急剧减少、组织器官的氧和血液灌流不足、末梢循环障碍为特点的一种病理综合征。

目前休克分为失血性休克、感染性休克、创伤性休克、心源性休克、神经源性休克和过敏性休克。在外科中常见的是失血性休克、感染性休克和创伤性休克。

一、特级护理

对休克患者 24 小时专人护理,制订护理计划,在实施过程中根据患者休克的不同阶段和病情变化,及时修改护理计划。随时做好重症护理记录。

二、严密观察病情变化

除每 15～30 分钟为患者测量脉搏、呼吸、血压外,还应观察以下变化。

(一)意识和表情

休克患者的神态改变如烦躁、淡漠、恐惧,昏迷是全身组织器官血液灌注不足的一种表现,应将患者仰卧位,头及躯干部抬高 20°～30°,下肢抬高 15°～20°,防止膈肌及腹腔脏器上移,影响心肺功能,并可增加回心血量,改善脑血流灌注量。

(二)皮肤色泽及温度

休克时患者面色及口唇苍白,皮肤湿冷,四肢发凉,皮肤出现出血点或瘀斑,可能为休克已进入弥散性血管内凝血阶段。

(三)血压、脉压及中心静脉压

休克时一般血压常低于 10.6/6.6 kPa(80/50 mmHg),脉压＜4.0 kPa(＜30 mmHg)。因其是反应血容量最可靠的方法,对心功能差的患者,可放置 Swan-Ganz 导管,监测右心房压、肺动脉压、肺毛细血管嵌压及心排血量,以了解患者的血容量及心功能情况。

(四)脉搏及心率

休克患者脉搏增快,随着病情发展,脉搏减速或出现心律不齐,甚至脉搏摸不到。

(五)呼吸频率和深度

注意呼吸的次数和节律,如呼吸增快、变浅,不规则为病情恶化,当呼吸每分钟增至 30 次以上或下降至 8 次以下,为病情危重。

(六)体温

休克患者体温一般偏低,感染性休克的患者,体温可突然升高至 40 ℃以上,或骤降至常温以下,均反映病情危重。

(七)瞳孔

观察双侧瞳孔的大小、对光反射情况,如双侧瞳孔散大、对光反射消失,说明脑缺氧和患者病情严重。

(八)尿量及尿比重

休克患者应留置导尿管,每小时测尿量 1 次,如尿量每小时少于 30 mL,尿比重增高,说明血容量不足;每小时尿量在 30 mL 以上,说明休克有好转。若输入一定量的液体后尿量仍不足平均每小时 30 mL,则应监测尿比重和血肌酐,同时注意尿沉渣的血细胞、球型等。怀疑有急性肾小球坏死者,更应监测血钠、尿钠和尿肌酐,以便了解肾脏的损害情况。

三、补充血容量注意输液速度

休克主要是全身组织、器官血液灌注不足引起。护士应在血压及血流动力学监测下调节输液速度。当中心静脉压低于正常值时,应加快输液速度;高于正常值时,说明液体输入过多、过快,应减慢输液速度,防止肺水肿及心、肺功能衰竭。

四、保持呼吸道通畅

休克(尤其是创伤性休克)有呼吸反常现象,应随时注意清除患者口腔及鼻腔的分泌物,以保持呼吸道通畅,同时给予氧吸入。昏迷患者口腔内应放置通气管,并注意听诊肺部,监测动脉血气分析,以便及时发现缺氧或通气不足。吸氧浓度一般为40%~50%,每分钟6~8 L的流量。

五、应用血管活性药物的护理

(一)从低浓度慢速开始

休克患者应用血管活性药,应从低浓度慢速开始,每5分钟监测血压1次,待血压平稳后改为每15~30分钟监测1次。并按等量浓度严格掌握输液滴数,使血压维持在稳定状态。

(二)严防液体外渗

静脉滴入升压药时,严防液体外渗,造成局部组织坏死。出现液体外渗时,应立即更换输液部位,外渗部位应用0.25%普鲁卡因做血管周围组织封闭。

六、预防并发症的护理

(一)防止坠床

对神志不清、烦躁不安的患者,应固定输液肢体,并加床挡防止坠床,必要时将四肢以约束带固定于床旁。

(二)口腔感染

休克、神志不清的患者,由于唾液分泌少容易发生口腔感染,床旁应备口腔护理包。根据口腔 pH 选择口腔护理液,每天做4次口腔护理,保持口腔清洁,神志不清的患者做口腔护理时,要认真检查黏膜有无异常。

(三)肺部感染

休克、神志不清的患者由于平卧位,活动受限,易发生坠积性肺炎。因此,应每天4次雾化吸入,定时听诊双肺部以了解肺部情况,必要时给予吸痰。

(四)压疮

休克患者由于血液在组织灌注不足,加之受压部位循环不良,极易发生压疮。因此,应保持皮肤护理,保持皮肤清洁、干燥、卧位舒适,定时翻身,按摩受压部位及骨突处,检查皮肤有无损伤,并严格接班。

(邱海英)

第五节　昏　　迷

昏迷是一种严重的意识障碍、随意运动丧失、对体内外(如语言、声音、光、疼痛等)一切刺激均无反应并出现病理反射活动的一种临床表现。在临床上,可由多种原因引起,并且是病情危重的表现之一。因此,如遇到昏迷的患者,应及时判断其原因,选择正确的措施,争分夺秒地抢救,以挽救患者生命。

昏迷的原因分为颅内、颅外因素。①颅内因素：中枢神经系统炎症（脑膜炎、脑脓肿、脑炎等），脑血管意外（脑出血、脑梗死、蛛网膜下腔出血），占位性病变（脑肿瘤、颅内血肿），脑外伤、癫痫。②颅外病因：严重感染（败血症、伤寒、中毒性肺炎等），心血管疾病（休克、高血压脑病、阿-斯综合征等），内分泌与代谢性疾病（糖尿病酮症酸中毒、低血糖、高渗性昏迷、肝昏迷、尿毒症等），药物及化学物品中毒（有机磷农药、一氧化碳、安眠药、麻醉剂、乙醚等），物理因素（中暑、触电）。

一、昏迷的临床表现

昏迷是病情危重的标志，病因不同其临床表现也各异。

(1)伴有抽搐者，见于癫痫、高血压脑病、脑水肿、尿毒症、脑缺氧、脑缺血等。

(2)伴有颅内压增高者，见于脑水肿、脑炎、脑肿瘤、蛛网膜下腔出血等。

(3)伴有高血压者，见于高血压脑病、脑卒中、嗜铬细胞瘤危象。

(4)伴有浅弱呼吸者，见于肺功能不全、药物中毒、中枢神经损害。

(5)患者呼出气体的气味对诊断很有帮助，如尿毒症患者呼出气体有氨气味，酮症酸中毒有烂苹果味，肝昏迷有肝臭味。

二、护理评估

(一)健康史

应向患者的家属或有关人员详细询问患者以往有无癫痫发作、高血压病、糖尿病及严重的心、肝、肾和肺部等疾病。了解患者发作现场情况，发病之前有无外伤或其他意外事故（如服用毒物、高热环境下长期工作、接触剧毒化学药物和煤气中毒等），最近患者的精神状态和与周围人的关系。

(二)身体状况

1.主要表现

应向患者家属或有关人员详细询问患者的发病过程、起病时有无诱因、发病的急缓、持续的时间、演变经过；昏迷是首发症状还是由其他疾病缓慢发展而来的，昏迷前有无其他表现（指原发病的表现：如有无剧烈头痛、喷射样呕吐；有无心前区疼痛；有无剧烈的咳嗽、咳粉红色痰液、严重的呼吸困难、发绀；有无烦躁不安、胡言乱语；有无全身抽搐；有无烦渴、多尿、烦躁、呼吸深大、呼气呈烂苹果味等），以往有无类似发作史，昏迷后有无其他的表现。

2.体格检查

(1)观察检查生命体征。①体温：高热提示有感染性或炎症性疾病；过高可能为中暑或中枢性高热（脑干或下丘脑损害）；过低提示为休克、甲状腺功能减退、低血糖、冻伤或镇静安眠药过量。②脉搏：不齐可能为心脏病；微弱无力提示休克或内出血等；过速可能为休克、心力衰竭、高热或甲状腺功能亢进危象；过缓可能为房室传导阻滞或阿-斯综合征；缓慢而有力提示颅内压增高。③呼吸：深而快的规律性呼吸常见于糖尿病酸中毒，称为 Kussmual 呼吸；浅而快速的规律性呼吸见于休克、心肺疾病或安眠药中毒引起的呼吸衰竭；脑的不同部位损害可出现特殊的呼吸类型，如潮式呼吸提示大脑半球广泛损害，中枢性过度呼吸提示病变位于中脑被盖部，长吸式呼吸为脑桥上部损害所致，丛集式呼吸系脑桥下部病变所致，失调式呼吸是延髓特别是其下部损害的特征性表现。④血压：过高提示颅内压增高、高血压脑病或脑出血；过低可能为脱水、休克、心肌梗死、镇静安眠药中毒、深昏迷状态等；昏迷时不同水平脑组织受损的表现见表4-1。

表 4-1　昏迷对不同水平脑组织受损的表现

脑受损部位	意识	呼吸	瞳孔	眼球运动	运动功能
大脑	嗜睡、昏睡、昏迷、去皮质状态	潮式呼吸	正常	游动、向病灶侧凝视	偏瘫、去皮质强直
间脑	昏睡、昏迷、无动性缄默	潮式呼吸	小	游动、向病灶侧凝视	偏瘫、去皮质强直
中脑	昏睡、昏迷、无动性缄默	过度换气	大、光反应消失	向上或向下偏斜	交叉偏、去大脑强直
脑桥	昏睡、昏迷、无动性缄默	长吸气性、喘息性	小如针尖样	浮动向病灶对侧凝视	交叉偏、去大脑强直较轻
延髓	昏睡、昏迷、无动性缄默	失调性、丛集性呼吸	小或大	眼-脑反射消失	交叉性瘫呈迟缓状态

(2)神经系统检查。①瞳孔:正常瞳孔直径为 2.5～4.0 mm,小于 2 mm 为瞳孔缩小,大于 5 mm 为瞳孔散大。双侧瞳孔缩小见于吗啡中毒、有机磷杀虫药中毒、巴比妥类药物中毒、中枢神经系统病变等,如瞳孔针尖样缩小(小于 1 mm),常为脑桥病变的特征,1.5～2.0 mm 常为丘脑或其下部病变。双侧瞳孔散大见于阿托品、山莨菪碱、多巴胺等药物中毒,中枢神经病变见于中脑功能受损;双侧瞳孔散大且对光反射消失表示病情危重。两侧瞳孔大小若相差 0.5 mm 以上,常见于小脑天幕病及霍纳综合征。②肢体瘫痪:可通过自发活动的减少及病理征的出现来判断昏迷患者的瘫痪肢体。昏迷程度深的患者可重压其眶上缘,疼痛可刺激健侧上肢出现防御反应,患侧则无;可观察患者面部疼痛的表情判断有无面瘫;也可将患者双上肢同时托举后突然放开任其坠落,瘫痪侧上肢坠落较快,即坠落试验阳性;偏瘫侧下肢常呈外旋位,且足底的疼痛刺激下肢回缩反应差或消失,病理征可为阳性。③脑膜刺激征:伴有发热者常提示中枢神经系统感染;不伴发热者多为蛛网膜下腔出血。如有颈项强直应考虑有无中枢神经系统感染、颅内血肿或其他造成颅内压升高的原因。④神经反射:昏迷患者若没有局限性的脑部病变,各种生理反射均呈对称性减弱或消失,但深反射也可亢进。昏迷伴有偏瘫时,急性期患侧肢体的深、浅反射减退。单侧病理反射阳性,常提示对侧脑组织存在局灶性病变,如果同时出现双侧的病理反射阳性,表明存在弥漫性颅内损害或脑干病变。⑤姿势反射:观察昏迷患者全身的姿势也很重要,临床上常见两种类型:一种为去大脑强直,表现为肘、腕关节伸直,上臂内旋和下肢处于伸展内旋位。提示两大脑半球受损且中脑及间脑末端受损。另一种为去皮质强直,表现为肘、腕处于屈曲位,前臂外翻和下肢呈伸展内旋位。提示中脑以上大脑半球受到严重损害。这两种姿势反射,可为全身性,亦可为一侧性。

(3)检查患者有无原发病的体征:有无大小便失禁,呼气有无特殊气味,皮肤颜色有无异常,肢端是否厥冷,肺部听诊有无湿啰音,听诊心脏的心音有无低钝,有无心脏杂音,腹肌有无紧张,四肢肌肉有无松弛,四肢肌力有无减退,眼球偏向哪侧,眼底检查有无视盘水肿。

(三)心理状况

由于患者病情发展快、病情危重,以及抢救中紧张的气氛、繁多的抢救设施,常引起患者家属的焦虑,而病情的缓解需要时间,家属常因关心患者而产生对治疗效果不满意。

(四)实验室检查

(1)CT 或 MRI 检查:怀疑脑血管意外的患者可采取本项目,可显示病变的性质、部位和范围。

（2）脑脊液检查：怀疑脑膜炎、脑炎、蛛网膜下腔出血的患者可选择，可提示病变的原因。

（3）血糖、尿酮测定：怀疑糖尿病酮症酸中毒、高渗性昏迷、低血糖的患者可选择本项目，能及时诊断，并在治疗中监测病情变化。此外，根据昏迷患者的其他病因选择相应的检查项目，以尽快做出诊断，为挽救患者生命争取时间。

（五）判断昏迷程度

由于昏迷患者无法沟通，导致询问病史困难，因此，护士能够正确地进行病情观察和判断就显得非常重要，首先应先确认呼吸和循环系统是否稳定，而详细完整的护理体检应等到对患者昏迷的性质和程度判断后再进行。

1.临床分级法

主要是给予言语和各种刺激，观察患者反应情况，加以判断，如呼叫姓名、推摇肩臂、压迫眶上切迹、针刺皮肤、与之对话和嘱其执行有目的的动作等。注意区别意识障碍的不同程度：①嗜睡，是程度最浅的一种意识障碍，患者经常处于睡眠状态，唤醒后定向力基本完整，但注意力不集中，记忆稍差，如不继续对答，很快又入睡。②昏睡，处于较深睡眠状态，不易唤醒，醒时睁眼，但缺乏表情，对反复问话仅能做简单回答，回答时含混不清，常答非所问，各种反射活动存在。③昏迷，意识活动丧失，对外界各种刺激或自身内部的需要不能感知。按刺激反应及反射活动等可分三度（表4-2）。

表4-2　昏迷的临床分级

昏迷分级	疼痛刺激反应	无意识自发动作	腱反射	瞳孔对光反射	生命体征
浅昏迷	有反应	可有	存在	存在	无反应
中昏迷	重刺激可有	很少	减弱或消失	迟钝	轻度变化
深昏迷	无反应	无	消失	消失	明显变化

2.昏迷量表评估法

（1）格拉斯哥昏迷量表（GCS）：是在1974年英国Teasdale和Jennett制定的。以睁眼（觉醒水平）、言语（意识内容）和运动反应（病损平面）三项指标的15项检查结果来判断患者昏迷和意识障碍的程度。以上三项检查共计15分，凡积分低于8分，预后不良；5～7分预后恶劣；积分小于4分者罕有存活。即以GCS分值愈低，脑损害的程度愈重，预后亦愈差。而意识状态正常者应为满分（15分）。

此评分简单易行，比较实用。但临床发现：3岁以下小孩不能合作；老年人反应迟钝，评分偏低；语言不通、聋哑人、精神障碍患者等使用受到限制；眼外伤影响判断；有偏瘫的患者应根据健侧作为判断依据。此外，有人提出，GCS用于评估患者意识障碍的程度，不能反映出极为重要的脑干功能状态（表4-3）。

（2）Glasgow-Pittsburgh昏迷观察表：在GCS的临床应用过程中，有人提出尚需综合临床检查结果进行全面分析，同时又强调脑干反射检查的重要性。为此，Pittsburgh又加以改进补充了另外四个昏迷观察项目，即对光反射、脑干反射、抽搐情况和呼吸状态，称之Glasgow-Pittsburgh昏迷观察表，见表4-4。合计为七项35级，最高为35分，最低为7分。在颅脑损伤中，35～28分为轻型，27～21分为中型，20～15分为重型，14～7分为特重型颅脑损伤。该观察表即可判定昏迷程度，也反映了脑功能受损水平。

表 4-3 GCS 计分法

记分项目	反应	计分
Ⅰ.睁眼反应	自动睁眼	4
	呼唤睁眼	3
	刺激睁眼	2
	任何刺激不睁眼	1
Ⅱ.语言反应	对人物、时间、地点定向准确	5
	不能准确回答以上问题	4
	胡言乱语、用词不当	3
	散发出无法理解的声音	2
	无语言能力	1
Ⅲ.运动反应	能按指令动作	6
	对刺痛能定位	5
	对刺痛能躲避	4
	刺痛时肢体屈曲(去皮质强直)	3
	刺痛时肢体过伸(去大脑强直)	2
	对刺痛无任何反应	1
总分		

表 4-4 Glasgow-Pittsburgh 昏迷观察表

项目		评分	项目		评分
Ⅰ.睁眼反应	自动睁眼	4		大小不等	2
	呼之睁眼	3		无反应	1
	疼痛引起睁眼	2	Ⅴ.脑干反射	全部存	5
	不睁眼	1		睫毛反射消失	4
Ⅱ.语言反应	言语正常(回答正确)	5		角膜反射消失	3
	言语不当(回答错误)	4		眼脑及眼前庭反射消失	2
	言语错乱	3		上述反射皆消失	1
	言语难辨	2	Ⅵ.抽搐情况	无抽搐	5
	不语	1		局限性抽搐	4
Ⅲ.运动反应	能按吩咐动作	6		阵发性大发作	3
	对刺激能定位	5		连续大发作	2
	对刺痛能躲避	4		松弛状态	1
	刺痛肢体屈曲反应	3	Ⅶ.呼吸状态	正常	5
	刺痛肢体过伸反应	2		周期性	4
	无反应(不能运动)	1		中枢过度换气	3
Ⅳ.对光反应	正常	5		不规则或低换气	2
	迟钝	4		呼吸停止	1
	两侧反应不同	3			

三、护理诊断

(一)意识障碍
与各种原因引起的大脑皮质和中脑的网状结构发生抑制有关。

(二)清理呼吸道无效
与患者意识丧失不能正常咳嗽有关。

(三)有感染的危险
与昏迷患者的机体抵抗力下降、呼吸道分泌物排出不畅有关。

(四)有皮肤完整性受损的危险
与患者意识丧失而不能自主调节体位、长期卧床有关。

四、护理目标

(1)患者的昏迷减轻或消失。

(2)患者的皮肤保持完整,无压疮发生。

(3)患者无感染的发生。

五、昏迷的救治原则

昏迷患者的处理原则:主要是维持基本生命体征,避免脏器功能的进一步损害,积极寻找和治疗病因。具体包括以下内容。

(1)积极寻找和治疗病因。

(2)维持呼吸道通畅,保证充足氧供,应用呼吸兴奋剂,必要时进行插管行辅助呼吸。

(3)维持循环功能,强心、升压、抗休克。

(4)维持水、电解质和酸碱平衡。对颅内压升高者,应迅速给予脱水治疗。每天补液量 1 500～2 000 mL,总热量为 1 500～2 000 kcal。

(5)补充葡萄糖,减轻脑水肿,纠正低血糖。用法是每次 50% 葡萄糖溶液 60～100 mL 静脉滴注,每 4～6 小时 1 次。但怀疑为高渗性非酮症糖尿病昏迷者,最好等血糖结果回报后再给葡萄糖。

(6)对症处理。防治感染,控制高血压、高热和抽搐,注意补充营养。注意口腔呼吸道、泌尿道和皮肤护理。

(7)给予脑代谢促进剂。

六、护理措施

(一)急救护理
(1)速使患者安静平卧,下颌抬高以使呼吸通畅。

(2)松解腰带、领扣,随时清除口咽中的分泌物。

(3)呼吸暂停者立即给氧或口对口人工呼吸。

(4)注意保暖,尽量少搬动患者。

(5)血压低者注意抗休克。

(6)有条件尽快输液。

(7)尽快呼叫急救站或送医院救治。

(二)密切观察病情

(1)密切观察患者的生命指征,神志、瞳孔的变化,神经生理反射有无异常,注意患者的抽搐、肺部的啰音、心音、四肢肢端温度、尿量、眼底视神经、脑膜刺激征、病理反射等,并及时、详细记录,随时对病情作出正确的判断,以便及时通知医师并及时进行相应的护理,并预测病情变化的趋势,采取措施预防病情的恶化。

(2)如患者出现呼吸不规则(潮式呼吸或间停呼吸)、脉搏减慢变弱、血压明显波动(迅速升高或下降)、体温骤然升高、瞳孔散大、对光反射消失,提示患者病情恶化,须及时通知医师,并配合医师进行抢救。

(三)呼吸道护理

协助昏迷患者取平卧位,头偏向一侧,防止呕吐物误吸造成窒息(图 4-1)。帮助患者肩下垫高,使颈部舒展,防止舌后坠阻塞呼吸道,保持呼吸道通畅。立即检查口腔、喉部和气管有无梗阻,及时吸引口、鼻内分泌物,痰黏稠时给予雾化吸入。用鼻管或面罩吸氧,必要时需插入气管套管,机械通气。一般应使 PaO_2 至少高于 10.7 kPa(80 mmHg),$PaCO_2$ 在 4.0～4.7 kPa(30～35 mmHg)。

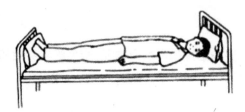

图 4-1　昏迷患者的卧位

(四)基础护理

1.预防感染

每 2～3 小时翻身拍背 1 次,并刺激患者咳嗽,及时吸痰。口腔护理 3～4 次/天,为防止口鼻干燥,可用 0.9%氯化钠水溶液纱布覆盖口鼻。患者眼睑不能闭合时,涂抗生素眼膏加盖纱布。做好会阴护理,防止泌尿系统感染。

2.预防压疮

昏迷患者由于不能自主调整体位,肢体长期受压容易发生压疮,护理人员应每天观察患者的骶尾部、股骨大转子、肩背部、足跟、外踝等部位,保持床单柔软、清洁、平整,勤翻身,勤擦洗,骨突处做定时按摩,协助患者被动活动肢体,并保持功能位,有条件者可使用气垫床。

3.控制抽搐

可镇静止痉,目前首选药物是地西泮,10～20 mg 静脉滴注,抽搐停止后再静脉滴注苯妥英钠 0.5～1.0 g,可在 4～6 小时内重复给药。

4.营养支持

给昏迷患者插胃管,采取管喂补充营养,应保证患者每天摄入高热量、高蛋白、高维生素、易消化的流质饮食,如牛奶、豆浆或混合奶、菜汤、肉汤等。B 族维生素有营养神经的作用,应予以补充。鼻饲管应每周清洗、消毒 1 次。

5.清洁卫生

(1)每天帮患者清洁皮肤,及时更换衣服,保持床铺的清洁干燥;如患者出现大小便失禁,应及时清除脏衣服,用清水清洁会阴部皮肤,迅速更换干净的衣服,长期尿失禁或尿潴留的患者,可留置尿管,定期开放(每 4 小时 1 次),每天更换 1 次尿袋,每周更换 1 次尿管,每天记录尿量和观察尿液颜色,如患者意识转清醒后,应及时拔出尿管,鼓励和锻炼患者自主排尿;如患者出汗,应及时抹干净,防止患者受凉。

(2)每天对患者进行口腔清洁,观察口腔和咽部有无痰液或其他分泌物、呕吐物积聚,如发现有,应及时清理口咽部和气管,防止患者误吸造成窒息。

(五)协助医师查明和去除病因

(1)遵医嘱采取血液、尿液、脑脊液、呕吐物等标本进行相应的检查,以查明患者昏迷的病因。

(2)及时建立静脉通道,为临床静脉用药提供方便。

(3)针对不同病因,遵照医嘱采取相应的医疗措施进行抢救。如有开放性伤口应及时止血、缝合、包扎;如消化道中毒者,及时进行催吐、洗胃、注射解毒剂;如糖尿病酮症酸中毒患者,及时应用胰岛素治疗并迅速补充液体;如癫痫持续状态患者,应及时应用苯妥英钠等药物。

(4)遵照医嘱维持患者的循环和脑灌注压,对直接病因已经去除的患者,可行脑复苏治疗(应用营养脑细胞的药物)以促进神经功能的恢复。

(六)健康教育

应向患者家属介绍如何照顾昏迷的患者,应注意哪些事项,如病情恶化,应保持镇静,及时与医师和护士联系。患者意识清醒后,应向患者和家属宣传疾病的知识,指导他们如何避免诱发原发病病情恶化的因素,并指导患者学会观察病情,及时发现恶化征象,及时就诊,以防止昏迷的再次发生。

七、护理评价

(1)患者的意识是否转清醒。

(2)患者的痰液是否有效排出。

(3)呼吸道是否保持通畅。

(4)皮肤是否保持完整,有无压疮,肺部有无感染发生。

(邱海英)

第六节 急性有机磷农药中毒

有机磷农药进入人体后与胆碱酯酶迅速结合形成磷酰化胆碱酯酶,使胆碱酯酶失去分解乙酰胆碱的能力,导致组织中的乙酰胆碱过量蓄积,引起胆碱能神经功能紊乱,出现先兴奋后抑制的一系列毒蕈碱样、烟碱样和中枢神经系统症状,严重患者可因昏迷或呼吸衰竭而死亡。

一、临床表现

(一)急性中毒

胆碱能综合征为有机磷农药中毒的主要表现,患者发病时间和症状一般与毒物种类、剂量、中毒途径以及患者状态密切相关。口服者在 10 分钟至 2 小时内发病、吸入者一般在 30 分钟后发病、经皮肤吸收在 2～6 小时发病。

(1)毒蕈碱样症状(即 M 样症状):主要是副交感神经末梢兴奋所致的平滑肌痉挛和腺体分泌增加。临床表现为恶心、呕吐、腹痛、大汗、流泪、流涎、腹泻、大小便失禁、心跳减慢和瞳孔缩小、支气管痉挛和分泌物增加、咳嗽、气急,严重患者出现肺水肿或呼吸衰竭。

(2)烟碱样症状(即 N 样症状):乙酰胆碱在横纹肌神经肌肉接头处过度蓄积和刺激,使面、眼睑、舌、四肢和全身横纹肌发生肌纤维颤动,甚至全身肌肉强直性痉挛。患者常有全身紧束和压迫感,而后发生肌力减退和瘫痪。严重者可有呼吸肌麻痹,造成周围性呼吸衰竭。此外,由于交感神经节受乙酰胆碱刺激,其节后交感神经纤维末梢释放儿茶酚胺使血管收缩,引起血压增高、心跳加快和心律失常。

(3)中枢神经系统症状:当外周血乙酰胆碱酯酶(AChE)降低明显而脑的 AChE>60% 时,通常不出现中毒症状和体征;当脑的 AChE<60% 时中枢神经系统受乙酰胆碱刺激后有头晕、头痛、烦躁不安、疲乏、共济失调、谵妄、抽搐和昏迷等症状。

(二)中间综合征

中间综合征是指有机磷毒物排出延迟、在体内再分布或用药不足等原因,使胆碱酯酶长时间受到抑制,蓄积于突触间隙内,高浓度乙酰胆碱持续刺激突触后膜上烟碱受体并使之失敏,导致冲动在神经肌肉接头处传递受阻所产生的一系列症状。一般在急性中毒后 1～4 天急性中毒症状缓解后,患者突然出现以呼吸肌、脑神经运动支配的肌肉以及肢体近端肌肉无力为特征的临床表现。患者发生颈、上肢和呼吸肌麻痹。累及脑神经者,出现眼睑下垂、眼外展障碍和面瘫。肌无力可造成周围呼吸衰竭,此时需要立即呼吸支持,如未及时干预则容易导致患者死亡。

(三)迟发性多神经病

有机磷农药急性中毒一般无后遗症。个别患者在急性中毒症状消失后 10～45 天可发生迟发性神经病,发生率一般为 5% 左右,主要累及感觉运动神经,且可发生下肢瘫痪、四肢肌肉萎缩、手足活动不灵等神经系统症状。目前认为这种病变不是由胆碱酯酶受抑制引起的,可能是由于有机磷农药抑制神经靶酯酶,并使其老化所致。

(四)其他表现

(1)迟发型猝死:患者在急性有机磷中毒恢复期(中毒后 3～15 天),患者口服乐果、对硫磷、敌敌畏、甲胺磷等农药,容易对心肌造成极大的损害,机制为急性有机磷对心脏的迟发性毒作用,心电图可以有Q-T间期延长,重者可以发生尖端扭转型心动过速,最终导致猝死。

(2)"反跳"现象:有少部分重度有机磷农药中毒患者在经过积极治疗后症状明显缓解,但在 2～8 天后病情突然加重,重新出现急性中毒症状,病死率一般较高(>50%),临床上把这种现象称之为"反跳现象",其中毒机制尚有争议。

(五)实验室检查

(1)血胆碱酯酶活性测定是诊断有机磷农药中毒的特异性指标,对判断中毒的程度、疗效以及预后的估计极其重要。临床一般以 100% 作为正常人的血胆碱酯酶活性值,其活性值在

70％～50％为轻度中毒,50％～30％为中度中毒,＜30％为重度中毒。

(2)尿中急性有机磷代谢产物的测定:敌百虫代谢为三氯乙醇,对硫磷和甲基对硫磷氧化分解为对硝基酚。如果在尿中监测三氯乙醇或者对硝基酚则有助于诊断上述毒物中毒。

(六)诊断要点

患者有有机磷农药接触史,临床表现及实验室检查,一般不难诊断。根据中毒的程度急性有机磷农药中毒可以分为以下几种。

(1)轻度中毒:主要表现为 M 样症状。胆碱酯酶活力一般在 50％～70％。

(2)中度中毒:M 样症状和 N 样症状都出现,胆碱酯酶活力一般在 30％～50％。

(3)重度中毒:除 M 样症状和 N 样症状外,还可以出现中枢神经系统症状,胆碱酯酶活力一般在 30％以下。

(七)鉴别诊断

应与心源性肺水肿相鉴别,二者都可以引起肺水肿,但根据病史一般不难做出鉴别,心源性肺水肿患者多有较重的心脏病史而有机磷农药中毒者则有毒物接触史。同时还应当与毒蕈碱、河豚毒素中毒,食物中毒以及急性胃肠炎等相鉴别。

二、治疗要点

治疗原则:迅速清除毒物,对于呼吸、心搏骤停者,应立即予以心肺脑复苏,解毒药物的使用,稳定生命体征以及对症治疗,中间综合征的治疗。

(一)切断毒源,清除毒物

将患者撤离中毒现场,脱去污染衣服,用肥皂水擦洗全身,对于眼部污染的患者,应该使用生理盐水、清水、2％碳酸氢钠溶液或 3％硼酸溶液进行清洗;对于口服的患者,应立即进行反复洗胃,可以使用1∶5 000高锰酸钾溶液或 2％碳酸氢钠溶液(敌百虫中毒的患者禁用),每 3～4 个小时洗胃一次,直至洗出清亮的液体。然后使用硫酸钠 20～40 g 溶于 20 mL 的水中,口服,待半个小时后是否有导泻作用,如果没有,可再次口服或者经鼻胃管注入 500 mL 液体。对于有呼吸、心搏骤停的患者,应立即予以心肺复苏术。

(二)解毒药物的使用

用药原则:早期、足量、联合以及反复给药。

(1)抗胆碱药:①阿托品。主要缓解 M 样症状,通过阻断乙酰胆碱对交感神经和中枢神经的作用,而对 N 样症状无作用,应用该药应达到"阿托品化",即 M 样症状消失(皮肤黏膜干燥、颜面潮红、瞳孔较之前扩大、肺部啰音消失以及心率增快)后逐渐减少药量,延长给药时间。②盐酸戊乙奎醚。它是一种新型选择性长效抗胆碱药,对 M 样症状、N 样症状以及中枢神经系统都有拮抗作用,但对支配心脏的 M_2 受体则无作用。盐酸戊乙奎醚的用药应达到口干、皮肤黏膜干燥、肺部啰音减少或消失为标准。

(2)胆碱酯酶复活药:该药主要恢复胆碱酯酶的活性,常用药物主要有氯解磷定、碘解磷定以及双复磷,主要缓解 N 样症状。

(三)稳定生命体征以及对症治疗

应注意呼吸道通畅,积极氧疗必要时行机械通气,实行心电监护以防治心律失常,一旦发生心律失常,应积极对症处理。对于脑水肿以及肺水肿患者,可以给予脱水药和糖皮质激素,惊厥者可给予镇静治疗。危重患者可行血液净化等治疗。

（四）中间综合征的治疗

唯一有效的急救措施就是机械通气，确保呼吸道通畅，以帮助患者度过呼吸衰竭，当患者自主呼吸恢复之后方可撤离机械通气，一般经过积极治疗 4～18 天症状可以缓解。

三、病情观察与评估

（1）监测生命体征，观察患者有无胸闷、气短、发绀、呼吸浅速、心率加快或减慢、血压升高等症状。

（2）观察有无瞳孔缩小、流涎、多汗等毒蕈碱样症状；肌张力增强，肌束颤动、呼吸肌麻痹等烟碱样症状；以及头昏、头痛、烦躁、癫痫样抽搐等中枢神经系统症状。

（3）评估患者有无再次自伤自残的危险。

四、护理措施

（一）迅速清除毒物

1.脱离中毒现场

用清水或肥皂水彻底清洗污染的皮肤，包括指甲缝及头发。眼部受污染时用清水冲洗后滴 1％阿托品眼液。

2.洗胃

口服中毒者用 0.9％氯化钠注射液或 2％～4％碳酸氢钠注射液持续洗胃至洗出液清亮无农药蒜臭味为止。敌百虫中毒禁用碱性溶液洗胃。

3.导泻

洗胃毕给予硫酸钠或硫酸镁注射液进行导泻。使用硫酸镁注射液，注意观察呼吸，以免加重抑制呼吸中枢。

（二）保持呼吸道通畅

患者平卧，头偏向一侧，及时清除呕吐物和分泌物，呼吸困难者立即吸氧，3～5 L/min，必要时建立人工气道行机械通气。

（三）用药护理

（1）迅速建立静脉通道，遵医嘱给予盐酸戊乙奎醚（长托宁）、解磷定肌内或静脉注射。

（2）观察药物疗效：患者出现瞳孔扩大、颜面潮红、皮肤干燥无汗、口干、心率增快提示达到阿托品化。

（3）观察药物毒副作用：患者出现瞳孔明显散大、心动过速、尿潴留、体温升高、烦躁不安、幻觉、狂躁、谵妄等精神症状应警惕阿托品中毒，遵医嘱用毛果芸香碱或新斯的明进行拮抗。

（四）饮食护理

暂禁食，减轻胃肠道负担，24 小时后可视情况根据医嘱从流质饮食开始。

（五）心理护理

倾听患者的诉求，告知患者家属加强陪伴，进行心理疏导，必要时给予心理支持治疗，缓解其紧张焦虑情绪，防止再次自伤。

五、健康指导

（1）告知患者及家属有机磷农药中毒的治疗效果及预后，使其配合治疗护理。

(2)指导家属正确存放和使用有机磷农药,防止中毒。

(3)指导误服毒物后的自救和互救方法。

(4)出院后一旦有不适及时就诊,3个月内避免再次接触农药。

(邱海英)

第七节 急性镇静催眠药中毒

一、概述

急性镇静催眠药中毒是因服用过量的镇静催眠药,导致中枢神经系统抑制。轻者嗜睡、注意力不集中、记忆力减退、步态不稳,重者出现昏迷、低血压、低体温、呼吸抑制、心动过缓或心跳停止。

二、病情观察与评估

(1)监测生命体征,观察患者有无呼吸浅慢、脉搏细速、血压降低、心动过缓等休克表现。

(2)观察患者有无中枢神经系统症状,如嗜睡、昏睡、讲话含糊不清、眼球震颤、共济失调、瞳孔缩小等表现。

(3)评估患者有无焦虑、抑郁等心理状况及再次自伤自残的危险。

三、护理措施

(一)迅速清除毒物

1.催吐

清醒患者可先常规催吐,禁用阿扑吗啡催吐,因对中枢神经系统有抑制作用。

2.洗胃

用清水或温开水或 1∶15 000～1∶20 000 高锰酸钾持续洗胃。

3.导泻

硫酸钠注射液导泻,忌用硫酸镁注射液导泻,因镁离子对呼吸中枢有抑制作用。

(二)保持呼吸道通畅

患者平卧,头偏向一侧,及时清除呼吸道分泌物,出现发绀或呼吸困难,立即吸氧,必要时建立人工气道行机械通气。

(三)血液净化治疗

当患者血苯巴比妥浓度超过 80 mg/mL 时,应给予血液净化治疗,但对苯二氮䓬类如地西泮中毒效果不明显。

(四)用药护理

1.催醒

遵医嘱使用氟马西尼催醒。氟马西尼是特异苯二氮䓬受体拮抗剂,能快速逆转昏迷。开始剂量 0.1～0.2 mg 缓慢静脉注射,必要时,30分钟后可重复给药,总量<3 mg。注射过快患者可

出现焦虑、心悸、恐惧等不良反应。

2.补液利尿

每天 3 000～4 000 mL(5%葡萄糖注射液和 0.9%氯化钠注射液各半),同时密切观察尿量。予以2%～4%碳酸氢钠注射液 250 mL 静脉滴注碱化尿液,静脉推注呋塞米 20～40 mg,每天 2～3 次,要求每小时尿量在 250 mL 以上,以利于毒物的排出,同时纠正水、电解质紊乱。

3.呼吸兴奋剂

患者出现呼吸衰竭,遵医嘱使用纳洛酮、尼可刹米、洛贝林等。

(五)心理护理

倾听患者的诉求,告知患者家属加强陪伴,进行心理疏导,必要时给予心理支持治疗,缓解其紧张焦虑情绪,防止再次自伤。

四、健康指导

(1)指导失眠者到心身科门诊寻求帮助,寻找导致睡眠紊乱的原因。

(2)指导患者正确服用安眠药,不能随意增减或停药。

(3)告知家属妥善保管安眠药物,以免发生意外。

(邱海英)

第八节　急性一氧化碳中毒

一、概述

急性一氧化碳中毒是吸入较高浓度一氧化碳(CO)后引起的急性脑缺氧性疾病,少数患者可有迟发的神经精神症状,部分患者亦可有其他脏器的缺氧性改变。

二、病情观察与评估

(1)监测生命体征,观察患者有无体温升高、血压下降、呼吸浅快的临床表现。

(2)观察患者有无颜面潮红,口唇呈樱桃红色或口唇苍白或发绀。

(3)观察有无恶心、呕吐、步态蹒跚、大汗、大小便失禁、无尿等。

(4)观察有无头痛、头昏、意识模糊、嗜睡,甚至昏迷,有无瞳孔缩小或散大及抽搐等。

(5)评估患者的中毒程度。①轻度中毒:头痛、头昏、恶心、呕吐、四肢无力,有短暂的意识模糊。②中度中毒:颜面潮红、口唇呈樱桃红色、脉快多汗、步态蹒跚、嗜睡,甚至昏迷。③重度中毒:各种反射明显减弱或消失,大小便失禁、四肢湿冷、血压下降、潮式呼吸、瞳孔缩小、不等大或扩大等休克症状及脑水肿、酸中毒及肾功能不全等表现。

三、护理措施

(一)迅速脱离有毒现场

在房间内应立即开窗通风,将患者置于空气新鲜、通风良好处。

（二）氧疗

1.高流量吸氧

8～10 L/min，一般认为吸氧浓度＞60％，持续 24 小时以上，则可能发生氧中毒。

2.高压氧治疗

尽早行高压氧治疗可以使血液中物理溶解氧增加，供组织、细胞利用，并使肺泡氧分压提高，可加速碳氧血红蛋白的解离，促进一氧化碳清除。

（三）用药护理

1.脑保护剂

遵医嘱使用保护脑细胞药物，如醒脑静、胞磷胆碱等，观察用药后的疗效。

2.脱水剂

重度一氧化碳中毒后 24～48 小时是脑水肿发展高峰期，应遵医嘱给予 20％甘露醇注射液快速静脉滴注、地塞米松或氢化可的松静脉注射，防治脑水肿。

（四）防止意外受伤

抽搐者加床挡，防跌倒或坠床的发生，必要时使用舌钳防止舌咬伤。

（五）加强心理护理

必要时给予心理干预，防止再次自伤。

四、健康指导

（1）告知患者及家属安全用氧及高压氧治疗的注意事项。

（2）宣传有关一氧化碳中毒的防护知识。

（3）出院后 3 个月内门诊随访，一旦有不适及时就诊。

（邱海英）

第五章

危重症护理

第一节 人工气道的护理

人工气道是通过鼻腔或口腔直接在上呼吸道植入导管而形成的呼吸通道,用以辅助通气及治疗肺部疾病。做好人工气道的护理是提高 ICU 护理质量的关键环节。

一、口咽通气道放置技术

(一)目的

(1)防止舌后坠阻塞呼吸道。

(2)预防患者咬伤舌头。

(3)协助进行口咽部吸引。

(二)用物准备

口咽导管 1 根,必要时备开口器及压舌板、检查手套。

(三)操作流程

见图 5-1。

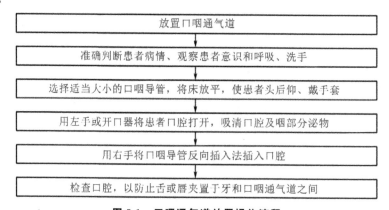

图 5-1 口咽通气道放置操作流程

(四)简要说明

1.口咽通气道的选择

(1)长度:大约相当于门齿至下颌角的长度。

(2)宽度:以能接触上颌和下颌的2～3个牙齿为最佳,降低患者咬闭通气管腔的可能性。

2.反向插入法

反向插入法即把口咽通气道的咽弯曲部面朝向腭部插入口腔。当其前端接近口咽部后壁时,将其旋转180°角,旋转成正位后,口咽通气道的末端距门齿大约为2cm,然后用双手托下颌,使舌离开咽后壁,并用双手的拇指向下推送口咽通气道,直至口咽通气道的翼缘到达唇部上方的位置。

(五)注意事项

(1)手卫生。

(2)口咽通气道不得用于意识清楚或浅麻醉患者(短时间应用的除外)。

(3)插入口咽通气道前进行完善的表面麻醉,以抑制咽喉反射。

(4)前4颗牙齿具有折断或脱落的高度危险的患者禁用。

二、环甲膜穿刺技术

(一)目的

上呼吸道完全梗阻,无法施行气管内插管的成人,最简单最迅速地开放气道方法。

(二)用物准备

(1)环甲膜穿刺针或16～25号针头。

(2)病情紧急,无须特殊设备。

(3)病情紧急,无须麻醉。

(三)简要说明

1.环甲膜解剖位置

环甲膜为带状膜,位于颈前正中喉结下方,甲状软骨和环状软骨之间,上下窄、两侧长,在中线处上下最宽,向两侧移形时渐渐变窄,近似于长方形。其位置表浅,在皮肤下方,仅有横行的小血管,无重要神经、血管,且不随年龄增长而钙化,因此经此穿刺简便,组织损伤轻,愈合快,不影响美容,为临床应用奠定了基础。

2.环甲膜的测量

环甲膜超声测量结果:在正中线环甲膜上下间距为4.4 mm,最大为5.5 mm,最小为3.1 mm,71%大于4 mm。环甲膜宽度平均为11.9 mm,皮肤至环甲膜气管面厚度平均为3.9 mm。因此在使用环甲膜穿刺时穿刺针透过皮肤5 mm基本可达气管内。

(四)注意事项

(1)在环甲膜测量中也发现一些解剖变异,由于年龄增加,甲状软骨和环状软骨可能出现钙化现象,表现为甲状软骨和环状软骨增生,环甲膜间隙变窄。在临床上使用环甲膜穿刺时,应当注意老年患者骨质增生环甲膜间隙变窄问题。

(2)穿刺深度要掌握恰当,穿刺时突然阻力消失有落空感,伴有剧烈咳嗽时,应确认插入位置,防止刺入气管后壁。

(3)穿刺时要避免用力过猛,造成气管后壁和食管损伤,甚至造成气管-食管瘘。因此应细心操作,由于穿刺针细,一般会自行愈合,如长期不愈合,可考虑行瘘修补术。

(4)环甲膜无重要的血管及神经,一般不会出现血管及神经损伤,如有渗血,可压迫止血,如有大出血,应及时查明原因,对症处理。

(5)穿刺后要妥善固定穿刺针,避免患者头过度后仰,防止穿刺针退至喉黏膜下层及皮下,造成喉黏膜及颈部皮下气肿。

(6)环甲膜穿刺针留置时间,一般不应超过 24 小时。

三、气管插管的配合技术

(一)目的
(1)使呼吸道畅通,改善呼吸功能。

(2)用以辅助机械通气及治疗肺部疾病。

(3)是临床麻醉的重要组成部分。

(二)用物准备
(1)抢救车:不同型号气管插管导管各一根、管芯、喉镜、喉头喷雾器内放 1%利多卡因、牙垫、通气道、持管钳、固定带或宽胶布、5 mL 注射器 1 个、无菌液状石蜡、无菌中纱、无菌手套,必要时准备开口器和舌钳。有条件的情况下准备可视喉镜。

(2)氧气装置及吸氧管、简易辅助呼吸器、呼吸机(时间、人力充足时准备)。

(3)负压吸引装置及吸痰用具。

(4)听诊器及约束带。

(5)有条件备气囊压力表;连接多功能监护仪。

(三)简要说明
1.气管插管时患者的体位

患者头部应尽量后仰以更好地暴露声门,使口轴线、咽轴线、喉轴线三条线重叠成一条线,以便于导管置入。

2.选择气管插管型号

(1)经口行气管插管:成年男性一般选择 7.5~8.0 mm 气管导管;成年女性一般选择 7.0~7.5 mm气管导管。

(2)经鼻行气管插管:成年男性一般选择 7.0~7.5 mm 气管导管;成年女性一般选择 6.5~7.0 mm气管导管。

3.防止牙齿损伤

牙齿紧闭时,应先用简易呼吸器加压给氧数分钟,改善缺氧状态,遵医嘱经静脉注射适当的镇静剂后再操作,不能硬撬开牙齿。同时,操作过程中,不以喉镜作杠杆,不以牙齿作支点。

4.气管插管过程中常见的并发症

牙齿脱落、口腔黏膜、鼻腔黏膜及舌损伤、声门损伤、喉头水肿、气管壁损伤致纵隔气肿、导管误入食管、插入支气管、导管插入过浅、导管脱出发生窒息、心律失常等。

5.气管导管插入深度

气管导管插入深度以胸部 X 线片提示气管导管在隆突上 2~3 cm 为准。经口插管为(22±2)cm,经鼻插管为(27±2)cm。

6.气管插管位置的判定和 ETCO₂ 监测。

(1)用听诊器听诊两侧肺部呼吸音是否对称。

(2)挤压胸部,在导管口感觉气流冲动。

(3)听诊器放于上腹部,听诊胃内有无气过水声,出现则进入食管。

(4)插管后进行人工通气,观察患者 SPO₂ 是否上升。

(5)观察胸部和腹部运动法。

(6)支气管镜直视观察。

(四)注意事项

(1)插管前呼吸情况不佳的患者,可通过连接简易人工呼吸器输入氧以提高血氧饱和度至90%以上。

(2)用管芯应先测定其长度,其内端应短于导管口 1.0～1.5 cm,管芯绝不可凸出管口处,以免损伤气管黏膜组织。

(3)操作过程中插管不成功应立即给以高流量吸氧或用简易人工呼吸器辅助呼吸,并遵医嘱及时采取抢救措施。

(4)插管不成功不能反复插管,易导致气道损伤引起喉头水肿。

(5)操作过程中护士要严密观察患者生命体征及血氧饱和度等变化,及时向医师提供患者信息。危重患者可能在气管插管时发生心脏停搏。

(6)喉镜连接方法正确,一般选用中号喉镜叶片。

(7)静脉给药的方法、浓度、剂量准确。

(8)操作时注意手卫生,注意无菌,如吸痰、静脉给药等。

四、拔除经口气管插管技术

(一)目的

(1)患者呼吸功能改善、气道畅通、具有拔管指征,去除人工气道。

(2)改变人工气道的途径。

(二)用物准备

负压吸引管、一次性吸痰管、一次性手套、一次性注射器、无菌盐水、吸氧装置及吸氧管,必要时备好气切包或抢救药。

(三)简要说明

1.拔管指征

(1)患者神志清醒(能用点头和摇头的方式正确回答问题)。

(2)血流动力学稳定、循环稳定、自主呼吸完全恢复。

(3)咳嗽、吞咽生理反射恢复。

(4)肌张力恢复(患者能够紧握操作者的手)。

2.拔除气管插管后并发症

喉头水肿、喉痉挛症状;低氧血症;胃内容物反流、误吸;咽痛、喉痛、喉溃疡;声带麻痹;气管炎等。

（四）注意事项

（1）严格无菌操作和手卫生。

（2）口鼻咽腔的痰液一定要吸净，以减少气囊上分泌物滞留下漏。

（3）操作时动作要轻柔、准确、迅速，避免对气管黏膜损伤。

五、气管切开的配合技术

（一）目的

解除喉梗阻，恢复呼吸道通畅，改善肺部换气功能，便于吸出下呼吸道分泌物。

（二）简要说明

1.气管切开的位置

气管切开时，患者取去枕平卧位，头后仰，肩下垫软枕，颈部伸展便于术野暴露；且应注意患者身体保持正中，使气管居中利于操作的实施，在第3、4环状软骨做气管切开。

2.气管切开套管固定

为防止术后套管脱出，必须将气管切开套管居中，固定带牢固固定，松紧度应与颈部间隙不超过两指为宜。且应注意呼吸机管路不应过于固定，以免患者头颈部移动时，气管切开套管被牵拉而脱出。

3.气管切开术中可能出现的危险因素

（1）心律失常：大多数与缺氧有关。人体的氧储备很少，手术刺激、组织创伤出血，使耗氧增加或供氧不足；术中带管芯的套管导入的瞬间，经口或经鼻气管插管刚脱离气道，呼吸机供氧中断，可使患者有发生低氧血症的危险。由此引起的低氧以及二氧化碳潴留，则可能导致迷走神经反射，引起患者严重的心律失常，甚至心搏骤停。

（2）术中出血：术中气管切开部位若向上高于第1气管环，向下低于第5环，易造成喉狭窄和损伤无名动静脉而并发大出血。

（3）气管插管拔除后气管切开套管不能准确置入气道：与患者体位、术者操作技术等因素有关，若出现此情况应立即给予简易呼吸器进行一级供氧，并遵医嘱及时采取抢救措施。

（4）窒息：与缺氧有关或有分泌物、异物堵塞。应高度注意气管切开套管位置改变造成的不完全堵塞。

（5）皮下气肿：气管切开套管转入皮下组织并连接呼吸机进行机械通气，可导致皮下气肿。

4.气管切开早期并发症（24小时内）

（1）局部出血、渗血：应及时给予压迫止血，如属动脉出血应由术者进行处理，必要时进行止血术。

（2）皮下气肿及纵隔气肿：前者可不予处理，后者应警惕张力性气胸的发生。

（3）气胸：由于胸膜顶部靠近颈部筋膜表面被撕裂所致，视气胸程度采取必要措施。

5.气管切开后期并发症（超过24小时）

伤口感染；气道阻塞；吞咽障碍；气管食管瘘。

6.气管切开晚期并发症

切开部位的顽固瘘；气管内肉芽引起拔管后呼吸困难；气管狭窄。

（三）注意事项

（1）气管切开术前应彻底清洁患者颈部皮肤，以防气管切开伤口感染。

(2)病室应空气清新,做好空气消毒,最好在具有空气层流或新风系统的病房中进行操作。

(3)术前、术后严格手卫生,术中严格进行无菌操作。

(4)术中根据患者痰液的多少选择吸痰时机,在吸痰前应与术者进行沟通,征求术者同意并暂停手术操作,吸痰要彻底,严格无菌操作。

(5)在整个操作过程中,注意严密监测患者生命体征及血氧饱和度的变化。

(6)密切观察有无并发症的发生。

六、气管切开伤口换药技术

(一)目的

(1)观察气管切开导管位置、更换气管切开伤口下敷料。

(2)保持气管切开伤口清洁、干燥及患者舒适。

(3)预防和控制气管切开伤口感染。

(二)用物准备

一次性无菌弯盘 2 个、无菌镊子 2 把、无菌剪刀 1 把、根据伤口情况准备无菌中纱数块(其中一块纱布剪成 Y 字形)、0.9%生理盐水及 75%乙醇的无菌棉球适量、一次性无菌小油纱 1 块(5 cm×15 cm)、治疗车。

(三)简要说明

1.气管切开换药的意义

伤口感染是气管切开术后最常见的并发症之一,它可引起局部组织的破坏,也可引起大血管溃破出现大出血,甚至还可引起下呼吸道感染而造成患者死亡。术后加强抗感染治疗,经常保持伤口清洁,这是防止伤口感染的主要措施。

2.气管切开术后的护理措施

(1)室温应保持在 21 ℃,相对湿度应超过 50%。

(2)加强术后并发症的观察,做到专人护理。

(3)床边准备吸引器,照明设备,气管切开包及麻醉用直达喉镜和气管插管等急救设备,以备意外脱管。

(4)若手术后出现呼吸困难,可能有以下原因,应立即处理。①气管套管内有分泌物或结痂堵塞。②套管脱离气管切口。③气管支气管有分泌物假膜形成、结痂或肉芽肿。④合并纵隔气肿或气胸。⑤心肺功能衰弱。

(5)保持气管套管通畅

3.气切导管脱出的观察和护理对策

造成脱管的原因很多,如套管大小不合,皮下气肿,护理人员操作不熟不慎,外套管系带过松等都会引起外套管脱落,外套管脱落直接引起喉梗阻,它将危及患者的生命。

(1)脱管现象:①吸痰时吸引管不能深入外套管远端。②患者随即出现呼吸困难、烦躁、出汗、发绀等危象。③置棉花丝于套管口不随呼吸上下飘动。④外套管明显向外移动、滑出。

(2)救治措施:发现患者脱管,应立即报告医师并协助处理。气管切开术后 3 天内的患者由于瘢痕窦道尚未形成,试行放入原气套管,危险性较大。应立即打开气管切开包,拆除原有伤口缝线,在照明及吸引器帮助下,放入合适导管。

（四）注意事项

（1）操作前必须认真评估，根据患者气管切开伤口情况选择敷料的数量。

（2）患者体位应给予去枕平卧位，头后仰，但也应根据患者程度采取适当卧位。

（3）操作过程中严密监测患者生命体征及病情变化，如出现异常立即停止操作，通知医师给予及时处理。

（4）换药过程中严格进行无菌操作，保持双手持镊法，左手镊子相对无菌，右手镊子接触伤口，接触患者的镊子不可直接接触敷料。

（5）气管切开换药每天至少 1 次，若渗出较多或痰液污染纱布，应及时换药，保持伤口敷料清洁、干燥。

（6）操作过程中动作应轻柔，防止过分牵拉造成患者不适感或引起管道脱管。

（7）换药时应按照从清洁、污染、感染、特殊感染的原则进行，避免交叉感染。

（8）气管切开换药后敷料应整洁、美观。

（李　丹）

第二节　危重患者的疼痛护理

一、危重患者疼痛的评估

相对于全身麻醉患者的镇静与镇痛，对 ICU 患者的镇静和镇痛治疗更加强调"适度"概念，"过度"或"不足"都可能给患者带来损害。因此，需要对重症患者的疼痛与意识状态，以及镇痛和镇静疗效进行准确评价。对疼痛程度与意识状态的评估是进行镇痛和镇静的基础，是合理、恰当使用镇痛、镇静治疗的保证。

（一）疼痛评估

疼痛评估包括疼痛的部位、特点、加重或减轻因素和强度，最可靠和有效的评估标准是患者的自我描述。应用各种评分方法进行评估疼痛程度与治疗反应，应定期进行并有完整的记录。常用评分方法包括。

1.语言评分法（verbal rating scale，VRS）

按疼痛以最轻到最重的顺序，从 0 分（不痛）至 10 分（疼痛难忍）的分值代表不同疼痛的程度，由患者选择不同分值来量化疼痛程度。

2.视觉模拟法（visual analogue scale，VAS）

用一条 100 mm 的水平直线，将两端分别定为不痛到最痛。由被测试者自己在最接近疼痛程度的地方画垂直线标记，由此量化其疼痛强度。VAS 已被证实是一种评价老年患者急、慢性疼痛的有效且可靠方法。

3.数字评分法（numerical rating scale，NRS）

NRS 是指一个从 0～10 的点状标尺，其中 0 代表不痛，10 代表疼痛难忍，由测试者从上面选一个数字来描述疼痛。其在评价老年患者急、慢性疼痛的有效性与可靠性上已获得证实。

4.面部表情评分法(faces pain scale,FPS)

FPS 指由 6 种面部表情及 0～10 分(或 0～5 分)构成,程度分别从不痛到疼痛难忍。由患者选择图像或者数字来反映最接近其疼痛的程度。FPS 与 VAS、NRS 有很好的相关性,并且可重复性也较好。

5.术后疼痛评分法(Prince-Henry 评分法)

此方法主要用于胸腹部手术后疼痛的测量。由 0～4 分共分为 5 级,评分方法见表 5-1。

表 5-1　术后疼痛评分法

分值	描述
0	咳嗽时无疼痛
1	咳嗽时有疼痛
2	安静时无疼痛,深呼吸时有疼痛
3	安静状态下有交情疼痛,可以忍受
4	安静状态下有剧烈疼痛,难以忍受

对于术后因气管切开或者因保留气管导管不能说话的患者,可在术前训练患者用 5 个手指来表达自己从 0～4 分的选择。

疼痛评估可采用上述多种的方法来进行,但最可靠的方法仍是患者的主诉。VAS 或 NRS 评分法依赖于患者与医护人员之间交流的能力。当患者处在较深镇静、麻醉或吸收肌松剂的情况下,往往不能主观表达疼痛的强度。此种情况下,患者的相关行为(如面部表情、运动和姿势)与生理指标(如心率、血压和呼吸频率)的变化同样可反映疼痛的程度,需要定时及仔细观察来判断疼痛的程度及变化。但这些非特异性的指标容易被曲解或受观察者的主观影响。

(二)镇静评估

定时进行镇静程度评估有利于镇静药物及其剂量的调整以达到预期的目标。理想的镇静评分系统应便于各参数易于计算与记录,有助于准确判断镇静程度并能指导治疗。现在临床常用的镇静评分系统包括 Ramsay 评分、Riker 镇静躁动评分(sedation agitation scale,SAS)和肌肉活动评分法(motor activity assessment scale,MAAS)等主观性镇静评分方法,以及脑电双频指数(bispectral index,BIS)等客观性镇静评分方法。

1.镇静和躁动的主观评估

(1)Ramsay 评分:指临床上使用最广泛的镇静评分标准,其分为 6 级,分别反映出 3 个层次的清醒状态与 3 个层次的睡眠状态(表 5-2)。Ramsay 评分法被认为是一种可靠的镇静评分标准,但是缺乏特征性指标来区分不同的镇静水平。

表 5-2　Ramsay 评分

分数	描述
1	患者焦虑、躁动不安
2	患者配合,有定向力、安静
3	患者对指令有反应
4	嗜睡,对轻扣眉间或大声听觉刺激反应敏捷
5	嗜睡,对轻扣眉间或大声听觉刺激反应迟钝
6	嗜睡,无任何反应

（2）Riker 镇静躁动评分（SAS）：SAS 是根据患者的 7 项不同行为对其意识和躁动程度进行评分（表 5-3）。

表 5-3　Riker **镇静躁动评分**（SAS）

分值	描述	定义
7	危险躁动	拉拽气管内插管,试图拔除各种管道,翻阅床栏,攻击医护人员,在床上辗转挣扎
6	非常躁动	需要保护性束缚并反复语言提示劝阻,咬气管插管
5	躁动	焦虑或身体躁动,经言语提示劝阻可安静
4	安静合作	安静,容易唤醒,服从指令
3	镇静	嗜睡,语言刺激或轻轻摇动可唤醒并能服从简单指令,但又迅速入睡
2	非常镇静	对躯体刺激有反应,不能交流及服从指令,有自主运动
1	不能唤醒	对恶性刺激无或仅有轻微反应,不能交流及服从指令

注：恶性刺激是指吸痰或用力按压眼眶、胸骨或甲床 5 秒。

（3）肌肉活动评分法（MAAS）：是自 SAS 演化而来，MAAS 通过 7 项指标来描述患者对刺激的行为反应（表 5-4），对重症患者的评分也有很好的可靠性和安全性。

表 5-4　**肌肉运动评分法**（MAAS）

分值	定义	描述
6	危险躁动	无外界刺激就有活动,不配合,拉扯气管插管及各种导管,在床上翻来覆去,攻击医务人员,试图翻越床栏,不能按要求安静下来
5	躁动	无外界刺激就有活动,试图坐起或将肢体伸出床沿。不能始终服从指令（如能按要求躺下,但很快又坐起或将肢体伸出床沿）
4	烦躁但能配合	无外界刺激就有活动,摆弄床单或插管,不能盖好被子,能服从指令
3	安静、配合	无外界刺激就有活动,但有目的的整理床单或衣服,能服从指令
2	触摸、叫姓名有反应	可睁眼,抬眉,向刺激方向转头,触摸或大声叫名字时有肢体运动
1	仅对恶性刺激有反应	可睁眼,抬眉,向刺激方向转头,恶性刺激时有肢体运动
0	无反应	恶性刺激时无运动

ICU 患者的理想镇静水平,是指既能保证患者安静入睡又能够容易被唤醒。应该在镇静治疗开始前就明确所需要的镇静水平,定时、系统地进行评估和记录,并且随时调整镇静用药及剂量以达到并维持所需的镇静水平。

2.镇静的客观评估

客观性的评估是镇静评估重要的组成部分。但现有的镇静客观评估方法的临床可靠性尚需进一步验证。目前报道的方法主要有脑电双频指数（BIS）、心率变异系数及食管下段收缩性等。

二、重症患者疼痛的处理与护理

（一）准确评估疼痛程度

1.患者的主诉

患者的主诉是判断患者疼痛的黄金标准,疼痛是一种主观的感觉,必须依靠患者的主诉来判断疼痛是否存在及其疼痛的部位、性质、程度、有无不良反应。护士要主动询问,耐心倾听患者主诉并且做好记录。

2.选择适合的疼痛评估量表

应根据患者的特点选择适合的疼痛量表进行评估。疼痛程度精确化、统一化。呼吸机治疗的患者无法进行语言交流时可采取用手势、写字等非语言交流的方式。对于极度虚弱患者应通过观察与疼痛相关的行为(如面部表情、运动和姿势等)和生理指标(如心率、血压和呼吸频率等)。并且监测镇痛治疗后这些参数的变化来评估疼痛。

3.避免评估的偏差性

通常护理人员认为主诉多的患者比主诉少的患者经历着更为剧烈的疼痛,往往低估了主诉少的患者的疼痛程度。因此,护士应尽量避免由此而造成评估的偏差性。

(二)选用恰当的镇痛、镇静措施

1.祛除或减轻导致疼痛的诱因

有很多焦虑与躁动的诱因会加重重危患者的疼痛。在实施镇痛和镇静治疗前应预先将其排除。这些诱因包括以下几点。

(1)精神因素:精神压力过重、极度悲伤、性格忧郁。

(2)环境因素:气温、强光、噪声、人多嘈杂等。

(3)身体因素:不良姿势、过度疲劳、低氧状态等。

2.遵医嘱予镇痛、镇静治疗

应遵医嘱按时给药,并且根据病情估计可能经历较严重疼痛的患者,给予预防性地使用镇痛药。并且在麻醉药物作用未完全消失时重复给药。对于合并有疼痛因素的患者,在实施镇静治疗之前首先给予充分镇痛治疗,护士还可在自己的职权范围内应用一些非药物的方法为患者减轻疼痛,减少其对止痛药的需求。常用的方法有热敷、冷敷、改变卧位、按摩、活动肢体、呼吸调整、分散注意力等。

3.根据镇痛和镇静效果不断调整用药剂量

在采取了镇痛、镇静措施后,应及时观察并评估镇痛与镇静的效果。并根据疗效制订下一步的治疗护理措施,以达到较满意的治疗目的。

4.镇静过程中实施每天唤醒计划

为避免药物蓄积和药效延长,应采取每天定时中断输注镇静药物(宜在白天进行),并且评估患者的精神与神经功能状态。应用该方案可减少用药量,减少机械通气时间和重症监护病房停留时间。但患者清醒期间须严密监测和护理,以防止患者自行拔除气管插管等意外的发生。

5.健康教育

护士应负责患者及家属的宣教。让那些不愿意报告疼痛、担心出现不良反应、害怕成瘾的患者采取正确的态度对待疼痛、配合治疗。指导患者应如何表达自己的疼痛性质、程度、持续时间和部位。对于使用 PCA 的患者,还应教其正确的使用方法,让患者学会自我缓解疼痛的方法如放松、想象、分散注意力等。患者家属的安慰和鼓励对提高患者的痛阈起着不可替代的作用。

(三)不良反应及并发症的观察及处理

1.呼吸抑制

患者可能表现为呼吸频率减慢、幅度减小、缺氧和/或二氧化碳蓄积等。因此,需注意呼吸运动的监测,密切观察患者的呼吸频率、节律、幅度、呼吸周期比和呼吸形式。常规监测氧饱和度,酌情监测呼气末二氧化碳,定时监测动脉血氧分压和二氧化碳分压。对机械通气患者应定期监测自主呼吸潮气量、每分通气量等。应结合镇痛和镇静状态评估,及时对治疗方案进行调整,避免发生不良事件。尤其是无创通气患者应该引起注意,加强呼吸道的护理,缩短翻身和拍背的间隔时间。酌情给予背部叩击治疗和肺部理疗,结合体位引流的方法,促进呼吸道分泌物排出,可在必要时应用纤维支气管镜协助治疗。

2.过度镇静

应选用恰当的镇静状态评分标准定时进行镇静评分。使用麻醉性镇痛及镇静药后第 1 个 4 小时内,应每 1 小时监测 1 次,然后每 2 小时监测 1 次,连续使用 8 小时以后只要继续给药,就应每 4 小时监测镇静程度 1 次,根据评分结果及时调整药物及剂量。

3.谵妄

在 ICU 的患者谵妄发生率 11%～90%,导致谵妄的危险因素主要存在患者自身的状况、疾病因素及医源性因素(药物苯二氮䓬类、制动及睡眠紊乱)等。防治方法主要是减少或避免使用苯二氮䓬类药物、氟哌啶醇及综合治疗。

4.ICU 获得性神经肌肉障碍

危险因素主要包括多器官功能衰竭(multiple organ failure,MOF)、高血糖、激素治疗、不活动、肌松剂镇静引起的制动。其主要预防治疗包括积极治疗脓毒症、控制血糖、早期活动等;恰当且有计划的镇静治疗,避免发生过度镇静;及尽早停用镇静药物。

(李　丹)

第三节　癫痫持续状态

癫痫持续状态是指一次癫痫发作持续 30 分钟以上,或连续多次发作,持续抽搐或有间断暂停,但意识一直模糊,即一次大发作后意识尚未恢复又出现另一次大发作,如此重复不止。此种患者急需进行抢救,否则可导致高热、脑水肿、衰竭而死亡。

一、临床表现

(一)病史

首先确定是否为癫痫,病史是诊断的主要依据,患者多有停药或不规范治疗,颅脑外伤、脑卒中或脑肿瘤史,多有诱发因素。

(二)频繁的癫痫发作

两次发作间期意识障碍没有完全恢复,或者持续 30 分钟以上的癫痫发作。

(三)全身性惊厥性癫痫持续状态(GCSE)

GCSE 是最常见的一种 SE 类型,指反复的全身性惊厥发作(原发或继发)、在两次发作之间意识障碍不恢复,或者单次长时间的全身性惊厥发作,主要表现为反复或持续的强直、阵挛或二者的结合,伴严重的意识障碍。

(四)强直性癫痫持续发作

强直性发作而无阵挛、强直,或呈伸展,或呈屈曲状,常见双上肢屈曲而双下肢伸直,或呈角弓反张型发作。

(五)阵挛性癫痫持续状态

发作一开始即有长时间阵挛发作而不伴强直,呈不对称性和无规律性,伴意识障碍。

(六)肌阵挛性癫痫持续状态

全身性肌阵挛性抽搐,反复持续发生或持续长时间。

二、病情评估

(1)患者评估:对有关疾病知识的了解程度、心理状态、详细病史和发作时目击者的描述。

(2)生命体征观察:①进行心电、血压、呼吸的监护。②观察呼吸情况,保持呼吸道通畅,分泌物多时应及时清理,严格无菌操作,减少患者的感染机会。③密切观察患者瞳孔、意识变化。重视患者的自我异常变化。④注意观察癫痫发生的时间,以做到有效地预防和及时地抢救治疗。

(3)有效预防潜在并发症的发生。

三、护理关键

(1)监测生命体征、意识,癫痫发作时立即报告医师。

(2)协助患者绝对卧床休息,取头低足高位。

(3)保持呼吸道通畅,间断或持续给氧。

(4)加强进一步护理,预防并发症。

四、护理措施

(1)判断意识障碍程度,严密观察生命体征、瞳孔的变化、角膜反射等。定时进行动脉血气分析。

(2)保持呼吸道通畅,鼻导管或面罩吸氧,如血氧饱和度降低,动脉血氧分压低于 9.3 kPa (70 mmHg),宜及早使用呼吸机。一般先用气管内插管,如 24 小时以上无好转,则行气管切开,外接呼吸机。严格无菌操作,减少患者的感染机会。

(3)保护患者以防止可能的损伤,如抽搐发作引起气道阻塞或误吸,需约束患者,使其侧卧;有牙关紧闭者应放置牙垫;病床安装防护栏,防止坠伤,制定必要的保护措施。

(4)予以高营养且易消化的食物,多食蔬菜、水果,多饮水,以刺激肠蠕动增加,减轻便秘及肠胀气。对于昏迷患者应保证营养的供给,必要时给予鼻饲流质饮食。

(5)患者需要长时间、大剂量的静脉输注,对血管刺激性大,要注意保护血管,由远而近,由细到粗地选择静脉,严格执行无菌技术操作。

(6)迅速控制发作是治疗的关键,应遵医嘱及时准确用药。

(7)告知患者疾病相关知识和预后的正确信息及药物治疗知识,帮助其掌握自我护理的方法,尽量减少发作次数,应关心、理解、尊重患者,鼓励患者表达生气、焦虑或无能为力的心理感受,指导患者保持平衡心态,树立战胜疾病的信心,配合长期治疗。

五、健康指导

(1)保持良好的饮食习惯,食物以清淡且营养丰富为宜,不宜食用辛辣、过咸的食物,不宜过饱。戒除烟酒。

(2)焦虑、抑郁可影响治疗效果,指导患者保持情绪稳定,心情舒畅,树立战胜疾病的信心,积极配合治疗。

（3）治疗期间患者可适当活动以增强抵抗力,保证充足的睡眠,必要时睡前给予镇静药。生活应有规律,注意劳逸结合,积极锻炼身体,增强体质,预防感冒,减少疾病复发。

（4）由于患者疗程较长,出院后常需继续服药以巩固疗效。所以应对带药出院的患者详细介绍服药方法及可能出现的药物不良反应,说明坚持按时、按量服药的重要意义,嘱患者不可擅自停药。

（5）禁止从事带有危险的活动,如攀登、游泳等,以免发作时有生命危险。

（6）随身携带个人资料,写上姓名、地址、病史、联系电话等,以备癫痫发作时及时了解病情及联系。

（李　丹）

第四节　心脏骤停与心脏性猝死

一、心脏骤停的处理

心脏骤停（cardiac arrest）又称循环骤停,是指心脏突然停止跳动,使有效循环功能骤然停止,并随即出现（20～30秒后）呼吸停止,意识丧失,瞳孔散大等。此种情况是一种极其凶险的病症,如能及时而正确地抢救,不少患者可以获救,若抢救不及时或措施不力,常导致死亡。

（一）病因

1.心脏疾病

冠心病是引起心脏骤停的主要原因,也见于心律失常、风湿性心脏病、先天性心脏病、心肌病、心肌炎、阿-斯综合征、Q-T间期延长等。

2.药物中毒及变态反应

如丁卡因、太尼丁、洋地黄、酒石酸锑钾、依米丁、有机磷农药、安眠药、大量输血所致的枸橼酸中毒;青霉素及某些血清制剂等,引起变态反应时,亦可发生心脏骤停。

3.酸碱平衡失调及电解质紊乱

严重的低钾血症、高钾血症、酸中毒等均可导致心脏骤停。

4.手术及麻醉意外

心脏导管检查,放置心脏起搏器电极,心血管造影,气管插管,麻醉诱导以及心脏手术等过程中,由于机械性刺激与迷走神经过度兴奋而致心脏骤停。

5.其他

触电、溺水、肺功能不全、急性肺栓塞等均可引起心脏骤停。

（二）诊断要点

（1）突然意识丧失并伴全身抽搐。

（2）大动脉搏动消失。

（3）心音消失。

（4）呼吸不规则或停止。

(5)瞳孔散大。

(6)皮肤及黏膜发绀。

(7)血压测不到。

(8)手术视野出血停止。

以上几点前三者是主要条件,后五项为次要依据。若发现上述表现,应迅速作出心脏骤停的诊断,并给予抢救。如条件许可立即描记心电图,以确定是心室颤动还是心室停搏或心电-机械分离。

(三)病情判断

(1)一般认为,心脏骤停在4分钟内开始复苏者多能获救,而超过12分钟者几乎无一存活。

(2)心脏骤停前,空腹比饱餐者预后要好。

(3)发生于慢性病晚期的心脏停搏,即使复苏及时,预后亦较差,存活率约为10%～20%。

(4)心脏复苏后,呼吸未能马上复苏或难以复苏者,预后极差。

(5)急性下壁心肌梗死并发缓慢性心律失常或心搏停顿所致的心脏骤停,预后良好。

(6)急性广泛前壁心肌梗死合并房室或室内传导阻滞引起的心脏骤停,预后不良。

(7)继发与急性大面积心肌梗死及血流动力学异常的心脏骤停,发生缓慢性心律失常或心搏停顿以及心电-机械分离的机会很大,即时死亡率高达59%～89%,心脏复苏往往不易成功。即使复苏成功,亦难以维持稳定的血流动力学状态。

二、复苏后监护

复苏后治疗是高级生命支持(ALS)的重要组成部分。ROSC恢复和稳定的起始阶段患者仍有很高的病死率。最初72小时的预后很难评估,也很难估计复苏存活者以后能否恢复正常生活。因此,复苏后治疗,对改善血流动力学不稳定和多器官功能衰竭的早期病死率,以及脑损伤引起的病死率,有重要的潜在意义。

复苏后的阶段,医务人员应当:①优化血流动力学、呼吸和神经支持;②确认并治疗引起心脏骤停的可逆性病因;③监测体温,并考虑体温和代谢调节障碍的处理措施。

(一)循环系统功能监护

复苏后治疗的主要目标是重建有效的器官和组织灌注。ROSC恢复后的院外或院内患者,医务人员应考虑和处理引起心脏骤停的原因,及所有缺氧、缺血、再灌注损伤的问题。可能出现明显的心肌损伤和血流动力学不稳定,需要使用血管加压药。50%的复苏后综合征患者在发病后24小时内由于心血管功能不稳定死亡。

医护人员应该反复评估和处理生命体征异常或心律失常,并深入评估患者的病情可能出现的变化。确认并处理任何心脏的、电解质的、毒理学的、肺的和神经性的致心脏停止原因是很重要的。护士必须严密监测血压、脉搏、心率、心律、血容量、心肌收缩力以及末梢循环。血压应维持在患者基础水平之上以保证组织灌注,及时调整血管活性药物。心率尽可能保持在80～100次/分;注意观察心律变化,特别是出现室性心律必须及时处理。常规监测中心静脉压(CVP),将CVP、主动脉压与尿量三者结合起来分析,应每小时记录尿量,同时计算出入量,以判断血容量与心肌收缩力,及时发现少尿或出入量失衡,以此指导输液速度。末梢循环反映有效循环血量,循环充盈不佳时,即使血压正常,也应认为有效循环血量不足。帮助患者变换体位时动作要缓慢,防止突然发生直立性低血压。

(二)体温的监护

脑复苏最重要的两个因素是脑循环状态与脑温,适当的低温可以降低脑细胞的代谢,防止脑水肿、降低颅内压。亚低温治疗在临床上又称冬眠疗法或人工冬眠,它是利用对中枢神经系统具有抑制作用的镇静药物,使患者进入睡眠状态,再配合物理降温,使患者体温处于可控性的低温状态,从而达到使中枢神经系统处于抑制状态,对外界及各种病理性刺激的反应减弱,对机体具有保护作用;降低机体新陈代谢及组织器官氧耗;改善血管通透性,减轻脑水肿及肺水肿;提高血中氧含量,促进有氧代谢;改善心肺功能及微循环等目的。

亚低温治疗常用于心肺复苏后患者、颅脑损伤及重型颅脑手术后患者、低温麻醉患者、高热惊厥或超高热患者、感染中毒性休克早期患者及颅内感染等患者。

1.亚低温治疗的实施

用氯丙嗪100 mg、异丙嗪50 mg及哌替啶50 mg加生理盐水稀释到50 mL,用微量注射泵先以5 mL/h的速度从静脉泵入,待患者逐渐进入冬眠状态,对外界的刺激反应明显减弱,瞳孔缩小,光反射迟钝,呼吸平稳、频率相对较慢,深反射减弱或消失后,用冰袋联合控温机的控温帽、控温毯或单独利用控温机的控温帽、控温毯对患者进行物理降温,把患者的肛温控制在34~35 ℃,鼻腔温度控制在33~34 ℃,同时冬眠合剂的泵入速度改为0.5~2.0 mL/h持续静脉维持。

环境要求:亚低温治疗的患者最好置于一安静、空气新鲜的单间里,室温应控制在20~25 ℃之间,以免因为室温过高而影响患者体温的下降和稳定。同时应定时进行室内空气消毒,净化室内空气,以减少感染发生率。

2.亚低温治疗的原则

临床证明亚低温治疗对心肺复苏后的脑复苏、中毒性脑病、颅脑损伤及颅脑手术后脑功能的恢复具有重要的作用。一般来说,对有亚低温治疗指征的患者,应尽早、尽快实施亚低温治疗,使患者进入冬眠状态,只有这样才能有效降低机体各重要器官(尤其是脑)结构、功能上的损害程度。冬眠深度不应过深,以患者进入睡眠状态为宜,冬眠过深容易出现呼吸、循环意外。亚低温治疗持续时间不宜过长,一般为3~5天,最长为5~7天,患者度过危险期后即可停止,因为时间越长,并发症越多。

3.神经系统观察

亚低温对脑组织无损害,但低温可能掩盖颅内血肿的症状,应特别提高警惕。复温过快、发生肌颤易引起颅内压增高。因此,应注意颅内压的监测,严密观察意识、瞳孔、生命体征的变化,必要时给予脱水和激素治疗。

4.呼吸监测及护理

(1)呼吸频率及节律:亚低温治疗的患者由于冬眠合剂的影响,中枢神经系统处于抑制状态,因此呼吸频率相对较慢,但节律整齐。若患者呼吸频率太慢或快慢不等,且胸廓呼吸动度明显变小,出现点头样呼吸,应考虑呼吸中枢抑制过度,因此应立即停用冬眠合剂,必要时予呼吸中枢兴奋剂静脉滴入或行机械通气。

(2)人工气道护理:冬眠合剂中的异丙嗪具有明显的抗组胺作用,可使呼吸道分泌物变黏稠。若亚低温治疗过程中患者出现呼吸困难、发绀、吸气"三凹征",呼吸机频繁高压报警,听诊气道内有干鸣音,提示呼吸道梗阻。因此应重视患者人工气道的管理,定时、及时吸痰,清除呼吸道分泌物,保持呼吸道通畅,同时应重视人工气道的湿化及温化,纠正、维持患者水平衡,以维持呼吸道黏液-纤毛的正常排痰功能,防止呼吸道分泌物潴留,肺部感染发生,痰栓形成及缺氧。

5.循环监测

进行亚低温治疗的患者,应严密观察循环系统功能,其中主要有 ECG、血压、脉搏、肢端循环及面色等。正常情况下,若亚低温治疗有效,由于冬眠合剂的抗肾上腺素能作用,患者应表现为微循环改善,肢端温暖,面色红润,血压正常,脉搏整齐有力,心率偏慢。若患者出现面色苍白,肢端发绀,血压下降,心律不齐,说明微循环障碍,冬眠过深及体温太低,应立即停用冬眠药物并给予保暖,纠正水、电解质及酸碱平衡失调,必要时使用血管活性药物改善微循环。

6.体温监测

体温监测是亚低温治疗中的一个重点项目。亚低温治疗是否有效,有否并发症的发生,在一定程度上与体温的控制情况密切相关。若患者的体温超过 36 ℃,亚低温治疗的效果较差;若低于 33 ℃,易出现呼吸、循环功能异常;体温低于 28 ℃易出现室颤。对于体温过低的患者,应适当降低冬眠合剂的量,必要时停用并对患者采取加盖被子、用温水袋等保暖措施。

7.物理降温的实施

在亚低温治疗中,使用冬眠合剂的时候必须配合物理降温。一般使用降温机或冰袋,应在患者进入冬眠状态,各种反应减弱或消失后开始物理降温,否则在降温过程中患者易出现寒战反应而引起机体代谢增加。降温速度以 1.0~1.5 ℃/h 为宜,3~4 小时即可达到治疗温度。在进行物理降温时,应避免患者冻伤。

8.体位护理

冬眠合剂中的氯丙嗪和哌替啶具有扩张血管降血压作用,因此亚低温治疗中的患者最好平卧位,不能使患者突然坐起、激烈翻动或搬动,否则易出现循环不稳、直立性低血压。

9.复温护理

亚低温治疗结束复温时应先撤去物理降温,让体温自然恢复,同时逐渐降低冬眠合剂的量,最后停用冬眠合剂。切忌突然停用冬眠合剂,以免病情反复。若体温不能自行恢复,可采用加盖被子、用温水袋等方法协助复温。

10.基础护理

亚低温治疗的患者对外界的刺激反应差,容易出现各种并发症,因此应做好患者的皮肤、口腔、泌尿道等护理,勤翻身、拍背,必要时使用气垫床,以防止肺部感染、泌尿系统感染及压疮等发生。氯丙嗪易引起便秘,因此应注意观察患者有无腹胀、便秘出现,必要时进行灌肠或使用缓泻剂。

(三)呼吸系统监护

自主循环恢复后,自主呼吸未必立即恢复,或即使恢复但不正常,因此要继续监测呼吸频率、节律、呼吸深度、SaO_2,定时血气监测。使用人工辅助通气时,选择合适的通气参数和通气模式,注意观察气道压力,避免使用 PEEP,观察颈静脉回流情况,防止因气道压力过高影响静脉回流而加重脑水肿。同时密切观察气管导管的位置、导管深度,有无人机对抗。自主呼吸出现的早晚,提示脑功能损害的程度,除原发性脑损伤外,还应及时发现潜在的危害,避免继发性脑损害。当出现呼吸深大、表浅、双吸气、点头样呼吸及潮式呼吸,为中枢缺氧性损害、呼吸系统不畅、肺部感染、代谢紊乱、脑水肿引起呼吸功能不全。无自主呼吸是由于缺氧、脑水肿影响延髓呼吸中枢的结果。呼吸困难、面色发绀为呼吸系统阻塞症状,肺部感染所致。保持呼吸道通畅的方法是反复吸痰,清除呼吸道分泌物。

(四)中枢神经系统的监测

部分患者获心肺复苏成功,但终因不可逆性脑功能损害而致死亡或遗留有严重的后遗症,因此脑复苏至关重要。①首先降温,降低体温可降低颅内压和脑代谢,提高脑组织对缺氧的耐受性,减轻或预防脑水肿,因此降温宜尽早实施。②脱水疗法,遵医嘱应用20%甘露醇(1~2 g),联合使用呋塞米。脱水治疗时严密观察尿量、血压,防止脱水过度造成血容量不足,维持血压稳定。③轻的脑损害自主呼吸均在30分钟内恢复,随之意识约在数小时内恢复,较重的脑损害,其中枢神经系统功能恢复缓慢,可达数天至10余日,同时出现惊厥或不自主动作。严重脑损害表现反射消失,四肢痉挛,并可产生失语、失明、麻痹、痴呆或癫痫等,应注意观察意识、瞳孔、肢体运动功能,有无癫痫发作及中心体温。癫痫发作会增加脑部氧耗量,加重脑水肿与脑损伤,一旦有癫痫发作必须被及时控制。有些不典型癫痫发作仅表现为皱眉、口角抽动,要仔细观察,防止漏诊。根据需要做双频脑电图监测,处理及时,以免发生窒息与误吸。

(五)急性肾衰竭的观察

心肺复苏患者病情危重、变化快、处理难、死亡率高,加强对重要脏器的维护,尽可能避免或逆转器官功能衰竭的发生,是挽救患者生命的重要环节。因此,心肺复苏患者应常规留置导尿管,精确计算尿量,及时鉴别肾衰竭,如心功能和血压正常但每小时尿量<30 mL,应用呋塞米40~100 mg静脉注射,处置后仍无尿或少尿,提示肾衰竭。由于已使用大剂量脱水剂和利尿剂,临床可表现为尿量正常甚至增多,但血肌酐升高,表示属非少尿型急性肾衰竭,通知医生按急性肾衰处理。还应定时检查血清尿素氮和肌酐浓度、电解质浓度,鉴别尿少为肾前性、肾后性或肾性功能衰竭。维护有效血循环,纠正缺氧、酸中毒,预防肾衰竭的发生。必要时行血液透析治疗。

心肺复苏后患者重要器官的监测与护理以及进一步生命支持是抢救成功至关重要的因素,ICU护士要不断提高专科护理知识与护理技能,做到全面精细的监测;综合性预见性的评估;及时准确协调的处置;早期识别和护理干预,尽可能避免或逆转器官功能衰竭的发生,挽救患者生命。

三、心脏性猝死的危险因素及预防

(一)心脏性猝死的定义

关于心脏性猝死(sudden cardia death,SCD)的定义曾有不同意见,但都包含了下列要点:由于心脏原因,在急性症状出现之后1小时内骤然意识丧失,引起的意外的自然的死亡。大多数心脏性猝死的直接致死机制为心室颤动。

(二)发生率

心脏性猝死在美国估计每年30万~40万人,占所有心脏性死亡中的50%以上,美国的心脏性猝死的发生率为10万人口中84~200例;在欧洲国家为10万人口中20~159例。男性的SCD发生率高于女性。我国关于SCD的发生率虽尚缺乏准确统计数字,但由冠心病的发生率为美国的50%左右,而人口总数是美国的6倍,估计SCD的绝对数字很大。

(三)心脏性猝死的临床危险因素

既往有过心脏骤停的幸存者,既往有过室性心动过速发作,既往发生过心肌梗死,冠心病,有心脏骤停的家族史,任何原因引起的左心室射血分数低下,慢性缺血性心脏病患者有室性期前收缩,心室肥厚,肥厚梗阻型心肌病,扩张型心肌病和心力衰竭,急性心力衰竭,长QT综合征,致心律失常性右心室发育不良,以及Brugada综合征。

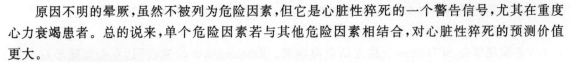

原因不明的晕厥,虽然不被列为危险因素,但它是心脏性猝死的一个警告信号,尤其在重度心力衰竭患者。总的说来,单个危险因素若与其他危险因素相结合,对心脏性猝死的预测价值更大。

1.心脏骤停幸存者

SCD 的最高危险是先前有过心脏骤停事件,因为心脏骤停幸存者中 50% 在 1 年内将再次发生心脏骤停事件。但是,医院外发生的心脏骤停患者,仅有 1%～20% 能够幸存,因此识别其他的危险因素是十分重要的。

2.既往有室性心动过速发作的病史

有学者曾已报道室性快速心律失常(室性心动过速和/或心室颤动)幸存的患者,室性心动过速复发的危险很高,而伴随复发的是 20%～41% 的病死率,即使患者是应用抗心律失常药物治疗的。室性心动过速若伴有减低的左心室射血分数,或陈旧性心肌梗死,则心脏性猝死的危险在 20%～50% 之间,取决于室性快速心律失常所伴随的情况。

3.陈旧性心肌梗死

虽然在任何国家,心脏性猝死是冠心病的第一临床表现,约占所有发生心脏性猝死者中的 20%～50%,而在发生心脏性猝死的患者中,75% 可发现有陈旧性心肌梗死。陈旧性心肌梗死作为单一的危险因素,使心脏性猝死的危险增加 5%,而当与降低的左心室射血分数或复杂的室性期前收缩相结合,使心脏猝死的危险性增加 10%～15%。在心脏性猝死患者中,陈旧性心肌梗死的发生率如此之高,促使研究者在心肌梗死后患者以及其他临床表现的冠心病患者中,竭力寻找预测方法。

4.冠心病

心脏性猝死患者的尸检表明,90% 的心脏性猝死者有冠心病。许多研究表明,多达 20%～50% 的心脏病患者的第一个临床表现便是心脏性猝死。

5.心脏性猝死的家族史

多年来不少研究者认为家族史在心脏性猝死上扮演重要角色。最近一个试验家族史假说的研究表明,心脏性猝死者的第一代亲属具有 50% 较高的危险发生心肌梗死或原发性心脏骤停。还需要专门为心脏性猝死的研究。

6.左心室射血分数

对慢性缺血性心脏病以及心脏性猝死由于其他原因所引起的患者而言,左心室射血分数显著降低,是最有力的一个预测因子。射血分数≤0.30 是 SCD 最明显的危险因素,但它的特异性较低,因为大多数研究均显示 50% 以上的 SCD 患者的左心室射血分数>0.30。有研究结果表明对左心室射血分数≤0.40 的患者平均 2.4 年的随访期中,13%～19% 的患者发生 SCD。

7.慢性缺血性心脏病患者的室性期前收缩

频发的和/或复杂的室性期前收缩是心肌梗死后患者发生 SCD 的一个独立的危险因素。频发室性期前收缩的定义是动态心电图上室性期前收缩每小时≥10 个,复杂的室性期前收缩是指成对出现的室性期前收缩和/或连续 3 个以上的室性期前收缩,亦即非持续性室性心动过速(未使患者发生血流动力学状态恶化)。有学者的一个研究表明,在 5 年的随访期中保持有复杂的室性期前收缩的患者,由于 SCD 的死亡率增加 6%～25%。抗心律失常药物抑制试验(CAST)的目的是在心肌梗死后患者中,抑制有轻微症状或无症状的室性心律失常,是否能减低心律失常性猝死。这个研究发现,在 10 个月的随访期内,2 个药物治疗组(氟卡尼和英卡尼)的总病死率是

6%,而这些死亡病例中的 66%是心律失常引起的。药物治疗组的病死率高于对照组。

8.心室肥厚和肥厚型心肌病

左心室肥厚是 SCD 的一个独立的危险因素。Framingham 研究表明,左心室肥厚存在于 19%的 SCD 患者中。在肥厚型心肌病患者中,SCD 是最常见的死亡原因。254 例肥厚型心肌病患者,随访平均 6 年,由于 SCD 的病死率是 14%。有学者报道另一组 190 例肥厚型心肌病患者 SCD 的发生率为 15%。肥厚型心肌病是 35 岁以下的运动员最常见的 SCD 的原因,而在 35 岁以上的运动员中,缺血性心脏病是 SCD 最常见的原因。

9.扩张型心肌病和心力衰竭

近年的文献报道,扩张型心肌病患者群的死亡中,高达 47%是由于心律失常导致的猝死,并且 SCD 的危险随着左心室功能恶化而增高。在心功能 Ⅱ～Ⅳ 级(NYHA)的患者中,原因不明的晕厥可以可靠地预测 SCD。有过心力衰竭的另外一些研究正在进行,包括心力衰竭中的心脏性猝死试验,这个试验的目的是为发现何种治疗方法在充血性心力衰竭患者明显地降低病死率(美国国立卫生研究院,NIH,1997)。

10.急性心力衰竭

由任何原因导致的急性心力衰竭,如果未能恰当地治疗,会导致 SCD,或由于循环衰竭,或由于继发性心律失常。

11.QT 间期延长

原发性长 QT 综合征是一个遗传性疾病,可引起不明原因的晕厥、抽搐和心脏性猝死。有两个先天性遗传形式,一是 Jervel-Lange-Nielsen 综合征,1975 年首次报道,临床特征是耳聋和 QT 延长,是一种常染色体隐性遗传性疾病。另一种称为 Ward-Romano 综合征,1964 年首次报告,其临床特征是 QT 间期延长而听觉正常,是常染色体显性遗传性疾病。这两型先天性长 QT 综合征也可以在同一家族中出现。有些患者在一生中从无症状,而另一些患者易于产生症状和可致命的心律失常,尤其是室性心动过速中的尖端扭转性室性心动过速。39%的长 QT 综合征患者的家庭成员中 1 个也被发现有此疾病,而 60%的长 QT 综合征患者有阳性的心脏骤停病史或长 QT 综合征的家族史。另一型长 QT 综合征是由于某些药物(尤其抗心律失常药物和治疗精神病的药物)、电解质平衡紊乱、低温、毒性物质和中枢神经系统损害所引起的,可称为获得性长 QT 综合征。如果能够发现基础病因并予以纠正,可以避免发生尖端扭转性室性心动过速和猝死。

12.致心律失常性右心室发育不良

致心律失常性右心室发育不良(arhythmogenic right ventricular dysplasia,ARVD)的特点是右心室心肌组织被纤维脂肪组织所替换,临床上易发生猝死。许多患者发生猝死之前没有任何症状,往往由尸检结果做出诊断。ARVD 最常见于健康的青年运动员,也有家族性倾向,虽然 ARVD 可见于不同年龄的患者。一个尸检研究发现,尸检诊断为 ARVD 的患者中,有 29%的第一临床表现是猝死。另外 71%的患者,生前有心悸症状,26%在发生心脏骤停事件之前,至少曾有过一次原因不明的晕厥发作。

13.Brugada 综合征

1992 年发现在心脏结构正常,心电图以右束支阻滞伴 V$_1$～V$_3$ 导联的 ST 段抬高为特征,有晕厥发作或猝死的一个新综合征(Brugada),目前已被广泛称为 Brugada 综合征。这个综合征普遍存在,其发病率难以估计。在东南亚国家发现的较多,当地人称之为"睡眠中的死亡"。泰国和老挝地区,这个综合征每年每 10 000 人引起 4～10 例猝死。我国也有此综合征的散发病例报道。Brugada 综合征的诊断根据是幸存的心脏骤停病史,典型的 ST V_1～V_3 抬高,伴有或不伴有右束支阻滞和室性心动过速或心室颤动发作。不过,这个综合征有隐匿或间歇的形式,使得在一些患者诊断困难。Brugada 综合征是常染色体显性遗传形式的基因决定的病症,已确定了3种不同的突变。所有这 3 种突变影响了基因 SCN5A 决定的钠通道的结构和功能,从而影响心肌细胞的动作电位。最近的资料提示仅右心室外膜失去动作电位平台期,而心内膜动作电位平台仍然存在,是构成本综合征中所见的 ST 段抬高的基础。这种存在于右心室内膜和外膜的电不均质性,导致短配对间期的期前收缩,通过 2 相折返机制,促使室性心动过速或心室颤动发生。目前植入心律转复除颤器(ICD)是唯一有效地防止猝死的治疗措施。

(四)心脏性猝死的预防

据统计,大约有 1/4 的猝死患者在死亡当日有心绞痛、心悸、过度疲劳感或呼吸困难。因此,只要我们重视心脏性猝死早期出现的症状和体征,注意定期体检,认真做到早发现、早诊断、早治疗,就会取得较好的治疗效果,部分患者的生命是可以挽救的。

1.定期体检

应随时检查血压、血脂。因为血压过高不仅可诱发脑卒中而导致猝死,同时也会增加心脏猝死的危险。还应控制体重,如果超过标准体重20%,则冠心病突发的危险性增加 1 倍。无论心脏病患者还是身体健康的人,都应定期进行体检,特别是心脏有器质性病变,但症状不明显的中年人。

2.戒烟

吸烟的危害众所周知,吸烟者的冠心病发病率较不吸烟者高 3.6 倍,吸烟与其他危险因素如高血压、高胆固醇有协同作用,可以使冠心病的发病危险性成倍增加。

3.饮食结构要合理

平时应多吃含维生素 C 丰富的蔬菜水果和含纤维素多的食物,少吃胆固醇高和辛辣刺激性的食物,选择高蛋白质、易消化的食物如鱼、鸡肉、牛奶、大豆等。宜吃植物食用油如花生油、菜籽油、玉米油等,控制甜食,低盐饮食,用餐不宜过饱。预防大便秘结,以避免排便时腹压增加而诱发冠心病发作。

4.控制体重

防止肥胖。肥胖给心血管系统带来不利的负担,据研究资料显示,体重超重 5 kg,心脏的负担即增加 10%。

5.积极治疗原有的疾病

如高血压、冠心病等,以改善心功能,预防心肌梗死,防止猝死的发生。

6.避免精神过度紧张

脾气暴躁,导致血压波动剧烈,从而引发急性心肌梗死者屡见不鲜。要努力做到心胸宽广,情绪乐观,性格开朗,处事豁达,随遇而安。因精神紧张可使血压升高,心脏负担加重。精神过度紧张还会诱发心律失常,情绪激动很容易诱发冠心病等身心疾病,甚至还可以使已患有心血管疾病的老年人,发生心肌梗死等意外。因此要做好在紧张中调节情绪,自我放松。

7.生活要有规律

规律的生活起居包括:按时起床、定时进餐、适量锻炼、按时睡眠、适当休息、注意劳逸结合、保持良好的卫生习惯。

8.适量运动

适量的体育锻炼可以改善心血管功能,使身体的血液循环和微循环得到改善。步行是最简单而安全的运动。步行可以使心脏收缩加强,心跳加快,血流加速,冠状动脉的血流量增多,从而使身体适应步行运动的需要,这对心脏也是一种锻炼。

9.其他

防寒保暖、谨防感冒。保持大便通畅。

10.普及全民心脏复苏抢救知识,一旦发现猝死立即就地抢救。

(五)认真管理健康,防病事半功倍

我国专家提出的通过改变生活方式来预防猝死发生的观点,与目前欧美流行的通过健康管理来预防疾病的观点是完全一致的。就减少猝死发生而言,健康管理服务可以通过以下几个步骤来实现:①收集并跟踪反映个人的健康状况;②家族史;③膳食习惯(如谷类、肉类、干豆类以及咸菜、酒类等摄入情况);④生活方式(如吸烟、睡眠、体力活动、锻炼、精神及社会因素等);⑤体格检查;⑥实验室检查。

个人健康信息收集完成后,可通过疾病危险性评价模式进行分析计算,做出按病种的疾病危险性评价报告,了解个人患慢性病(包括心肌梗死)的危险性。一旦明确个人患病的危险性及疾病危险因素分析,即可对不同危险因素进行控制,采取行动来减少发病危险。

什么是健康管理?它是对个人或人群的健康危险因素进行全面管理的过程。其宗旨是调动个人和集体的积极性,有效利用有限的资源来达到最大的改善健康的效果。具体做法是:根据个人健康状况进行评价,并为个人提供有针对性的健康指导,使人们采取行动来改善健康。

(李　丹)

第五节　人工心脏起搏

人工心脏起搏是通过人工心脏起搏器或程序刺激器发放的人造脉冲电流刺激心脏,以带动心脏搏动的治疗方法。主要用于治疗缓慢的心律失常,也用于治疗快速的心律失常和诊断。心脏起搏术在治疗心律失常方面起重要作用,尤其是临时心脏起搏术在心血管病的急救中具有重要地位,对某些危重患者往往有起死回生的功效,已在临床上广泛应用。

一、临时性心脏起搏术

临时性心脏起搏术为非永久置入起搏电极的一种起搏方法。起搏电极放置时间一般在1～2周内,最长不超过1个月。脉冲发生器放置于身体外,达到治疗目的后即撤除起搏电极,如需继续起搏治疗则应植入永久性起搏器。

(一)适应证

1.治疗严重过缓性心律失常

包括:①莫氏Ⅱ型二度或完全性房室传导阻滞,心室逸搏率缓慢。②有症状的窦性心动过缓,窦性停搏或窦性心动过缓。③急性前壁心肌梗死伴完全性房室传导阻滞,均应进行预防性临时起搏。④急性下壁心肌梗死伴完全性房室传导阻滞、室率缓慢且耐受不良,发生低血压,充血

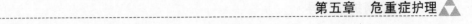

性心力衰竭或室性心律失常。⑤心动过缓诱发的尖端扭转性心动过速、室扑等。

2.保护性起搏

有心律失常或潜在性心律失常(窦房结或房室结功能障碍)的患者,需行大型手术、冠状动脉造影、冠状动脉成形术、心脏电除颤及应用某些抑制心脏药物时,予以临时心脏起搏,以防止发生心脏停搏的危险。

3.超速抑制

某些快速性心律失常如心房扑动、室上性心动过速和室性心动过速,采用超速起搏的方法,通过切断折返回路或使异位起搏灶被抑制而终止发作。

4.辅助诊断

(1)心电图负荷试验:用心房调搏方法(经食管或心腔内)使心跳加快,诱发心肌供血不足,达到与运动试验同样目的,尤适用于年老体弱或行动不便的患者。

(2)评价窦房结、房室结的功能:利用心房调搏的方法,测量窦房结恢复时间、窦房传导时间、交界区恢复时间及观察房室传导情况,以评价窦房结和房室结功能。

(3)电生理研究:如利用程序刺激测定传导系统各部位的不应期,房室传导及对预激综合征的诊断和分型等。

尽管临时起搏术有以上诸多适应证,临床上用于抢救还是多数,故无绝对禁忌证。

(二)操作前准备

1.临时起搏的设备

(1)静脉插管器械盘:包括一些基本器械,如刀片、穿刺针、注射器、持针器、缝皮针、缝线等。

(2)插管器械:血管扩张管、套管、导引钢丝等。

(3)起搏导管:最常用的5F、6F双极起搏导管,宜在透视下操作。带气囊的漂浮导管可在床边根据心腔内心电图定位。

(4)X线透视设备。

(5)具良好接地的心电图或心电监护仪、多导生理记录仪。

(6)临时起搏器。

(7)心脏除颤器及各种抢救药品。

2.患者准备

(1)向患者家属说明手术的必要性及可能发生的并发症,特别对危重患者术中可能发生的意外要加以说明,取得家属的同意并签字。

(2)持续检测心电图。

(3)静脉插管部位备皮,建立静脉通道。

(三)操作方法

临时起搏器的电极导管可经多种静脉途径插入,常用的有股静脉、锁骨下静脉、颈内静脉。一般用经皮作静脉穿刺法。经皮静脉穿刺有两种方法:第一种为导引钢丝、扩张法、套管法:首先局麻至皮下及其深层组织,用手术刀做一小切口,止血钳钝性分离皮下组织,或先行穿刺成功送入导引钢丝后再做切口与钝性分离。常用18号穿刺针穿刺静脉,进入静脉后注射器抽吸回血通畅,表明位于静脉管腔内。随后将导引钢丝经穿刺针送入血管腔内,而后撤除穿刺针。经导引钢丝送入扩张管和静脉鞘管,退出扩张管和导引钢丝后,起搏电极导管经鞘管推送至右心。第二种方法为直接套管法:采用薄壁带塑料外套管的特殊穿刺针并接上5 mL的注射器(内含2 mL生理盐水),按上述方法穿刺,确认进入静脉后,保持针头位置,将塑料套管沿针头插入静脉腔内,然后保留外套管而将针头和注射器拔去,最后将起搏电极导管通过外套管插入静脉,送达右心室,可靠起搏后将套管拔出。

(四)并发症

1.导管移位

为临时起搏最常见并发症。由于临时起搏导管头端呈柱状,没有主动性和被动性固定装置,不易嵌入肌小梁,故临时起搏导管常不如永久性导管稳固。紧急起搏时由于时间仓促,特别是采用盲目插管,稳定性更难掌握,极易发生脱位。当起搏脉冲不能夺获时可增加输出功率,感知失灵可提高灵敏度,如均告失败应重新安置电极。

2.心肌穿孔

由于塑料导管质地较硬,若患者心脏大,心肌薄,导管头端过分顶压或心内穿刺部位不正确,位置太高,可发生心肌穿孔,患者诉心前区疼痛,膈肌收缩,起搏中断或间歇性起搏,阈值升高,心前区闻及心包摩擦音,起搏心电图由左束支阻滞型变为右束支阻滞图形。超声心动图可见心包积液,X线显示导管头端伸出心影以外。这些均可成为心肌穿孔的临床依据。将导管头后撤至右心室腔重新调整电极位置,上述症状可消失,一般不会发生心包压塞以及其他严重后果。

3.导管断裂

因塑料导管质地硬,柔韧性差,故放置时间长和体位活动,可能发生导管不完全断裂,导致间歇性起搏或不起搏,需重新更换导管。

4.穿刺并发症

皮下血肿、气胸、血胸、气栓、血栓性静脉炎等均与静脉穿刺置入电极有关。一般注意操作规程即可避免。

5.心律失常

心腔内放置任何导管均可诱发心律失常。常见室性期前收缩,亦可发生室速、室扑、室颤等恶性心律失常。尤其在急性心肌梗死患者临时起搏过程中危险性更大。可静脉注射利多卡因等抗心律失常药物预防治疗。

6.感染

临时起搏导管一般留置时间最好不超过1～2周。一旦发生感染,起搏电极导管应尽快拔出并做细菌培养。针对病原菌选用抗生素治疗。如仍需临时起搏治疗,可在给予抗生素的同时,从另外的静脉途径插入新的起搏导管。

二、永久性埋藏式心脏起搏术

(一)适应证

(1)高度房室传导阻滞,特别是希氏束以内或以下的阻滞,伴有明显达到重要脏器供血不足症状者。

(2)仍有进展可能的室内三束支阻滞,特别是 HV 间期＞80 毫秒。

(3)窦房结功能障碍,心室率经常＜50 次/分,有明显症状。

(4)间歇发生长,R-R 间隔＞3 秒。

(5)颈动脉窦过敏所致反射性心室率过缓,有明显症状。

(6)采用其他治疗方法,需保持合理的心室率。

(7)以折返为机制的阵发性心动过速,特别是阵发性室上性心顶过速。

(二)暂不施行手术的情况

(1)周身性感染性疾病。

(2)感染性心内膜炎及败血症。

(3)局部化脓。

(4)出血性疾病有出血倾向。

(5)严重肝、肾功能障碍。

(6)严重心功能障碍。

(7)严重电解质紊乱、酸碱平衡失调。

(8)急性疾病的极重期。

(9)慢性疾病的临终期。

(10)未获患者同意。

(三)手术过程

(1)患者连接监测导线,做好护理措施。

(2)术者刷手,术野消毒,铺巾,透视机头包裹无菌布。

(3)静脉切开法:一般选用头静脉,头静脉沿着前臂桡侧向躯干部行走,穿入锁骨的胸骨部近端至胸大肌锁骨附着处,并延续至胸三角沟腋静脉末端。于三角肌和胸大肌之间的三角沟纵行,切开皮肤3~5 cm,钝性分离皮下组织和肌肉筋膜,在两肌肉的夹缝内镶嵌着薄薄的一层脂肪组织,头静脉即在此内。该处尚伴有一条小动脉和神经,局部应给予麻醉,小心分离,避免损伤神经致日后留下神经痛。头静脉粗细变化比较大,约有10%~15%的患者血管过细,不能插入导管。

(4)静脉穿刺法:如头静脉过细或找不到,可采用锁骨下静脉穿刺法。

(5)在透视下安放电极,心室电极置于右室心尖部,侧位观在前下方。心房电极如用翼状头者必须置于右心耳内,侧位观在前上方,正侧位观电极都随心跳而"左-右"摆动。如用螺旋电极者,不一定置于心耳内。

(6)测试:以心内电极为负极,皮下无干电极为正极,测试单极起搏指标。要求心室起搏电压阈值振幅<1 V,电流阈值<2 mA,心内R波振幅>5 mA,R波斜率>0.75 V/S,到连阻抗500~1 000 Ω。测试过程中指导患者做深呼吸、咳嗽、翻身动作,考验电极安置牢固与否。

(7)做皮下囊袋:起搏器应埋于胸大肌外,经锁骨下静脉穿刺放置电极者,在锁骨中段下缘做2~3 cm横切口,一个顺肩关节沟纵切,寻找头静脉;一个锁骨下横切口,埋起搏器。经颈静脉放置电极者,必须做两个切口。导线经皮下隧道引入起搏器囊袋内。囊袋做在胸大肌的肌外松软组织间隙,大小与起搏器配合,以皮肤张力勿大为度。

(8)将导线连接到起搏器上,按起搏器的接插方式固定牢靠。将起搏器塞进囊袋,电极面向外,多余的导线盘绕在起搏器的后面。心脏起搏时胸大肌没有激惹收缩。

(9)切口的皮下组织和表皮分两层缝合,包扎敷料,压以小沙袋,一周后拆线。

(四)护理

1.术前护理

(1)心理护理:接受心脏起搏器安置术的患者,大多有焦虑不安或畏惧等心理,这种心理主要是由于对安置心脏起搏器的基本知识不了解。因此,术前必须向患者介绍基本原理、手术目的、安置过程,说明患者的配合对手术成功的重要性,以消除患者心理上的压力,使其做好充分的思想准备,保持稳定的情绪,主动配合治疗。

(2)生命体征的监测:需要安装起搏器的患者,大多有严重的心脏病,有发生心脏骤停及各类心律失常的危险,因此,需要观察患者的生命体征,给予持续的心电监护,床边备好除颤仪及各类急救药品。

(3)注意切口皮肤情况:切口部位皮肤必须无感染、硬结、疤痕,术前常规备皮,保持术区的清洁干净,备皮时勿损伤局部皮肤,选择柔软的衣服,避免搔抓,防止皮肤感染。

(4)其他:常规描记心电图,核对起搏器外包装上标明的有效消毒日期。术前30分钟给予地西泮肌注,防止精神紧张和血管痉挛。

2.术中护理

(1)做好手术准备及术中监护:备好抢救药品及仪器,如抗心律失常药、呼吸及循环复苏药物、呼吸机、氧气、吸痰器、气管插管等,建立静脉通路,以保证当术中出现意外时可及时处理。做好心电监护,严密观察,出现异常情况及时通知手术医生采取抢救措施。

(2)心理支持:患者是在局麻下接受手术,术中处于清醒状态,仍有一些患者精神紧张,使交感神经兴奋,儿茶酚胺分泌增多,造成血压升高,可能诱发严重心律失常,甚至猝死。因此,术中我们应有意与患者交谈,运用鼓励安慰的语言,询问患者的反应,以减轻患者的心理反应。

3.术后护理

(1)伤口护理:穿刺点用0.5 kg沙袋压迫4～6小时,观察伤口有无渗血,可在相应部位重新加压包扎,每天换药时,注意观察伤口皮肤色泽、有无血肿形成。

(2)术后静脉滴注抗生素,并注意观察体温变化,连续测体温3天,每天4次,同时注意伤口有无感染现象。一般术后7～9天拆线。

(3)体位护理:手术后平抬入CCU,取平卧位或术侧卧位,动作轻柔不宜翻动体位,以免电极导管移位,24小时禁止翻身,协助其在床上大小便。过去是术后绝对卧床3～7天,随着起搏技术的迅速发展,电极的制造工艺有了很大改进,电极脱落的发生率较低,一般发生电极脱落现象是在术后24小时内。24小时后可在床上轻度活动,72小时后可在床边轻度活动,不要过度向前弯腰,避免用力搓擦,避免用力上举术侧手臂,避免突然弯腰、甩手、振臂等动作。

(4)心电监护:术后心电监护36～48小时,严密观察起搏心电图,观察起搏的感知和起搏功能,并每天描记全导联心电图1次,尤其注意观察是否为有效起搏心律,以便尽早发现电极移位。

(5)饮食护理:进食高蛋白、高维生素、富含纤维素、清淡易消化的食物,以增加机体抵抗力,促进伤口愈合,多食蔬菜、水果,保持大便通畅,排便勿用力。用吸管饮水,避免发生呛咳。

(6)生活护理:卧床期间应保持床单位和皮肤清洁,防止感冒受凉。年龄较大者,要注意活动双下肢,以防止发生血栓及下肢皮肤溃疡。

(五)自我护理

(1)安装起搏器后应务必注意内衣穿着要柔软、宽松,术后1个月内头、颈、右上肢应少活动,并避免深呼吸、用力咳嗽、打喷嚏和心前区撞击等。勿用安装起搏器侧手提取重物,以防电极移位。

(2)术后6周即可从事一般家务劳动和日常工作,并可进行力所能及的活动,如:散步、远足、旅游、钓鱼、打保龄球等。

(3)请随身携带病情记录卡(卡上记有您的姓名、年龄、疾病、家庭住址、电话、起搏器型号、安装日期、安装起搏器医院、随访医生姓名等),以备应急处理。

（4）可乘坐飞机，但要随身携带起搏器安装证，以便登机时顺利通过金属检测仪的检查。

（5）应避免接近和接触汽车发动机、摩托车、电动剃须刀、有故障的电动机、不接地线的电器设备（如微波炉）等，不使用电热毯、电按摩器、电烙铁等，禁止做磁共振检查，以免强大的磁场及高压电流干扰起搏器的功能。接手机、小灵通等移动电话时要将话筒置于装起搏器的另一侧，并距离起搏器 15 cm 以外。

（6）经常自数脉搏，若脉搏小于设置频率或安装起搏器后又出现安装前的症状，如头昏、晕倒等，可能为起搏器功能障碍，应立即与随访医生取得联系并及时就诊。

（7）电池消耗会使起搏脉冲减慢，应缩短复查间隔，以便在医生的指导下及时更换电池。

（8）定期随访安装起搏器后半年每月来医院复查心电图等 1 次，以后每 2～3 个月 1 次，一年以后 6 个月 1 次，接近起搏器寿限后期应每月或每周 1 次。

（六）更换指征

（1）起搏器出现各种故障，不能用无创性方式解决者，属于故障性更换。

（2）起搏器电源耗竭，如符合设计要求，属于自然寿限更换。

（3）电源耗竭的更换指标，各类起搏器有其规定标准，应掌握起搏器的特殊性。但日常工作中有些共性的标准，最重要的是起搏频率减慢，若起搏频率减慢 10%，就需更换。其次为脉宽增加，按需功能丧失等。

三、心脏电复律

心脏电复律是用直流电脉冲作用于心脏，使室性及室上性快速心律失常转变为窦性心律的方法，是心律失常治疗的重大突破。本法于 1962 年发明以来，在临床上广泛应用，经过不断改进和完善，已发展成一项相当成熟的技术。根据直流电的发放与心电图上的 QRS 波群是否同步可分为同步直流电复律及非同步直流电复律。前者用于治疗 QRS 波和 T 波清晰可辨的室性及室上性心律失常；非同步直流电复律即电除颤，用于 QRS 波和 T 波分辨不清或不存在时，如部分室速或室颤。依电极接触的部位不同，电复律可分为直接开胸电复律和间接经胸壁电复律。前者仅于开胸心脏手术时偶然使用。近年来出现的植入型自动复律除颤器（AICD）具有抗心动过速起搏、电复律和支持起搏等功能，从广义讲也属于电复律的范畴，但设备植入后其抗心律失常作用即自动完成。因此，本节主要阐述间接经胸壁电复律。

（一）适应证

1.同步电复律

包括：①慢性心房扑动。②伴有下述情况的心房颤动：病程在 1 年以内；左房直径＜50 mm；心室率快、药物治疗无效；二尖瓣病变已矫治 6 周以上；甲状腺功能亢进已得到控制；预激综合征并快速房颤。③非洋地黄中毒引起的室上性心动过速，刺激迷走神经或抗心律失常药物治疗无效。④室性心动过速，抗心律失常药物治疗无效或伴有血流动力学紊乱。

2.非同步电复律

包括：①快速室性心动过速伴血流动力学紊乱、QRS 波增宽不能与 T 波区别者；②心室扑动；③心室颤动。

（二）禁忌证

1.绝对禁忌证

包括：①洋地黄中毒引起的心律失常；②室上性心律失常伴完全性房室传导阻滞；③病态窦

房结综合征中的快速性心律失常;④电复律后使用药物无法维持窦性心律、房颤复发或不能耐受药物维持者。

2.相对禁忌证

包括:①电复律成功机会少或复发机会多的情况。病程>1年的慢性房颤,尤其是发生于风湿性心脏病二尖瓣狭窄或关闭不全者;左房直径>50 mm;房颤伴左室明显扩大和充血性心力衰竭;心脏手术或手术后诱发的房颤;活动性心包疾病或心肌炎;失代偿性肺疾病;甲状腺功能亢进。②存在诱发潜在的更严重心律失常的情况。酸碱平衡失调或电解质紊乱(低钾、低镁);血洋地黄浓度高,尤其是合并电解质紊乱时。

(三)操作步骤

1.同步电复律

(1)备齐用物:除颤器、导电膏或盐水纱布、药品、氧气、心电监护仪等。

(2)向患者家属说明病情及除颤事宜,征得患者家属同意。

(3)将患者去枕平卧于木板床上,充分吸氧5～10分钟(最好用面罩吸氧),以保证足够的血氧分压,避免因心肌缺氧而诱发心室颤动,并做好气管插管及复苏的准备。检查并除去金属及导电物质,松解衣扣,暴露胸部。

(4)连接心电监护,用R波最高的导联监测心电图,检查复律器的同步性能,确认同步标记在R波中或稍后。电极片粘贴牢固以减少信号噪声和干扰。

(5)能量选择:按要求确定合适的除颤能量。首次选择150 J,方法:可通过位于除颤仪前面板上或锁骨下电极板手柄上的一对上下按键改变除颤能量,并在观察屏幕上显示。

(6)缓慢静脉注射地西泮15～20 mg,同时令患者从100开始倒计数,当患者数错或混淆不清时按规定位置正确放置电极板,适当加压使其与皮肤紧密接触,在患者呼气末放电。

(7)放电后立刻听诊心脏并记录心电图,监测血压和心电图2～4小时,发现异常及时纠正。如病情不稳定,应继续观察,有条件时应持续监护8小时。

(8)关电源、用纱布擦净患者皮肤,擦净电极板,整理用物。

2.非同步电复律(电除颤)

(1)接通电源。

(2)选择非同步。

(3)涂导电糊或包盐水纱布。

(4)充电200 J开始。

(5)两电极分别放置在心尖部和心底部。

(6)确保周围人员绝缘时放电。

(7)观察心电监护上是否复跳。

(8)若未复跳立即胸外心脏按压,间隔2分钟后再予除颤。

3.操作注意事项

(1)患者、医务人员要绝缘。

(2)电极放置部位正确,与皮肤接触紧密,防止漏电。

(3)电量选择合适。

4.质量要求

熟悉机器性能;操作熟练,动作敏捷,符合抢救需要;电击部位准确,有效、安全。

(四)近代除颤观点

建议早期除颤,早期除颤对心脏骤停者至关重要,理由是电除颤的时机是治疗室颤的决定因素,每延迟 1 分钟,复苏成功率下降 7％～10％,在心脏骤停发生 1 分钟内进行除颤,患者存活率达 90％,3 分钟内除颤,70％～80％恢复心跳,而 5 分钟后,则下降到 50％左右,第 7 分钟约 30％,9～11 分钟后约 10％,超过 12 分钟,则只有 2％～5％,推荐电除颤的时机:发现心脏骤停或室颤 2 分钟内立即除颤,疗效较好。并建议对心脏骤停者使用电击除颤,院外 5 分钟内、院内 3 分钟内完成,只要条件具备,可盲目除颤。

提倡普及公众除颤,所有需要承担 CPR 的急救人员,均应接受除颤器的操作培训,除急救专业人员外,还应对实施 CPR 的群众救助者进行培训,包括警察、消防队员、保安人员、海员及其他工作人员,并在心脏骤停发生概率大的地方配置除颤设备。

2000 年 8 月 15 日,美国心脏协会颁布了新的心肺复苏与心血管急救指南 2000,新指南强调了早期除颤并把普及公众除颤作为今后 5～10 年内的发展目标。

(五)电复律并发症的预防与处理

1.皮肤烧伤

电极板与皮肤间的电阻过大或产生电弧是造成皮肤烧伤的原因。预防的方法是清除电极板接触部位皮肤上一切能产生电阻的物质,如衣服、监护电极、硝酸甘油油膏等;电极板上充分、均匀地涂上导电糊并适当加压使其贴紧患者胸表面以减小胸壁阻抗。当出现皮肤烧伤时可按一般烧伤处理。

2.低血压

3％～4％的患者电复律后可出现低血压。择期电复律的患者,因术前禁食,可能造成血容量相对不足,必须静脉补液。一旦出现低血压,应令患者卧床,进一步补足血容量,经上述处理多能纠正。如血压下降比较明显,持续时间较长,经上述处理未能纠正,则可适当使用多巴胺等药物。

3.心肌细胞损伤

电复律引起心肌细胞损伤较少见,表现为心电图 ST-T 改变和心肌酶水平升高,反复使用高能量复律者较易发生。临床上应该注意,多次低能量放电对心肌的损伤比一次或几次总能量相同的高能量放电小。电复律后暂时性的 ST 段抬高可能与最大电流通过的部位局部心肌持续性除极有关,并不反映心肌损伤或冠脉痉挛,无须处理。但如 ST 段抬高持续时间长,心肌酶升高明显,则常提示心肌损伤,此时应监测心律失常及心力衰竭并给予营养心肌治疗。

4.心律失常

窦房结功能不良者可出现交界区或心室逸搏,心脏停搏很少发生,低氧血症、复律前给药过多、能量过高或存在病态窦房结综合征是诱发因素,应予避免。偶然也可诱发室颤,可能与同步不良、洋地黄过量和电解质紊乱的情况下选用能量过高或严重心脏病有关。多数情况下复律后心律失常不需特殊处理。如心动过缓导致血流动力学紊乱可用阿托品或异丙肾上腺素治疗,极少情况下需要安装临时起搏器。快速室性心律失常可给予利多卡因、苯妥英钠和纠正电解质紊乱,如发生持续性室性心动过速或室颤,则须再次电复律。

5.体循环或肺循环栓塞

发生率为 1％～2％,下述情况应特别警惕栓塞的发生:房颤持续 7 天以上,二尖瓣狭窄伴巨大左房,瓣膜置换术后,心肌病,充血性心力衰竭和心肌梗死后室壁瘤形成。择期电复律遇上述情况时,应先进行超声心动图检查,经食管超声心动图对发现左房内血栓更加有效。一旦发生栓塞应及时进行抗凝治疗。近年发现,心房顿抑是栓塞的重要原因之一,持续 6 周以上的房颤,心房顿抑可持续达 1 个月。因此,复律后最好使用阿司匹林 1 个月,以防血栓形成及栓塞。

6.肺水肿

发生率 1%～2%,其确切机制尚不清楚,诱因可能包括肺动脉栓塞和电刺激抑制左室功能,以支持治疗为主。

(六)护理

(1)继续观察心率、心律、呼吸、血压、面色、肢体情况及有无栓塞表现,随时做好记录。术前抗凝治疗者。术后仍需给药,并做抗凝血监护。

(2)卧床休息 1～2 天,给予高热量,高维生素,易消化饮食,保持大便通畅。

(3)房颤复律后,继续服用药物维持,并观察药效及不良反应。

(4)保健指导。向患者说明诱发因素,如过度劳累、情绪激动等,防止复发。

(七)展望

目前电复律已成为治疗心律失常的一种重要手段,其操作也已标准化,但仍有不少问题需进一步研究和探索。今后的发展可能有如下几个方向。

1.经静脉电极导管心内复律

目前,国外已将本技术用于转复心房颤动。具体做法是从股静脉置入电极导管,电极的放置有右心房-左肺动脉,右心房-冠状窦等形式。这种经静脉心内电复律具有所需能量低、成功率高、安全等优点,应用前景广阔。

2.植入型自动复律除颤器(AICD)的更广泛应用

目前 AICD 主要用于自动转复室性心动过速或室颤,是心脏性猝死的有效防治手段。但由于设备昂贵及电池使用寿命有限,限制了其临床应用。随着技术的不断进步及售价的不断降低,其临床应用必将日益广泛。

3.自动体外除颤器

目前已生产出自动体外除颤器,这种除颤器内装有自动体外除颤提示系统,能自动识别室颤,自动充电、放电。它的问世使院前急救实现了对心脏骤停患者进行"早期除颤"治疗。预计这种设备将在救护车及各种公共场所广泛配备及应用,对恶性心律失常患者的安全转运及院前心脏骤停的救治起到重要的作用。

4.除颤能量的自动选择

为了仔细选择适合每个患者的除颤能量,将来的除颤器可带有自动检测胸壁阻抗并根据不同的心律失常选择能量的系统,以达到用较小能量成功复律,减少机体损伤的目的。

（李　丹）

第六节　急性肝功能衰竭

一、概述

急性肝功能衰竭是多种原因引起肝细胞缺血或坏死而导致肝功能严重受损,机体代谢功能发生紊乱,短时间内出现的严重临床综合征。常见原因为肝炎及肝硬化,也见于细菌、病毒感染、毒物中毒、药物性肝损伤、酒精性肝损害、妊娠急性脂肪肝等。

二、病情观察与评估

(1)监测生命体征,观察有无发热、心率增快、血压降低等表现。

(2)观察有无黄疸、乏力和食欲缺乏等黄疸型肝炎的表现;有无尿色加深,皮肤、黏膜及巩膜黄染。

(3)观察有无因腹水及内毒素导致肠麻痹而引起的腹胀。

(4)观察有无皮下出血、瘀点、瘀斑、鼻出血、黏膜出血等表现。

(5)观察患者有无行为或性格改变、辨向力或计算能力下降、兴奋或嗜睡等。

(6)观察有无少尿或无尿,肌酐或尿素氮升高等氮质血症表现。

(7)评估有无因意识障碍导致跌倒(坠床)的危险。

(8)评估有无因活动受限、低蛋白血症、水肿、腹水等导致压疮的危险。

三、护理措施

(一)卧位与休息
卧床休息,取半卧位。

(二)饮食护理
低盐、高糖、高维生素、易消化的流食或半流食,禁食蛋白质,以碳水化合物为主。禁食粗糙、干硬食物防止消化道出血。

(三)用药护理
(1)治疗中有利尿剂、清蛋白、血浆时,先输清蛋白和血浆提高胶体渗透压,再予以利尿剂提高利尿效果。

(2)凝血因子要及时快速输入。

(3)尽量避免使用镇静药物或大剂量利尿剂。

(四)记录出入量
严重腹水患者限制液体入量,每天测量腹围和体重,记录 24 小时出入量。

(五)感染监测
监测体温、白细胞、降钙素原、肺部 X 片变化,及早发现并处理感染征象,减少侵入性操作,严格遵循无菌技术原则。

(六)监测重要化验结果
监测出凝血时间、血常规、肝功能、肾功能、电解质,保持水、电解质酸碱平衡。

(七)人工肝治疗护理
(1)治疗前了解患者病史、病程时间,肝、肾功能,特别是总胆红素、凝血酶原时间、血型、有无出血史、血小板计数,有无肝昏迷前期表现等,做到心中有数,以利治疗时的观察。

(2)对血浆有过敏史者,治疗前预防性抗过敏治疗,可减少治疗中过敏的危险性,避免因过敏而造成治疗中断。具有高过敏体质患者可选用胆红素吸附治疗。

(3)治疗过程中监测体温、脉搏、呼吸、血压、心率,发现异常及时处理。

(4)治疗结束后复测生化检验指标,观察疗效。

(5)妥善固定和维护血管通路,预防导管脱落和感染。

(八)跌倒(坠床)预防

(1)患者出现精神或行为异常时专人守护,使用双侧床栏,必要时实施适当保护性约束,避免跌倒(坠床)。

(2)给活动移位困难的患者提供适当辅具,如厕时护理人员全程陪伴,移动时使用移位固定带辅助,避免跌倒(坠床)。

(九)压疮预防

(1)卧床患者保持床褥清洁、平整、干燥。至少每2小时翻身一次,使用高规格弹性泡沫床垫,可延长至每4小时翻身一次,避免推、拖、拉、拽等动作。坐位患者每15~30分钟减压15~30秒。

(2)为低蛋白血症、水肿患者制定营养干预计划,保证其摄入平衡膳食/营养补充制剂,必要时提供肠外肠内营养支持。

(3)保持皮肤清洁、干燥,使用清水或pH为中性的皮肤清洁剂,易受浸渍处使用皮肤保护膜,不可用力擦洗或按摩骨隆突部位皮肤,热装置不直接接触皮肤。

四、健康指导

(1)告知患者不要用手指挖鼻或用牙签剔牙、不用硬牙刷刷牙,注射后局部至少压迫10~15分钟,避免出血。

(2)告知患者避免劳累、暴饮暴食、饮酒、服用肝损害药物等诱发因素。

(3)指导患者出院后应全休1~3个月,第一个月每半个月复查相关指标1次,以后每1~2个月复查1次,半年后每3~6个月复查1次。病情稳定后可适当工作,避免重体力劳动或剧烈运动,肝功能正常3个月以上可恢复工作,但仍需定期复查。

(4)告知患者若出现胃部不适、呕吐、黑便、皮肤出血点等出血症状,或患者出现异常兴奋、定向力减退、行为异常等肝性脑病先兆时,及时就诊。

(李　丹)

第七节　多器官功能障碍综合征

多器官功能障碍综合征(multiple organ dysfunction syndrome,MODS)是指在严重创伤、感染和休克时,原无器官功能障碍的患者同时或者在短时间内相继出现两个以上器官系统的功能障碍以致机体内环境的稳定必须靠临床干预才能维持的综合征。

MODS的原发致病因素是急性而继发受损器官可在远隔原发伤部位,不能将慢性疾病、组织器官退化、机体失代偿时归属其中。常呈序惯性器官受累,致病因素与发生MODS必须>24小时。发生MODS前,机体器官功能基本正常,功能损害呈可逆性,一旦发病机制阻断、及时救治,器官功能有望恢复。

一、病因

(一)严重创伤

严重创伤是诱发 MODS 的常见因素之一,主要见于复合伤、多发伤、战地伤、烧伤及大手术创伤,并由此可引起心、肺、肝、肾、造血系统、消化道等多个组织器官系统的功能障碍。

(二)休克

各种原因导致的休克是引起 MODS 的重要发病因素,尤其是出血性休克和感染性休克更易引发 MODS。休克过程中机体各重要器官血流不足而呈低灌注状态,引起广泛性全身组织缺氧、缺血,代谢产物蓄积,影响细胞代谢、损害器官的功能,最后导致 MODS。

(三)严重感染

严重感染是引发 MODS 的最主要因素之一,尤其是腹腔感染,是诱发 MODS 的重要原因。据相关资料统计,腹腔感染在多种 MODS 致病因素中占首位。其中革兰阴性杆菌占大多数,如腹腔内脓肿、急性化脓性阑尾炎、急性坏死性胰腺炎、急性腹膜炎、急性胆囊炎等更易导致 MODS 的发生。有报道 MODS 患者 69%~75% 的病因与感染有关。

(四)医源性因素

医源性因素也是造成 MODS 的一个重要因素。尤其是急危重症患者,病情错综复杂,如治疗措施应用不当,对脏器容易造成不必要的损伤而引发 MODS。较常见的因素如下。

(1)长时间(>6 小时)高浓度给氧可破坏肺表面活性物质,损害肺血管内皮细胞。

(2)大量输血、输液可导致急性肺水肿、急性左心功能不全。

(3)药物使用不当可导致肝、肾等重要脏器功能障碍。

(4)不适当的人工机械通气可造成心肺功能障碍。

(5)血液吸附或血液透析造成的不均衡综合征、出血和血小板减少。

(五)心搏、呼吸骤停

心搏、呼吸骤停致使机体各重要脏器严重缺血、缺氧,若能在短时间内得到有效及时的抢救,复苏成功后,血流动力学改善,各大器官恢复灌流,形成"缺血-再灌注",但同时也可能引发"再灌注"损伤,导致 MODS。

二、临床表现

MODS 多以某一器官功能受损开始发病,并序贯地影响到其他器官,由于首先受累器官的不同及受累器官组合的不同,因此,其临床表现也不尽相同,下面将各器官受累时的主要表现分别介绍(表 5-5)。

表 5-5　MODS 的临床表现

项目	休克	复苏	高分解代谢	MOF
全身情况	萎靡、不安	差、烦躁	很差	终末
循环	需输液	依赖容量	CO↓,休克	药物依赖
呼吸	气促	呼碱低氧	ARDS	O_2↓,CO_2↑
肾脏	少尿	氮↑	氮↑,需透析	恶化
胃肠	胀气	摄食↓	应激性溃疡	功能紊乱

项目	休克	复苏	高分解代谢	MOF
肝脏	肝功能轻度↓	中度↓	严重↓	衰竭
代谢	血糖↑需胰岛素	高分解代谢	代谢性酸中毒,血糖↑	肌萎缩,酸中毒
CNS	模糊	嗜睡	昏迷	深昏迷
血液	轻度异常	BPC↓,WBC↑	凝血异常	DIC

(一)心脏

心脏的主要功能是泵功能,并推动血液在体内进行周而复始的循环,无论是心脏发生继发性损伤或原发性损伤都能够引起泵功能障碍,从而引起急性心功能不全,主要临床特征表现为急性肺循环淤血和供血不足。

急性心功能不全可概括为急性右心功能不全和急性左心功能不全,临床上急性右心功能不全极为少见,因此一般急性心功能不全即泛指急性左心功能不全,临床上最常见的是急性左心室功能不全。临床症状及体征表现如下。

1.呼吸困难

按诱发呼吸困难急性程度的不同又可分为劳力性呼吸困难、夜间阵发性呼吸困难和端坐呼吸,而端坐呼吸和夜间阵发性呼吸困难是急性左心功能不全早期或急性发作时的典型表现之一,必须给予高度重视。

2.咳嗽与咯血

急性心功能不全引起的咳嗽主要特征为无其他原因可解释的刺激性干咳,尤以平卧或活动时为明显,半卧位或坐起及休息时咳嗽可缓解。若发生肺水肿时可见大量白色或粉红色泡沫样痰,严重者可发生咯血。

心排血量急剧下降是严重急性左心功能不全可引起的病变,从而引起心源性晕厥、心源性休克及心搏骤停。

(二)呼吸功能

临床特征表现为发绀和呼吸困难,血气分析检查常呈现为低氧血症。严重者可出现急性呼吸窘迫综合征(ARDS)或急性呼吸功能不全。ARDS 是 MODS 常伴发的一种临床表现,其病理改变为急性非心源性肺水肿。临床特点如下。

(1)起病急,呼吸极度困难,经鼻导管高流量吸氧不能缓解。

(2)呼吸频率加快,常超过每分钟 28 次,并进行性加快,严重者可达每分钟 60 次以上,患者所有呼吸肌都参与了呼吸运动,仍不能满足呼吸对氧的需求而呈现为窘迫呼吸。

(3)血气分析呈现为 $PO_2 < 8.0$ kPa(60 mmHg),并呈进行性下降,高流量氧疗也难以使 PO_2 提高,而必须采用人工机械通气。

(三)肝

当肝脏功能遭到严重损害时,临床表现为肝细胞性黄疸,巩膜、皮服黄染,尿色加深呈豆油样,血清生化检查显示:总胆红素升高(直接胆红素与间接胆红素均升高)并伴有肝脏酶学水平升高,同时 ALT、AST、LDH 均大于正常值的 2 倍以上,还可伴有清蛋白含量、血清总蛋白下降及凝血因子减少,既往有肝病史者或病情严重者即可发生肝性脑病。

(四)肾

在急危重症的抢救过程中,多种原因都可能造成肾小管功能受损或急性肾小球功能受损,从而引起急性肾功能不全,其临床表现主要为氮质血症、少尿、无尿和水、电解质及酸碱平衡失调。当发生急性肾功能不全后,常易导致病情急剧进展或明显恶化,在以各种原因所导致的休克为MODS 的原发病变时,肾功能不全也可能为最早的表现。

(五)胃肠道

各种原因引起的胃肠黏膜缺血及病变、治疗过程中的应激,导致的胃泌素与肾上腺皮质激素分泌增加,而导致胃黏膜病变,引起消化道大出血;或者其他因素所致的胃肠道蠕动减弱,从而发生胃肠麻痹。

(六)凝血功能

毛细血管床开放,血流缓慢或淤积,致使凝血系统被激活,引起微循环内广泛形成微血栓,导致弥散性血管内凝血可由任何原因所致的组织微循环功能障碍造成。进一步使大量凝血因子和血小板被消耗,引发全身组织发生广泛出血。临床常表现为黏膜、皮肤形成花斑,皮下出血,注射部位或手术切口、创面自发性弥漫性渗血,术后引流管内出血量增多,严重者内脏器官也发生出血。化验检查可见血浆蛋白原含量降低,纤维组织蛋白原降解产物增加,血小板计数呈进行性减少,凝血酶原时间延长。

(七)脑

由于危重病病变发生发展过程中的多种因素影响而使脑组织发生缺血、缺氧和水肿,从而在临床上引起患者意识障碍。如出现淡漠、烦躁、自制力和定向力下降,对外界环境、自己及亲人不能确认,甚至出现嗜睡、昏睡、昏迷。同时常伴有瞳孔、出现神经系统的病理反射及呼吸病理性变化等。

三、护理

(一)一般护理

1.饮食护理

MODS 患者机体常处于全身炎性反应高代谢状态,机体消耗极度升高,免疫功能受损,内环境紊乱,因此保证营养供应至关重要。根据病情选择进食方式,尽量经口进食,必要时给予管饲或静脉营养,管饲时注意营养液的温度及速度,避免误吸及潴留。

(1)肠道营养:根据患者病情选择管饲途径:口胃管、鼻胃管、鼻肠管、胃造口管、空肠造瘘等。

(2)肠外营养:根据患者病情给予不同成分的 TPN 治疗。

2.环境管理

病室清洁安静,最好住单人房间,室内每天消毒1次。

3.心理护理

因患者起病突然、病情严重,容易恐惧,护士耐心解释疾病发生发展的原因,帮助患者树立信心并取得积极配合,保证患者情绪稳定。

(二)重症护理

1.病情观察

全面观察,及早发现、预防各器官功能不全征象。

(1)循环系统:血压,心率及心律,CVP,PCWP 的监测,严格记录出入液量。

(2)呼吸系统:呼吸频率及节律,动脉血气分析,经皮血氧饱和度的监测。

(3)肾功能监测:监测尿量,计算肌酐清除率,规范使用抗生素,避免使用肾毒性强的药物,必要时行 CRRT 治疗。

(4)神经系统:观察患者的意识状态、神志、瞳孔、反应等的变化。

(5)定时检测肝功能,注意保肝,必要时行人工肝治疗。加强血糖监测。

(6)肠道功能监测与支持:根据医嘱正确给予营养支持,合理使用肠道动力药物,保持肠道通畅。

(7)观察末梢温度和皮肤色泽。

2.各脏器功能的护理

(1)呼吸功能的护理:加强呼吸道的湿化与管理,合理湿化,建立人工气道患者及时吸痰。根据患者病情,及时稳定脱机。多次进行机械通气、病情反复的患者,对脱机存在恐惧感,得知要脱机即表现为紧张、恐惧,这种情绪将影响患者的正常生理功能,如产生呼吸、心率加快、血压升高等,影响脱机的实施。需对患者实施有效的心理护理。

(2)循环功能的护理:MODS 患者在抢救治疗过程中,循环系统不稳定,血压波动大且变化迅速,需通过有创动脉测压及时可靠准确的连续提供动脉血压,为及时发现病情变化并给治疗提供可靠的资料。同时注意观察患者痰液色质量,及时发现心力衰竭早期表现。严格控制出入液量。

(3)肝、肾功能的护理:注意肝、肾功能化验指标的变化,严密监测尿量、尿色、尿比重,保持水、电解质平衡。避免使用肝肾毒性药物。维持血容量及血压,保证和改善肾脏血流灌注。严重衰竭患者及时采用连续血液净化治疗。

(4)胃肠道功能的护理:应激性溃疡出血是 MODS 常见的胃肠功能衰竭症状,早期进行胃肠道内营养,补充能量,促进胃肠蠕动的恢复,维持菌群平衡,保护胃黏膜。观察患者是否存在腹胀,及时听诊肠鸣音,观察腹部体征的变化。患者发生恶心、呕吐时及时清理呕吐物,避免误吸。发生腹泻时,及时清理,保持床单位清洁,观察大便性状、色质量,留取异常大便标本并及时送检。

3.药物治疗的护理

(1)根据医嘱补液,为避免发生肺水肿,可在 PCWP 及 CVP 指导下调整补液量及速度。

(2)按常规使用血管活性药物。

(3)血压过低时不可使用利尿剂,用后观察尿量变化。

(4)使用制酸剂和胃黏膜保护剂后,要监测胃液 pH。

(5)观察要点:持续心电监护,监测体温。

(李 丹)

第八节 糖尿病酮症酸中毒

糖尿病酮症酸中毒(DKA)为最常见的糖尿病急症,是由于体内胰岛素缺乏引起的以高血糖、高血酮和代谢性酸中毒为主要表现的临床综合征。当代谢紊乱发展至脂肪分解加速、血清酮体积聚超过正常水平时称为酮血症,尿酮体排出增多称为酮尿,临床上统称为酮症。当酮酸积聚而发生代谢性酸中毒时称为酮症酸中毒,常见于 1 型糖尿病患者或 β 细胞功能较差的 2 型糖尿病患者伴应激时。

一、病因

DKA 发生在有糖尿病基础,在某些诱因作用下发病。DKA 多见于年轻人,1 型糖尿病易发,2 型糖尿病可在某些应激情况下发生。发病过程大致可分为代偿性酮症酸中毒与失代偿性酮症酸中毒 2 个阶段。诱发 DKA 的原因如下。

(一)急性感染

以呼吸、泌尿、胃肠道和皮肤的感染最为常见。伴有呕吐的感染更易诱发急性感染。

(二)胰岛素和药物治疗中断

胰岛素和药物治疗中断是诱发 DKA 的重要因素,特别是胰岛素治疗中断。有时也可因体内产生胰岛素抗体致使胰岛素的作用降低而诱发。

(三)应激状态

糖尿病患者出现精神创伤、紧张或过度劳累、外伤、手术、麻醉、分娩、脑血管意外、急性心肌梗死等。

(四)饮食失调或胃肠疾病

严重呕吐、腹泻、厌食、高热等导致严重失水,过量进食含糖或脂肪多的食物,酗酒,或每天糖类摄入过少(<100 g)时。

(五)不明病因

发生 DKA 时往往有几种诱因同时存在,但部分患者可能找不到明显诱因。

二、发病机制

主要病理基础为胰岛素相对或绝对不足、拮抗胰岛素的激素(胰高血糖素、皮质醇、儿茶酚胺类、生长激素)增加以及严重失水等,因此产生糖代谢紊乱,血糖不能正常利用,导致血糖增高、脂肪分解增加、血酮增高和继发性酸中毒与水、电解质平衡失调等一系列改变。本病发病机制中各种胰岛素拮抗激素相对或绝对增多起重要作用。

(一)脂肪分解增加、血酮增高与代谢性酸中毒的出现

DAK 患者脂肪分解的主要原因:①胰岛素的严重缺乏,不能抑制脂肪分解。②糖利用障碍,机体代偿性脂肪动员增加。③生长激素、胰高血糖素和糖皮质激素的作用增强,促进脂肪的分解。此时因脂肪动员和分解加速,大量脂肪酸在肝经 β 氧化生成乙酰辅酶 A。正常状态下的乙酰辅酶 A 主要与草酰乙酸结合后进入三羧酸循环。DAK 时,由于草酰乙酸的不足,使大量堆积的乙酰辅酶 A 不能进入三羧酸循环,加上脂肪合成受抑制,使之缩合为乙酰乙酸,再转化为 β-羟丁酸、丙酮,三者总称为酮体。与此同时,胰岛素的拮抗激素作用增强,也成为加速脂肪分解和酮体生成的另一个主要方面。在糖、脂代谢紊乱的同时,蛋白质的分解过程加强,出现负氮平衡,血中生酮氨基酸增加,生糖氨基酸减少,这在促进酮血症的发展中也起了重要作用。当肝内产生的酮体量超过了周围组织的氧化能力时,便引起高酮血症。

病情进一步恶化将引起:①组织分解加速。②毛细血管扩张和通透性增加,影响循环的正常灌注。③抑制组织的氧利用。④先出现代偿性通气增强,继而 pH 下降,当 pH<7.2 时,刺激呼吸中枢引起深快呼吸(Kussmaul 呼吸),pH<7.0 时,可导致呼吸中枢麻痹,呼吸减慢。

(二)胰岛素严重缺乏、拮抗激素增高及严重脱水

当胰岛素严重缺乏和拮抗激素增高情况下,糖利用障碍,糖原分解和异生作用加强,血糖显

著增高,可超过 19.25 mmol/L,继而引起细胞外高渗状态,使细胞内水分外移,引起稀释性低钠。一般来说,血糖每升高 5.6 mmol/L,血浆渗量增加 5.5 mmol/L,血钠下降 2.7 mmol/L。此时,增高的血糖由肾小球滤过时,可比正常的滤过率[5.8~11 mmol/(L·min)]高出 5~10 倍,大大超过了近端肾小管回吸收糖[16.7~27.8 mmol/(L·min)]的能力,多余的糖由肾排出,带走大量水分和电解质,这种渗透性利尿作用必然使有效血容量下降,机体处于脱水状态。此外,由此而引起的机体蛋白质、脂肪过度分解产物(如尿素氮、酮体、硫酸、磷酸)从肺、肾排出,同时厌食、呕吐等症状,都可加重脱水的进程。在脱水状态下的机体,胰岛素利用下降与反调节激素效应增强的趋势又必将进一步发展。这种恶性循环若不能有效控制,必然引起内环境的严重紊乱。

(三)电解质失衡

因渗透性利尿作用,从肾排出大量水分的同时也丢失 K^+、Na^+ 和 Cl^- 等离子。血钠在初期可由于细胞内液外移和排出增多而引起稀释性低钠,但若失水超过失钠程度,血钠也可增高。血钾降低多不明显,有时由于 DKA 时组织分解增加使大量细胞内 K^+ 外移而使测定的血钾不低,但总体上仍以低钾多见。

三、临床表现

绝大多数 DKA 见于 1 型糖尿病患者,有使用胰岛素治疗史,且有明显诱因,小儿则多以 DKA 为首先症状出现。一般起病急骤,但也有逐渐起病者。早期患者常感软弱、乏力、肌肉酸痛,是为 DKA 的前驱表现,同时糖尿病本身症状也加重,常因大量尿糖及酮尿使尿量明显增加,体内水分丢失,多饮、多尿更为突出,此时食欲缺乏、恶心、呕吐、腹痛等消化道症状及胸痛也很常见。老年有冠心病者可并发心绞痛,甚而心肌梗死及心律失常或心力衰竭等。由于 DKA 时心肌收缩力减低,每搏量减少,加以周围血管扩张,血压常下降,导致周围循环衰竭。

(一)严重脱水

皮肤黏膜干燥、弹性差,舌干而红,口唇樱桃红色,眼球下陷,心率增快,心音减弱,血压下降;并可出现休克及中枢神经系统功能障碍,如头痛、神志淡漠、恍惚,甚至昏迷。少数患者尚可在脱水时出现上腹部剧痛、腹肌紧张并压痛,酷似急性胰腺炎或外科急腹症,胰淀粉酶亦可升高,但非胰腺炎所致,系与严重脱水和糖代谢紊乱有关,一般在治疗 2~3 天后可降至正常。

(二)酸中毒

可见深而快的 Kussmaul 呼吸,呼出气体呈酮味(烂苹果味),但患者常无呼吸困难感觉,少数患者可并发呼吸窘迫综合征。酸中毒可导致心肌收缩力下降,诱发心力衰竭。当 pH<7.2 时中枢神经系统受抑制则出现倦怠、嗜睡、头痛、全身痛、意识模糊和昏迷。

(三)电解质失衡

早期低血钾常因病情发展而进一步加重,可出现胃肠胀气、腱反射消失和四肢麻痹,甚至有麻痹性肠梗阻的表现。当同时合并肾功能损害,或因酸中毒致使细胞内大量钾进入细胞外液时,血钾也可增高。

(四)其他

肾衰竭时少尿或无尿,尿检出现蛋白、管型;部分患者可有发热,病情严重者体温下降,甚至降至 35 ℃以下,这可能与酸血症时血管扩张和循环衰竭有关;尚有少数患者可因 6-磷酸葡萄糖脱氢酶缺乏而产生溶血性贫血或黄疸。

四、实验室检查

(一)尿糖、尿酮检查

尿糖、尿酮强阳性,但当有严重肾功能损害时由于肾小球滤过率减少而导致肾糖阈增高时,尿糖和尿酮亦可减少或消失。

(二)血糖、血酮检查

血糖明显增高,多高达 $16.7 \sim 33.3$ mmol/L,有时可达 55.5 mmol/L 以上;血酮体增高,正常 <0.6 mmol/L,>1.0 mmol/L 为高血酮,>3.0 mmol/L 提示酸中毒。

(三)血气分析

代偿期 pH 可在正常范围,HCO_3^- 降低;失代偿期 pH<7.35,HCO_3^- 进一步下降,BE 负值增大。

(四)电解质测定

血钾正常或偏低,尿量减少后可偏高,血钠、血氯多偏低,血磷低。

(五)其他

肾衰竭时,尿素氮、肌酐增高,尿常规可见蛋白、管型,白细胞计数多增加。

五、诊断及鉴别诊断

DKA 的诊断基于如下条件:①尿糖强阳性。②尿酮体阳性,但在肾功能严重损伤或尿中以 β-羟丁酸为主时尿酮可减少甚至消失。③血糖升高,多为 $16.7 \sim 33.3$ mmol/L,若>33.3 mmol/L,要注意有无高血糖高渗状态。④血 pH 常<7.35,HCO_3^- $<10 \sim 15$ mmol/L。在早期代偿阶段血 pH 可正常,但 BE 负值增大。关键在于对临床病因不明的脱水、酸中毒、休克、意识改变进而昏迷的患者应考虑到 DKA 的可能。若尿糖、尿酮体阳性,血糖明显增高,无论有无糖尿病史,都可结合临床特征而确立诊断。

DKA 可有昏迷,但在确立是否为 DKA 所致时,除需与高血糖高渗状态、低血糖昏迷和乳酸性酸中毒进行鉴别外,还应注意脑血管意外的出现,应详查神经系统体征,特别要急查头颅 CT,以资鉴别,必须注意二者同时存在的可能性。

六、急诊处理

治疗原则为尽快纠正代谢紊乱,去除诱因,防止各种并发症。补液和胰岛素治疗是纠正代谢紊乱的关键。

(一)补液

输入液体的量及速度应根据患者脱水程度、年龄及心脏功能状态而定。一般每天总需量按患者原体重的 10% 估算。首剂生理盐水 $1\,000 \sim 2\,000$ mL,$1 \sim 2$ 小时静脉滴注完毕,以后每 $6 \sim 8$ 小时输 $1\,000$ mL 左右。补液后尿量应在每小时 100 mL 以上,如仍尿少,表示补液不足或心、肾功能不佳,应加强监护,酌情调整。昏迷者在苏醒后,要鼓励口服液体,逐渐减少输液,较为安全。

(二)胰岛素治疗

常规以小剂量胰岛素为宜,这种用法简单易行,不必等血糖结果;无迟发低血糖和低血钾反应,经济、有效。实施时可分两个阶段进行:

1.第 1 阶段

患者诊断确定后(或血糖＞16.7 mmol/L),开始先静脉滴注生理盐水,并在其中加入短效胰岛素,每小时给予每千克体重 0.1 U 胰岛素,使血清胰岛素浓度恒定达到 100～200 μU/mL,每 1～2 小时复查血糖,如血糖下降＜30％,可将胰岛素加量;对有休克和/或严重酸中毒和/或昏迷的重症患者,应酌情静脉注射首次负荷剂量 10～20 U 胰岛素;如下降＞30％,则按原剂量继续静脉滴注,直至血糖下降为≤13.9 mmol/L 后,转第 2 阶段治疗;当血糖≤8.33 mmol/L 时,应减量使用胰岛素。

2.第 2 阶段

当患者血糖下降至≤13.9 mmol/L 时,将生理盐水改为 5％葡萄糖(或糖盐水),胰岛素的用量则按葡萄糖与胰岛素之比为(3～4):1(即每 3～4 g 糖给胰岛素 1 U)继续点滴,使血糖维持在11.1 mmol/L 左右,酮体阴性时,可过渡到平日治疗剂量,但在停止静脉滴注胰岛素前 1 小时酌情皮下注射胰岛素 1 次,以防血糖的回升。

(三)补钾

DKA 者从尿中丢失钾,加上呕吐与摄入减少,必须补充。但测定的血钾可因细胞内钾转移至细胞外而在正常范围内,因此,除非患者有肾功能障碍或无尿,一般在开始治疗即进行补钾。补钾应根据血钾和尿量:治疗前血钾低于正常,立即开始补钾,前 2～4 小时通过静脉输液每小时补钾为 13～20 mmol/L(相当于氯化钾 1.0～1.5 g);血钾正常、尿量＞40 mL/h,也立即开始补钾;血钾正常、尿量＜30 mL/h,暂缓补钾,待尿量增加后再开始补钾;血钾高于正常,暂缓补钾。使用时应随时进行血钾测定和心电图监护。如能口服,用肠溶性氯化钾 1～2 g,3 次/天。用碳酸氢钠时,鉴于它有促使钾离子进入细胞内的作用,故在滴入 5％碳酸氢钠 150～200 mL 时,应加氯化钾 1 g。

(四)纠正酸中毒

患者酸中毒系因酮体过多所致,而非 HCO_3^- 缺乏,一般情况下不必用碳酸氢钠治疗,大多可在输注胰岛素及补液后得到纠正。反之,易引起低血钾、脑水肿、反常性脑脊液 pH 下降和因抑制氧合血红蛋白解离而导致组织缺氧。只有 pH＜7.1 或 CO_2CP4.5～6.7 mmol/L 甚至更低、HCO_3^-＜5 mmol/L 时给予碳酸氢钠 50 mmol/L。

(五)消除诱因,积极治疗并发症

并发症是关系到患者预后的重要方面,也是酮症酸中毒病情加重的诱因,如心力衰竭、心律失常、严重感染等,都须积极治疗。此外,对患者应用鼻导管供氧,严密监测神志、血糖、尿糖、尿量、血压、心电图、血气、血浆渗量、尿素氮、电解质及出入量等,以便及时发现病情变化,及时予以处理。

七、急救护理

(一)急救护理要点

(1)补液:是抢救 DKA 首要的、极其关键的措施。补液可以迅速纠正失水以改善循环血容量与肾功能。通常使用 0.9％氯化钠注射液。一般补液应遵循以下原则。①若血压正常或偏低,血钠小于 150 mmol/L,静脉输入 0.9％氯化钠注射液。发生休克者,还应间断输入血浆或全血。②若血压正常,血钠高于或等于 150 mmol/L,或伴有高渗状态,可开始就用低渗液体。③血糖降至 13.9 mmol/L 以下,改用 5％葡萄糖注射液。补充的量及速度须视失水程度而定。一般按患者体重(kg)的 10%估计输液。补液按先快后慢的原则进行。头 4 个小时补充总量的 1/4～1/3,头 8～12 小时补充总量的 2/3,其余的量在 24～48 小时内补足。补液途径以静脉为主,辅以胃肠内补液。

(2)应用胰岛素:静脉滴注或静脉推注小剂量胰岛素治疗,此法简单易行,安全有效,较少发生低血钾、脑水肿及后期低血糖等严重不良反应。每小时胰岛素用量 0.1 U/kg(可用 50 U RI 加入 500 mL 0.9%氯化钠注射液中以 1 mL/min 的速度持续静脉滴注)。

(3)保持呼吸道通畅,吸氧,提供保护性措施。

(二)一般护理要点

(1)严密观察生命体征和神志变化,低血钾患者应做心电图监测,为病情判断和观察治疗反应提供客观依据。

(2)及时采血、留尿,送检尿糖、尿酮、血糖、血酮、电解质及血气等。

(3)准确记录 24 小时出入量。

(4)补液时密切监测肺水肿发生情况。

(5)遵医嘱用药,纠正电解质及酸碱失衡:轻症患者经补液及胰岛素治疗后,酸中毒可逐渐得到纠正,不必补碱。重症酸中毒,二氧化碳结合力<8.92 mmol/L,pH<7.1,应根据血 pH 和二氧化碳结合力变化,给予适量碳酸氢钠溶液静脉输入。酸中毒时细胞内缺钾,治疗前血钾水平不能真实反映体内缺钾程度,治疗后 4～6 小时血钾常明显下降,故在静脉输入胰岛素及补液同时应补钾,最好在心电监护下,结合尿量和血钾水平,调整补钾量和速度。在使用胰岛素 4 小时后,只要有尿排出(>30 mL/h),则应当补钾。

(6)对症护理:针对休克、严重感染、心力衰竭、心律失常、肾衰竭、脑水肿等进行处理,加强护理,注意口腔、皮肤的护理,预防压疮和继发性感染。昏迷患者应加强生活护理。

(李　丹)

第六章

呼吸内科护理

第一节 肺　炎

一、概述

（一）疾病概述

肺炎是指终末气道、肺泡和肺间质的炎症，可由病原微生物、理化因素、免疫损伤、过敏及药物所致。细菌性肺炎是最常见的肺炎，也是最常见的感染性疾病之一。在抗菌药物应用以前，细菌性肺炎对儿童及老年人的健康威胁极大，抗菌药物的出现及发展曾一度使肺炎病死率明显下降。但近年来，尽管应用强力的抗菌药物和有效的疫苗，肺炎总的病死率却不再降低，甚至有所上升。

（二）肺炎分类

肺炎可按解剖、病因或患病环境加以分类。

1.解剖分类

（1）大叶性（肺泡性）：肺炎病原体先在肺泡引起炎症，经肺泡间孔（Cohn 孔）向其他肺泡扩散，致使部分肺段或整个肺段、肺叶发生炎症改变。典型者表现为肺实质炎症，通常并不累及支气管。致病菌多为肺炎链球菌。X 线胸片显示肺叶或肺段的实变阴影。

（2）小叶性（支气管性）：肺炎病原体经支气管入侵，引起细支气管、终末细支气管及肺泡的炎症，常继发于其他疾病，如支气管炎、支气管扩张、上呼吸道病毒感染以及长期卧床的危重患者。其病原体有肺炎链球菌、葡萄球菌、病毒、肺炎支原体以及军团菌等。支气管腔内有分泌物，故常可闻及湿啰音，无实变的体征。X 线显示为沿肺纹理分布的不规则斑片状阴影，边缘密度浅而模糊，无实变征象，肺下叶常受累。

（3）间质性肺炎：以肺间质为主的炎症，可由细菌、支原体、衣原体、病毒或肺孢子菌等引起。累及支气管壁以及支气管周围，有肺泡壁增生及间质水肿，因病变仅在肺间质，故呼吸道症状较轻，异常体征较少。X 线通常表现为一侧或双侧肺下部的不规则条索状阴影，从肺门向外伸展，可呈网状，其间可有小片肺不张阴影。

2.病因分类

(1)细菌性肺炎:如肺炎链球菌、金黄色葡萄球菌、甲型溶血性链球菌、肺炎克雷伯杆菌、流感嗜血杆菌、铜绿假单胞菌肺炎等。

(2)非典型病原体所致肺炎:如军团菌、支原体和衣原体等。

(3)病毒性肺炎:如冠状病毒、腺病毒、呼吸道合胞病毒、流感病毒、麻疹病毒、巨细胞病毒、单纯疱疹病毒等。

(4)肺真菌病:如白念珠菌、曲霉菌、隐球菌、肺孢子菌等。

(5)其他病原体所致肺炎:如立克次体(如 Q 热立克次体)、弓形虫(如鼠弓形虫)、寄生虫(如肺包虫、肺吸虫、肺血吸虫)等。

(6)理化因素所致的肺炎:如放射性损伤引起的放射性肺炎,胃酸吸入引起的化学性肺炎,或对吸入或内源性脂类物质产生炎症反应的类脂性肺炎等。

3.患病环境分类

由于细菌学检查阳性率低,培养结果滞后,病因分类在临床上应用较为困难,目前多按肺炎的获得环境分成两类,有利于指导经验治疗。

(1)社区获得性肺炎(community-acquired pneumonia,CAP)是指在医院外罹患的感染性肺实质炎症,包括具有明确潜伏期的病原体感染而在入院后平均潜伏期内发病的肺炎。其临床诊断依据是:①新近出现的咳嗽、咳痰或原有呼吸道疾病症状加重,并出现脓性痰,伴或不伴胸痛。②发热。③肺实变体征和/或闻及湿啰音。④白细胞$>10\times10^9$/L 和$<4\times10^9$/L,伴或不伴中性粒细胞核左移。⑤胸部 X 线检查显示片状、斑片状浸润性阴影或间质性改变,伴或不伴胸腔积液。以上(1)~(4)项中任何 1 项加第(5)项,除外非感染性疾病可做出诊断。CAP 常见病原体为肺炎链球菌、支原体、衣原体、流感嗜血杆菌和呼吸道病毒(甲、乙型流感病毒,腺病毒、呼吸合胞病毒和副流感病毒)等。

(2)医院获得性肺炎(hospital-acquired pneumonia,HAP)亦称医院内肺炎,是指患者入院时不存在,也不处于潜伏期,而于入院 48 小时后在医院(包括老年护理院、康复院等)内发生的肺炎。HAP 还包括呼吸机相关性肺炎(ventilator associated pneumonia,VAP)和卫生保健相关性肺炎。其临床诊断依据是X 线检查出现新的或进展的肺部浸润影加上下列三个临床征候中的两个或以上即可诊断为肺炎:①发热超过 38 ℃。②血白细胞计数增多或减少。③脓性气道分泌物。但 HAP 的临床表现、实验室和影像学检查特异性低,应注意与肺不张、心力衰竭和肺水肿、基础疾病肺侵犯、药物性肺损伤、肺栓塞和急性呼吸窘迫综合征等相鉴别。无感染高危因素患者的常见病原体依次为肺炎链球菌、流感嗜血杆菌、金黄色葡萄球菌、大肠埃希菌、肺炎克雷伯杆菌、不动杆菌属等;有感染高危因素患者为铜绿假单胞菌、肠杆菌属、肺炎克雷伯杆菌等,金黄色葡萄球菌的感染有明显增加的趋势。

(三)肺炎发病机制

正常的呼吸道免疫防御机制(支气管内黏液-纤毛运载系统、肺泡巨噬细胞等细胞防御的完整性等)使气管隆凸以下的呼吸道保持无菌。是否发生肺炎取决于两个因素:病原体和宿主因素。如果病原体数量多,毒力强和/或宿主呼吸道局部和全身免疫防御系统损害,即可发生肺炎。病原体可通过下列途径引起肺炎:①空气吸入;②血行播散;③邻近感染部位蔓延;④上呼吸道定植菌的误吸。肺炎还可通过误吸胃肠道的定植菌(胃食管反流)和通过人工气道吸入环境中的致病菌引起。病原体直接抵达下呼吸道后滋生繁殖,引起肺泡毛细血管充血、水肿,肺泡内纤维蛋白渗出及细胞浸润。除了金黄色葡萄球菌、铜绿假单胞菌和肺炎克雷伯杆菌等可引起肺组织的坏死性病变易形成空洞外,肺炎治愈后多不遗留瘢痕,肺的结构与功能均可恢复。

二、几种常见病原体所致肺炎

不同病原体所致肺炎在临床表现、辅助检查及治疗要点等方面均有差异。

(一)肺炎链球菌肺炎

肺炎链球菌肺炎是由肺炎链球菌或称肺炎球菌所引起的肺炎,约占社区获得性肺炎的半数。

1.临床表现

(1)症状:发病前常有受凉、淋雨、疲劳、醉酒、病毒感染史,多有上呼吸道感染的前驱症状。起病多急骤,高热、寒战,全身肌肉酸痛,体温通常在数小时内升至 39～40 ℃,高峰在下午或傍晚,或呈稽留热,脉率随之增速。可有患侧胸部疼痛,放射到肩部或腹部,咳嗽或深呼吸时加剧。痰少,可带血或呈铁锈色,胃纳锐减,偶有恶心、呕吐、腹痛或腹泻,易被误诊为急腹症。

(2)体征:患者呈急性热病容,面颊绯红,鼻翼翕动,皮肤灼热、干燥,口角及鼻周有单纯疱疹;病变广泛时可出现发绀。有败血症者,可出现皮肤、黏膜出血点,巩膜黄染。早期肺部体征无明显异常,仅有胸廓呼吸运动幅度减小,叩诊稍浊,听诊可有呼吸音减低及胸膜摩擦音。肺实变时叩诊浊音、触觉语颤增强并可闻及支气管呼吸音。消散期可闻及湿啰音。心率增快,有时心律不齐。重症患者有肠胀气,上腹部压痛多与炎症累及膈胸膜有关。重症感染时可伴休克、急性呼吸窘迫综合征及神经精神症状,表现为神志模糊、烦躁、呼吸困难、嗜睡、谵妄、昏迷等。累及脑膜时有颈抵抗及出现病理性反射。

本病自然病程大致 1～2 周。发病 5～10 天,体温可自行骤降或逐渐消退;使用有效的抗菌药物后可使体温在 1～3 天内恢复正常。患者的其他症状与体征亦随之逐渐消失。

(3)并发症:肺炎链球菌肺炎的并发症近年来已很少见。严重败血症或毒血症患者易发生感染性休克,尤其是老年人。表现为血压降低、四肢厥冷、多汗、发热、心动过速、心律失常等,而高热、胸痛、咳嗽等症状并不突出。其他并发症有胸膜炎、脓胸、心包炎、脑膜炎和关节炎等。

2.辅助检查

(1)血液检查:血白细胞计数(10～20)×10⁹/L,中性粒细胞多在 80% 以上,并有核左移,细胞内可见中毒颗粒。年老体弱、酗酒、免疫功能低下者的白细胞计数可不增高,但中性粒细胞的百分比仍增高。

(2)细菌学检查:痰直接涂片做革兰染色及荚膜染色镜检,如发现典型的革兰染色阳性、带荚膜的双球菌或链球菌,即可初步作出病原诊断。痰培养 24～48 小时可以确定病原体。聚合酶链反应(PCR)检测及荧光标记抗体检测可提高病原学诊断率。痰标本送检应注意器皿洁净无菌,在抗菌药物应用之前漱口后采集,取深部咳出的脓性或铁锈色痰。10%～20% 患者合并菌血症,故重症肺炎应做血培养。

(3)X 线检查:早期仅见肺纹理增粗,或受累的肺段、肺叶稍模糊。随着病情进展,肺泡内充满炎性渗出物,表现为大片炎症浸润阴影或实变影,在实变阴影中可见支气管充气征,肋膈角可有少量胸腔积液。在消散期,X 线显示炎性浸润逐渐吸收,可有片状区域吸收较快,呈现"假空洞"征,多数病例在起病 3～4 周后才完全消散。老年患者肺炎病灶消散较慢,容易出现吸收不完全而成为机化性肺炎。

3.治疗要点

(1)抗菌药物治疗:一经诊断即应给予抗菌药物治疗,不必等待细菌培养结果。首选青霉素G,用药途径及剂量视病情轻重及有无并发症而定:对于成年轻症患者,可用 240 万 U/d,分 3 次肌内注射,或用普鲁卡因青霉素每 12 小时肌内注射 60 万 U。病情稍重者,宜用青霉素 G 240 万~480 万 U/d,分次静脉滴注,每 6~8 小时 1 次;重症及并发脑膜炎者,可增至 1 000 万~3 000 万 U/d,分 4 次静脉滴注。对青霉素过敏者,或耐青霉素或多重耐药菌株感染者,可用呼吸氟喹诺酮类、头孢噻肟或头孢曲松等药物,多重耐药菌株感染者可用万古霉素、替考拉宁等。

(2)支持疗法:患者应卧床休息,注意补充足够蛋白质、热量及维生素。密切监测病情变化,注意防止休克。剧烈胸痛者,可酌用少量镇痛药,如可待因 15 mg。不用阿司匹林或其他解热药,以免过度出汗、脱水及干扰真实热型,导致临床判断错误。鼓励饮水每天 1~2 L,轻症患者不需常规静脉输液,确有失水者可输液,保持尿比重在 1.020 以下,血清钠保持在 145 mmol/L 以下。中等或重症患者[$PaO_2<8.0$ kPa(60 mmHg)或有发绀]应给氧。若有明显麻痹性肠梗阻或胃扩张,应暂时禁食、禁饮和胃肠减压,直至肠蠕动恢复。烦躁不安、谵妄、失眠者酌用地西泮 5 mg 或水合氯醛 1~1.5 g,禁用抑制呼吸的镇静药。

(3)并发症的处理:经抗菌药物治疗后,高热常在 24 小时内消退,或数天内逐渐下降。若体温降而复升或 3 天后仍不降者,应考虑肺炎链球菌的肺外感染,如脓胸、心包炎或关节炎等。持续发热的其他原因尚有耐青霉素的肺炎链球菌或混合细菌感染、药物热或并存其他疾病。肿瘤或异物阻塞支气管时,经治疗后肺炎虽可消散,但阻塞因素未除,肺炎可再次出现。10%~20%肺炎链球菌肺炎伴发胸腔积液者,应酌情取胸液检查及培养以确定其性质。若治疗不当,约 5%并发脓胸,应积极排脓引流。

(二)葡萄球菌肺炎

葡萄球菌肺炎是由葡萄球菌引起的急性肺化脓性炎症。常发生于有基础疾病如糖尿病、血液病、艾滋病、肝病、营养不良、酒精中毒、静脉吸毒或原有支气管肺疾病者。儿童患流感或麻疹时也易罹患。多急骤起病,高热、寒战、胸痛、痰脓性,可早期出现循环衰竭。X 线表现为坏死性肺炎,如肺脓肿、肺气囊肿和脓胸。若治疗不及时或不当,病死率甚高。

1.临床表现

(1)症状:本病起病多急骤,寒战、高热,体温多高达 39~40 ℃,胸痛,痰脓性,量多,带血丝或呈脓血状。毒血症状明显,全身肌肉、关节酸痛,体质衰弱,精神萎靡,病情严重者可早期出现周围循环衰竭。院内感染者通常起病较隐袭,体温逐渐上升。老年人症状可不典型。血源性葡萄球菌肺炎常有皮肤伤口、疖痈和中心静脉导管置入等,或静脉吸毒史,咳脓性痰较少见。

(2)体征:早期可无体征,常与严重的中毒症状和呼吸道症状不平行,其后可出现两肺散在性湿啰音。病变较大或融合时可有肺实变体征,气胸或脓气胸则有相应体征。血源性葡萄球菌肺炎应注意肺外病灶,静脉吸毒者多有皮肤针口和三尖瓣赘生物,可闻及心脏杂音。

2.辅助检查

(1)血液检查:外周血白细胞计数明显升高,中性粒细胞比例增加,核左移。

(2)X 线检查:胸部 X 线显示肺段或肺叶实变,可形成空洞,或呈小叶状浸润,其中有单个或多发的液气囊腔。另一特征是 X 线阴影的易变性,表现为一处炎性浸润消失而在另一处出现新的病灶,或很小的单一病灶发展为大片阴影。治疗有效时,病变消散,阴影密度逐渐减低,2~4 周后病变完全消失,偶可遗留少许条索状阴影或肺纹理增多等。

3.治疗要点

强调应早期清除引流原发病灶,选用敏感的抗菌药物。近年来,金黄色葡萄球菌对青霉素 G 的耐药率已高达 90%左右,因此可选用耐青霉素酶的半合成青霉素或头孢菌素,如苯唑西林钠、氯唑西林、头孢呋辛钠等,联合氨基糖苷类如阿米卡星等,亦有较好疗效。阿莫西林、氨苄西林与酶抑制剂组成的复方制剂对产酶金黄色葡萄球菌有效,亦可选用。对于耐甲氧西林金黄色葡萄球菌,则应选用万古霉素、替考拉宁等,近年国外还应用链阳霉素和噁唑烷酮类药物(如利奈唑胺)。万古霉素 1~2 g/d 静脉点滴,或替考拉宁首日 0.8 g 静脉点滴,以后 0.4 g/d,偶有药物热、皮疹、静脉炎等不良反应。临床选择抗菌药物时可参考细菌培养的药物敏感试验。

(三)肺炎支原体肺炎

肺炎支原体肺炎是由肺炎支原体引起的呼吸道和肺部的急性炎症改变,常同时有咽炎、支气管炎和肺炎。支原体肺炎约占非细菌性肺炎的 1/3 以上,或各种原因引起的肺炎的 10%。秋冬季节发病较多,但季节性差异并不显著。

1.临床表现

潜伏期 2~3 周,通常起病较缓慢。症状主要为乏力、咽痛、头痛、咳嗽、发热、食欲缺乏、腹泻、肌痛、耳痛等。咳嗽多为阵发性刺激性呛咳,咳少量黏液。发热可持续 2~3 周,体温恢复正常后可能仍有咳嗽。偶伴有胸骨后疼痛。肺外表现更为常见,如皮炎(斑丘疹和多形红斑)等。体格检查可见咽部充血,儿童偶可并发鼓膜炎或中耳炎,颈淋巴结肿大。胸部体格检查与肺部病变程度常不相称,可无明显体征。

2.辅助检查

(1)X 线检查:X 线显示肺部多种形态的浸润影,呈节段性分布,以肺下野多见,有的从肺门附近向外伸展。病变常经 3~4 周后自行消散。部分患者出现少量胸腔积液。

(2)血常规检查:血白细胞总数正常或略增高,以中性粒细胞为主。

(3)病原体检查:起病 2 周后,约 2/3 的患者冷凝集试验阳性,滴度>1:32,如果滴度逐步升高,更有诊断价值。约半数患者对链球菌 MG 凝集试验阳性。凝集试验为诊断肺炎支原体感染的传统实验方法,但其敏感性与特异性均不理想。血清支原体 IgM 抗体的测定(酶联免疫吸附试验最敏感,免疫荧光法特异性强,间接血凝法较实用)可进一步确诊。直接检测标本中肺炎支原体抗原,可用于临床早期快速诊断。单克隆抗体免疫印迹法、核酸杂交技术及 PCR 技术等具有高效、特异而敏感等优点,易于推广,对诊断肺炎支原体感染有重要价值。

3.治疗要点

早期使用适当抗菌药物可减轻症状及缩短病程。本病有自限性,多数病例不经治疗可自愈。大环内酯类抗菌药物为首选,如红霉素、罗红霉素和阿奇霉素。氟喹诺酮类如左氧氟沙星、加替沙星和莫西沙星等,四环素类也用于肺炎支原体肺炎的治疗。疗程一般 2~3 周。因肺炎支原体无细胞壁,青霉素或头孢菌素类等抗菌药物无效。对剧烈呛咳者,应适当给予镇咳药。若继发细菌感染,可根据痰病原学检查,选用针对性的抗菌药物治疗。

(四)肺炎衣原体肺炎

肺炎衣原体肺炎是由肺炎衣原体引起的急性肺部炎症,常累及上下呼吸道,可引起咽炎、喉炎、扁桃体炎,鼻窦炎、支气管炎和肺炎。常在聚居场所的人群中流行,如军队、学校、家庭,通常感染所有的家庭成员,但 3 岁以下的儿童患病较少。

1.临床表现

起病多隐袭,早期表现为上呼吸道感染症状。临床上与支原体肺炎颇为相似。通常症状较轻,发热、寒战、肌痛、干咳,非胸膜炎性胸痛,头痛、不适和乏力。少有咯血。发生咽喉炎者表现为咽喉痛、声音嘶哑,有些患者可表现为双阶段病程:开始表现为咽炎,经对症处理好转,1~3周后又发生肺炎或支气管炎,咳嗽加重。少数患者可无症状。肺炎衣原体感染时也可伴有肺外表现,如中耳炎,关节炎,甲状腺炎,脑炎,吉兰-巴雷综合征等。体格检查肺部偶闻湿啰音,随肺炎病变加重湿啰音可变得明显。

2.辅助检查

(1)血常规检查:血白细胞计数正常或稍高,血沉加快。

(2)病原体检查:可从痰、咽拭子、咽喉分泌物、支气管肺泡灌洗液中直接分离肺炎衣原体。也可用 PCR 方法对呼吸道标本进行 DNA 扩增。原发感染者,早期可检测血清 IgM,急性期血清标本如 IgM 抗体滴度多 1:16 或急性期和恢复期的双份血清 IgM 或 IgG 抗体有 4 倍以上的升高。再感染者 IgG 滴度)1:512 或 4 倍增高,或恢复期 IgM 有较大的升高。咽拭子分离出肺炎衣原体是诊断的金标准。

(3)X 线检查:X 线胸片表现以单侧、下叶肺泡渗出为主。可有少到中量的胸腔积液,多在疾病的早期出现。肺炎衣原体肺炎常可发展成双侧,表现为肺间质和肺泡渗出混合存在,病变可持续几周。原发感染的患者胸片表现多为肺泡渗出,再感染者则为肺泡渗出和间质病变混合型。

3.治疗要点

肺炎衣原体肺炎首选红霉素,亦可选用多西环素或克拉霉素,疗程均为 14~21 天。阿奇霉素0.5 g/d,连用 5 天。氟喹诺酮类也可选用。对发热、干咳、头痛等可对症治疗。

(五)病毒性肺炎

病毒性肺炎是由上呼吸道病毒感染,向下蔓延所致的肺部炎症。可发生在免疫功能正常或抑制的儿童和成人。本病大多发生于冬春季节,暴发或散发流行。密切接触的人群或有心肺疾病者容易罹患。社区获得性肺炎住院患者约 8% 为病毒性肺炎。婴幼儿、老人、原有慢性心肺疾病者或妊娠妇女,病情较重,甚至导致死亡。

1.临床表现

好发于病毒疾病流行季节,临床症状通常较轻,与支原体肺炎的症状相似,但起病较急,发热、头痛、全身酸痛、倦怠等较突出,常在急性流感症状尚未消退时,即出现咳嗽、少痰或白色黏液痰、咽痛等呼吸道症状。小儿或老年人易发生重症病毒性肺炎,表现为呼吸困难、发绀、嗜睡、精神萎靡,甚至发生休克、心力衰竭和呼吸衰竭等并发症,也可发生急性呼吸窘迫综合征。本病常无显著的胸部体征,病情严重者有呼吸浅速、心率增快、发给、肺部干、湿啰音。

2.辅助检查

(1)血常规检查:白细胞计数正常、稍高或偏低,血沉通常在正常范围。

(2)病原体检查:痰涂片所见的白细胞以单核细胞居多,痰培养常无致病细菌生长。

(3)X 线检查:胸部 X 线检查可见肺纹理增多,小片状浸润或广泛浸润,病情严重者显示双肺弥漫性结节性浸润,但大叶实变及胸腔积液者均不多见。病毒性肺炎的致病源不同,其 X 线征象亦有不同的特征。

3.治疗要点

以对症为主,卧床休息,居室保持空气流通,注意隔离消毒,预防交叉感染。给予足量维生素及蛋白质,多饮水及少量多次进软食,酌情静脉输液及吸氧。保持呼吸道通畅,及时消除上呼吸道分泌物等。

原则上不宜应用抗菌药物预防继发性细菌感染,一旦明确已合并细菌感染,应及时选用敏感的抗菌药物。

目前已证实较有效的病毒抑制药物有:①利巴韦林具有广谱抗病毒活性,包括呼吸道合胞病毒、腺病毒、副流感病毒和流感病毒。0.8～1.0 g/d,分 3 或 4 次服用;静脉滴注或肌内注射每天 10～15 mg/kg,分 2 次。亦可用雾化吸入,每次 10～30 mg,加蒸馏水 30 mL,每天 2 次,连续5～7 天。②阿昔洛韦具有广谱、强效和起效快的特点。临床用于疱疹病毒、水痘病毒感染。尤其对免疫缺陷或应用免疫抑制剂者应尽早应用。每次 5 mg/kg,静脉滴注,一天 3 次,连续给药 7 天。③更昔洛韦可抑制 DNA 合成。主要用于巨细胞病毒感染,7.5～15 mg/(kg·d),连用 10～15 天。④奥司他韦为神经氨酸酶抑制剂,对甲、乙型流感病毒均有很好作用,耐药发生率低,75 mg,每天 2 次,连用 5 天。⑤阿糖腺苷具有广泛的抗病毒作用。多用于治疗免疫缺陷患者的疱疹病毒与水痘病毒感染,5～15 mg/(kg·d),静脉滴注,每 10～14 天为 1 个疗程。⑥金刚烷胺有阻止某些病毒进入人体细胞及退热作用。临床用于流感病毒等感染。成人量每次100 mg,晨晚各 1 次,连用 3～5 天。

(六)肺真菌病

肺真菌病是最常见的深部真菌病。近年来由于广谱抗菌药物、糖皮质激素、细胞毒性药物及免疫抑制剂的广泛使用,器官移植的开展,以及免疫缺陷病如艾滋病增多,肺真菌病有增多的趋势。真菌多在土壤中生长,孢子飞扬于空气中,被吸入到肺部引起肺真菌病(外源性)。有些真菌为寄生菌,当机体免疫力下降时可引起感染。体内其他部位真菌感染亦可循淋巴或血液到肺部,为继发性肺真菌病。

1.临床表现

临床上表现为持续发热、咳嗽、咳痰(黏液痰或乳白色、棕黄色痰,也可有血痰)、胸痛、消瘦、乏力等症状。肺部体征无特异性改变。

2.辅助检查

肺真菌病的病理改变可有过敏、化脓性炎症反应或形成慢性肉芽肿。X 线表现无特征性可为支气管肺炎、大叶性肺炎、单发或多发结节,乃至肿块状阴影和空洞。病理学诊断仍是肺真菌病的金标准。

3.治疗要点

轻症患者经去除诱因后病情常能逐渐好转,念珠菌感染常使用氟康唑、氟胞嘧啶治疗,肺曲霉素病首选两性霉素 B。肺真菌病重在预防,合理使用抗生素、糖皮质激素,改善营养状况加强口鼻腔的清洁护理,是减少肺真菌病的主要措施。

三、护理评估

(一)病因评估

主要评估患者发病史与健康史,询问与本病发生相关的因素,如有无受凉、淋雨、劳累等诱因;有无上呼吸道感染史;有无性阻塞性肺疾病、糖尿病等慢性基础疾病;是否吸烟及吸烟量;是否长期使用激素、免疫抑制剂等。

（二）一般评估

1.生命体征

有无心率加快、脉搏细速、血压下降、脉压变小、体温不升、高热、呼吸困难等。

2.患者主诉

有无畏寒、发热、咳嗽、咳痰、胸痛、呼吸困难等症状。

3.精神和意识状态

有无精神萎靡、表情淡漠、烦躁不安、神志模糊等。

4.皮肤黏膜

有无发绀、肢端湿冷。

5.尿量

疑有休克者，测每小时尿量。

6.相关记录

体温、呼吸、血压、心率、意识、尿量（必要时记录出入量）痰液颜色、性状和量等情况。

（三）身体评估

1.视诊

观察患者有无急性面容和鼻翼翕动等表现；有无面颊绯红、口唇发绀、有无唇周疱疹、有无皮肤黏膜出血判断患者意识是否清楚，有无烦躁、嗜睡、惊厥和表情淡漠等意识障碍；患者呼吸时双侧呼吸运动是否对称，有无一侧胸式呼吸运动的增强或减弱；有无三凹征，有无呼吸频率加快或节律异常。

2.触诊

有无头颈部浅表淋巴结肿大与压痛，气管是否居中，双肺触觉语颤是否对称；有无胸膜摩擦感。

3.听诊

有无闻及肺泡呼吸音减弱或消失、异常支气管呼吸音；胸膜摩擦音和干、湿啰音等。

（四）心理-社会评估

患者在疾病治疗过程中的心理反应与需求，家庭及社会支持情况，引导患者正确配合疾病的治疗与护理。

（五）辅助检查结果评估

1.血常规检查

有无白细胞计数和中性粒细胞增高及核左移、淋巴细胞升高。

2.胸部 X 线检查

有无肺纹理增粗、炎性浸润影等。

3.痰培养

有无致病菌生长，药敏试验结果如何。

4.血气分析

是否有 PaO_2 减低和/或 $PaCO_2$ 升高。

（六）治疗常用药效果的评估

（1）应用抗生素的评估要点：①记录每次给药的时间与次数，评估有无按时，按量给药，是否足疗程。②评估用药后患者症状有否缓解。③评估用药后患者是否出现皮疹、呼吸困难等变态反应。④评估用药后患者有无胃肠道不适,使用氨基糖苷类抗生素注意有无肾、耳等不良反应。老年人或肾功能减退者应特别注意有无耳鸣、头晕、唇舌发麻不良反应。⑤使用抗真菌药后,评估患者有无肝功能受损。

(2)使用血管活性药时,需密切监测与评估患者血压、心率情况及外周循环改善情况。评估药液有无外渗等。

四、主要护理诊断/问题

(一)体温过高
与肺部感染有关。

(二)清理呼吸道无效
与气道分泌物多、痰液黏稠、胸痛、咳嗽无力等有关。

(三)潜在并发症
感染性休克。

五、护理措施

(一)体温过高
1.休息和环境

患者应卧床休息。环境应保持安静、阳光充足、空气清新,室温为 18~20 ℃,湿度 55%~60%。

2.饮食

提供足够热量、蛋白质和维生素的流质或半流质,以补充高热引起的营养物质消耗。鼓励患者足量饮水(2~3 L/d)。

3.口腔护理

做好口腔护理,鼓励患者经常漱口;口唇疱疹者局部涂液体石蜡或抗病毒软膏。

4.病情观察

监测患者神志、体温、呼吸、脉搏、血压和尿量,做好记录,观察热型。重症肺炎不一定有高热,应重点观察儿童、老年人、久病体弱者的病情变化。

5.高热护理

寒战时注意保暖,及时添加被褥,给予热水袋时防止烫伤。高热时采用温水擦浴、冰袋、冰帽等物理降温措施,以逐渐降温为宜,防止虚脱。患者大汗时,及时协助擦汗和更换衣物,避免受凉。必要时遵医嘱使用退烧药。必要时遵医嘱静脉补液,补充因发热丢失的水分和盐,加快毒素排泄的热量散发。心脏病或老年人应注意补液速度,避免过快导致急性肺水肿。

6.用药护理

遵医嘱及时使用抗生素,观察疗效和不良反应。如头孢唑啉钠(先锋 V)可有发热、皮疹、胃肠道不适,偶见白细胞减少和丙氨酸氨基转移酶增高。喹诺酮类药(氧氟沙星、环丙沙星)偶见皮疹、恶心等。注意氨基糖苷类抗生素有肾、耳毒性的不良反应,老年人或肾功能减退者应慎用或适当减量。

(二)清理呼吸道无效
1.痰液观察

观察痰液颜色、性质、气味和量,如肺炎球菌肺炎呈铁锈色痰,克雷伯杆菌肺炎典型痰液为砖

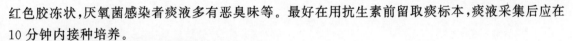

红色胶冻状,厌氧菌感染者痰液多有恶臭味等。最好在用抗生素前留取痰标本,痰液采集后应在10分钟内接种培养。

2.鼓励患者有效咳嗽,清除呼吸道分泌物

痰液黏稠不易咳出、年老体弱者,可给予翻身、拍背、雾化吸入、机械吸痰等协助排痰。

(三)潜在并发症(感染性休克)

1.密切观察病情

一旦出现休克先兆,应及时通知医师,准备药品,配合抢救。

2.体位

将患者安置在监护室,仰卧中凹位,抬高头胸部 20°、抬高下肢约 30°,有利于呼吸和静脉血回流,尽量减少搬动。

3.吸氧

迅速给予高流量吸氧。

4.尽快建立两条静脉通道

遵医嘱补液,以维持有效血容量,输液速度个体化,以中心静脉压作为调整补液速度的指标,中心静脉压<0.5 kPa(5 cmH$_2$O)可适当加快输液速度,中心静脉压≥1.0 kPa(10 cmH$_2$O)时,输液速度则不宜过快,以免诱发急性左心衰竭。

5.纠正水、电解质和酸碱失衡

监测和纠正钾、钠、氯和酸碱失衡。纠正酸中毒常用 5%的碳酸氢钠静脉滴注,但输液不宜过多过快。

6.血管活性药物

在输入多巴胺、间羟胺(阿拉明)等血管活性药物时,应根据血压随时调整滴速,维持收缩压在 12.0~13.3 kPa(90~100 mmHg),保证重要器官的血液供应,改善微循环。注意防止液体溢出血管外引起局部组织坏死。

7.糖皮质激素应用

激素有抗炎抗休克,增强人体对有害刺激的耐受力的作用,有利于缓解症状,改善病情,及回升血压,可在有效抗生素使用的情况下短期应用,如氢化可的松 100~200 mg 或地塞米松 5~10 mg 静脉滴注,重症休克可加大剂量。

8.控制感染

联合使用广谱抗生素时,注意观察药物疗效和不良反应。

9.健康指导

(1)疾病预防指导:避免上呼吸道感染、受凉、淋雨、吸烟、酗酒,防止过疲劳。尤其是免疫功能低下者(糖尿病、血液病、艾滋病、肝病、营养不良等)和慢支、支气管扩张者。易感染人群如年老体弱者,慢性病患者可接种流感染疫苗、肺炎疫苗等,以预防发病。

(2)疾病知识指导:对患者与家属进行有关肺炎知识的教育,使其了解肺炎的病因和诱因。指导患者遵医嘱按疗程用药,出院后定期随访。慢性病、长期卧床、年老体弱者,应注意经常改变体位、翻身、拍背,咳出气道痰液。

(3)就诊指标:出现高热、心率增快、咳嗽、咳痰、胸痛等症状及时就诊。

(崔雪梅)

第二节 慢性阻塞性肺疾病

一、概述

(一)疾病概念

慢性阻塞性肺疾病(chronic obstructive pulmonary disease,COPD)是一组气流受限为特征的肺部疾病,气流受限不完全可逆,呈进行性发展,但是可以预防和治疗的疾病。COPD 主要累及肺部,但也可以引起肺外各器官的损害。

COPD 是呼吸系统疾病中的常见病和多发病,患病率和病死率均居高不下。近年来对我国 7 个地区 20 245 名成年人进行调查,COPD 的患病率占 40 岁以上人群的 8.2%。因肺功能进行性减退,严重影响患者的劳动力和生活质量。

(二)相关病理生理

慢性支气管炎并发肺气肿时,视其严重程度可引起一系列病理生理改变。早期病变局限于细小气道,仅闭合容积增大,反映肺组织弹性阻力及小气道阻力的动态肺顺应性降低。病变累及大气道时,肺通气功能障碍,最大通气量降低。随着病情的发展,肺组织弹性日益减退,肺泡持续扩大,回缩障碍,则残气量及残气量占肺总量的百分比增加。肺气肿加重导致大量肺泡周围的毛细血管受膨胀肺泡的挤压而退化,致使肺毛细血管大量减少,肺泡间的血流量减少,此时肺泡虽有通气,但肺泡壁无血液灌流,导致生理无效腔气量增大;也有部分肺区虽有血液灌流,但肺泡通气不良,不能参与气体交换。如此,肺泡及毛细血管大量丧失,弥散面积减少,产生通气与血流比例失调,导致换气功能发生障碍。通气和换气功能障碍可引起缺氧和二氧化碳潴留,发生不同程度的低氧血症和高碳酸血症,最终出现呼吸功能衰竭。

(三)病因与诱因

确切的病因不清楚。但认为与肺部对香烟烟雾等有害气体或有害颗粒的异常炎症反应有关。这些反应存在个体易感因素和环境因素的互相作用。

(1)吸烟:为重要的发病因素,吸烟者慢性支气管炎的患病率比不吸烟者高 2～8 倍,烟龄越长,吸烟量越大,COPD 患病率越高。

(2)职业粉尘和化学物质:接触职业粉尘及化学物质,如烟雾、变应原、工业废气及室内空气污染等,浓度过高或时间过长时,均可能产生与吸烟类似的 COPD。

(3)空气污染:大气中的有害气体如二氧化硫、二氧化氮、氯气等可损伤气道黏膜上皮,使纤毛清除功能下降,黏液分泌增加,为细菌感染增加条件。

(4)感染因素:与慢性支气管炎类似,感染亦是 COPD 发生发展的重要因素之一。

(5)蛋白酶-抗蛋白酶失衡。

(6)炎症机制。

(7)其他:自主神经功能失调、营养不良、气温变化等都有可能参与 COPD 的发生、发展。

(四)临床表现

起病缓慢、病程较长。主要症状如下。

1.慢性咳嗽

随病程发展可终身不愈。常晨间咳嗽明显,夜间有阵咳或排痰。

2.咳痰

一般为白色黏液或浆液性泡沫性痰,偶可带血丝,清晨排痰较多。急性发作期痰量增多,可有脓性痰。

3.气短或呼吸困难

早期在劳力时出现,后逐渐加重,以致在日常活动甚至休息时也感到气短,是COPD的标志性症状。

4.喘息和胸闷

部分患者特别是重度患者或急性加重时出现喘息。

5.其他

晚期患者有体重下降,食欲减退等。

6.COPD病程分期

COPD的病程可以根据患者的症状和体征的变化分为:①急性加重期:是指在疾病发展过程中,短期内出现咳嗽、咳痰、气促、和/或喘息加重、痰量增多,呈脓性或黏液脓性痰,可伴发热等症状。②稳定期:指患者咳嗽、咳痰、气促等症状稳定或较轻。

7.并发症

(1)慢性呼吸衰竭:常在COPD急性加重时发生,其症状明显加重,发生低氧血症和/或高碳酸血症,可具有缺氧和二氧化碳潴留的临床表现。

(2)自发性气胸:如有突然加重的呼吸困难,并伴有明显的发绀,患侧肺部叩诊为鼓音,听诊呼吸音减弱或消失,应考虑并发自发性气胸,通过X线检查可以确诊。

(3)慢性肺源性心脏病:由于COPD肺病变引起肺血管床减少及缺氧致肺动脉痉挛、血管重塑,导致肺动脉高压、右心室肥厚扩大,最终发生右心功能不全。

(五)辅助检验

1.肺功能检查

肺功能检查是判断气流受限的主要客观指标,对COPD诊断、严重程度评价、疾病进展、预后及治疗反应等有重要意义。

(1)第一秒用力呼气容积占用力肺活量百分比(FEV_1/FVC)是评价气流受限的一项敏感指标。

(2)第一秒用力呼气容积占预计值百分比(FEV_1%预计值),是评估COPD严重程度的良好指标,其变异性小,易于操作。

(3)吸入支气管舒张药后$FEV_1/FVC<70\%$及$FEV_1<80\%$预计值者,可确定为不能完全可逆的气流受限。

2.胸部X线检查

COPD早期胸片可无变化,以后可出那肺纹理增粗、紊乱等非特异性改变,也可出现肺气肿改变。X线胸片改变对COPD诊断特异性不高,主要作为确定肺部并发症及与其他肺疾病鉴别之用。

3.胸部CT检查

CT检查不应作为COPD的常规检查。高分辨CT,对有疑问病例的鉴别诊断有一定意义。

4.血气分析

对确定发生低氧血症、高碳酸血症、酸碱平衡失调以及判断呼吸衰竭的类型有重要价值。

5.其他

COPD合并细菌感染时,外周血白细胞计数增高,核左移。痰培养可能查出病原菌;常见病原菌为肺炎链球菌、流感嗜血杆菌、卡他莫拉菌、肺炎克雷伯杆菌等。

(六)治疗原则

1.缓解期治疗原则

减轻症状,阻止COPD病情发展,缓解或阻止肺功能下降,改善COPD患者的活动能力,提高其生活质量,降低病死率。

2.急性加重期治疗原则

控制感染、抗炎、平喘、解痉,纠正呼吸衰竭与右心衰竭。

(七)缓解期药物治疗

1.支气管舒张药

该药物治疗包括短期按需应用以暂时缓解症状,及长期规则应用以减轻症状。

(1)β_2肾上腺素受体激动剂:主要有沙丁胺醇气雾剂,每次 $100\sim200\ \mu g$(1~2喷),定量吸入,疗效持续4~5小时,每24小时不超过8~12喷。特布他林气雾剂亦有同样作用。可缓解症状,尚有沙美特罗、福莫特罗等长效 β_2肾上腺素受体激动剂,每天仅需吸入2次。

(2)抗胆碱能药:是COPD常用的药物,主要品种为异丙托溴铵气雾剂,定量吸入,起效较沙丁胺醇慢,持续6~8小时,每次 $40\sim80\ mg$,每天3~4次。长效抗胆碱药有噻托溴铵选择性作用于 M_1、M_3受体,每次吸入 $18\ \mu g$,每天1次。

(3)茶碱类:茶碱缓释或控释片,0.2 g,每12小时1次;氨茶碱,0.1 g,每天3次。

2.祛痰药

对痰不易咳出者可应用。常用药物有盐酸氨溴索,30 mg,每天3次,N-乙酰半胱氨酸0.2 g,每天3次,或羧甲司坦0.5 g,每天3次。稀化黏素0.5 g,每天3次。

3.糖皮质激素

对重度和极重度患者(Ⅲ级和Ⅳ级),反复加重的患者,长期吸入糖皮质激素与长效 β_2肾上腺素受体激动剂联合制剂,可增加运动耐量、减少急性加重发作频率、提高生活质量,甚至有些患者的肺功能能得到改善。

4.长期家庭氧疗

对COPD慢性呼吸衰竭者可提高生活质量和生存率。对血流动力学、运动能力、肺生理和精神状态均会产生有益的影响。长期家庭氧疗指征:①$PaO_2\leqslant7.3\ kPa$(55 mmHg)或 SaO_2 $\leqslant88\%$,有或没有高碳酸血症。②PaO_2 7.3~8.0 kPa(55~60 mmHg),或 $SaO_2<89\%$,并有肺动脉高压、心力衰竭水肿或红细胞增多症(血细胞比容>0.55)。一般用鼻导管吸氧,氧流量为 1.0~2.0 L/min,吸氧时间10~15小时/d。目的是使患者在静息状态下,达到 $PaO_2\geqslant8.0\ kPa$ (60 mmHg)和/或使 SaO_2升至90%。

(八)急性发作期药物治疗

1.支气管舒张药

药物同稳定期。有严重喘息症状者可给予较大剂量雾化吸入治疗,如应用沙丁胺醇500 μg 或异丙托溴铵500 μg,或沙丁胺醇1 000 μg 加异丙托溴铵250~500 μg,通过小型雾化器给患者吸入治疗以缓解症状。

2.抗生素

应根据患者所在地常见病原菌类型及药物敏感情况积极选用抗生素治疗。如给予β内酰胺类/β内酰胺酶抑制剂;第二代头孢菌素、大环内酯类或喹诺酮类。如果找到确切的病原菌,根据药敏结果选用抗生素。

3.糖皮质激素

对需住院治疗的急性加重期患者可考虑口服泼尼松龙 30~40 mg/d,也可静脉给予甲泼尼龙 40~80 mg,每天 1 次。连续 5~7 天。

4.祛痰剂

溴己新 8~16 mg,每天 3 次;盐酸氨溴索 30 mg,每天 3 次酌情选用。

5.吸氧

低流量吸氧。

二、护理评估

(一)一般评估

1.生命体征

急性加重期时合并感染患者可有体温升高;呼吸频率常达每分钟 30~40 次。

2.患者主诉

有无慢性咳嗽、咳痰、气短、喘息和胸闷等症状。

3.相关记录

体温、呼吸、心率、皮肤、饮食、出入量、体重等记录结果。

(二)身体评估

1.视诊

胸廓前后径增大,肋间隙增宽,剑突下胸骨下角增宽,称为桶状胸。部分患者呼吸变浅,频率增快,严重者可有缩唇呼吸等。

2.触诊

双侧语颤减弱。

3.叩诊

肺部过清音,心浊音界缩小,肺下界和肝浊音界下降。

4.听诊

两肺呼吸音减弱,呼气延长,部分患者可闻及湿啰音和/或干啰音。

(三)心理-社会评估

患者在疾病治疗过程中的心理反应与需求,家庭及社会支持情况,引导患者正确配合疾病的治疗与护理。

(四)辅助检查结果评估

1.肺功能检查

吸入支气管舒张药后 $FEV_1/FVC < 70\%$ 及 $FEV_1 < 80\%$ 预计值者,可确定为不能完全可逆的气流受限。

2.血气分析

对确定发生低氧血症、高碳酸血症、酸碱平衡失调以及判断呼吸衰竭的类型有重要价值。

3.痰培养

痰培养可能查出病原菌。

(五)COPD 常用药效果的评估

1.应用支气管扩张剂的评估要点

(1)用药剂量/天、用药的方法(雾化吸入法、口服、静脉滴注)的评估与记录。

(2)评估急性发作时,是否能正确使用定量吸入器,用药后呼吸困难是否得到缓解。

(3)评估患者是否掌握常用三种雾化吸器的正确使用方法:定量吸入器、都保干粉吸入器,准纳器。并注意用后漱口。

2.应用抗生素的评估要点

参照其他相关章节。

三、主要护理诊断/问题

(一)气体交换受损

与气道阻塞、通气不足、呼吸肌疲劳、分泌物过多和肺泡呼吸面积减少有关。

(二)清理呼吸道无效

与分泌物增多而黏稠、气道湿度减低和无效咳嗽有关。

(三)焦虑

与健康状况改变、病情危重、经济状况有关。

四、护理措施

(一)休息与活动

中度以上 COPD 急性加重期患者应卧床休息,协助患者采取舒适体位,极重度患者宜采取身体前倾坐位,视病情增加适当的活动,以患者不感到疲劳,不加重病情为宜。

(二)病情观察

观察咳嗽、咳痰及呼吸困难的程度,观察血压、心率,监测动脉血气和水、电解质、酸碱平衡情况。

(三)控制感染

遵医嘱给予抗感染治疗,有效地控制呼吸道感染

(四)合理用氧

采用低流量持续给氧,流量 1~2 L/min。提倡长期家庭氧疗,每天氧疗时间在 15 小时以上。

(五)用药护理

遵医嘱应用抗生素、支气管舒张药和祛痰药,注意观察部效及不良反应。

(六)呼吸功能训练

指导患者正确进行缩唇呼吸和腹式呼吸训练。

1.缩唇呼吸

呼气时将口唇缩成吹笛子状,气体经缩窄的口唇缓慢呼出。作用:提高支气管内压,防止呼

气时小气道过早陷闭,以利肺泡气体排出。

2.腹式呼吸

患者可取立位、平卧位、半卧位,两手分别放于前胸部和上腹部。用鼻缓慢吸气,膈肌最大程度下降,腹部松弛,腹部凸出,手感到腹部向上抬起;经口呼气,吸气时腹肌收缩,膈肌松弛,膈肌别的腹部腔内压增加而上抬,推动肺部气体排出,手感到下降。

3.缩唇呼气和腹式呼吸训练

每天训练 3～4 次,每次重复 8～10 次。

(七)保持呼吸道通畅

(1)痰多黏稠、难以咳出的患者需要多饮水,以达到稀释痰液的目的。

(2)遵医嘱每天进行氧气或超声雾化吸入。

(3)护士或家属协助给予胸部叩击和体位引流。

(4)指导有效咳嗽。尽可能加深吸气,以增加或达到必要的吸气容量;吸气后要有短暂的闭气,以使气体在肺内得到最大的分布,稍后关闭声门,可进一步增强气道中的压力,而后增加胸膜腔内压即增高肺泡内压力,这是使呼气时产生高气流的重要措施;最后声门开放,肺内冲出的高速气流,使分泌物从口中喷出。

(5)必要时给予机械吸痰或纤支镜吸痰。

(八)减轻焦虑

护士与家属共同帮助患者去除焦虑产生的原因;与家属、患者共同制订和实施康复计划;指导患者放松技巧。但要向家属与患者强调镇静安眠药对该病的危害,会抑制呼吸中枢,加重低氧血症和高碳酸血症。需慎用或不用。

(九)健康指导

1.疾病预防指导

戒烟是预防 COPD 的重要措施,避免粉尘和刺激性气体的吸入;避免和呼吸道感染患者接触,在呼吸道传染病流行期间,尽量避免去人群密集的公共场所;指导患者要根据气候变化,及时增减衣物,避免受凉感冒。

制订个体化锻炼计划;增强体质,按患者情况坚持全身有氧运动;坚持进行腹式呼吸及缩唇呼气训练。

2.饮食指导

重视缓解期营养摄入,改善营养状况。应制订高热量、高蛋白、高维生素饮食计划。

3.家庭氧疗的指导

护士应指导患者和家属做到:①了解氧疗的目的、必要性及注意事项;②注意安全:供氧装置周围严禁烟火,防止氧气燃烧爆炸;③氧疗装置定期更换、清洁、消毒。

4.就诊指标

(1)患者咳嗽、咳痰症状加重。

(2)原有的喘息症状加重,或出现呼吸困难伴或不伴皮肤、口唇、甲床发绀。

(3)咳出脓性或黏液脓性痰,伴发热。

(4)突发明显的胸痛,咳嗽时明显加重。

(5)出现下垂部位水肿,如下肢等。

五、护理效果评估

(1)患者自觉症状好转(咳嗽、咳痰、呼吸困难减轻)。

(2)患者体温降至正常,生命体征稳定。

(3)患者能学会缩唇呼吸与腹式呼吸,学会有效咳嗽。

(4)患者能独立操作 3 种常用支气管扩张剂气雾剂的使用方法和注意事项。

(5)患者能掌握家属氧疗的方法与使用注意事项。

(6)患者情绪稳定。

(崔雪梅)

第三节 间质性肺疾病

间质性肺疾病是一组肺间质的炎症性疾病,是主要累及肺间质、肺泡和/或细支气管的一组肺部弥漫性疾病。除细支气管以上的各级支气管外,间质性肺疾病几乎累及所有肺组织。由于细支气管和肺泡壁纤维化,使肺顺应性下降,肺容量减少和限制性通气功能障碍,细支气管的炎症及肺小血管闭塞引起通气/血流比例失调和弥散功能降低,最终发生低氧血症和呼吸衰竭。

一、病因与病理生理

(一)病因

1.职业/环境

无机粉尘包括二氧化硅、石棉、滑石、铍、煤、铝、铁等引起的尘肺;有机粉尘吸入导致的外源性过敏性肺泡炎(如霉草、蘑菇肺、蔗尘、饲鸽肺等)。

2.药物

抗肿瘤药物(博来霉素、甲氨蝶呤等);心血管药物(胺碘酮等);抗癫痫药(苯妥英钠等);其他药物(呋喃妥因、口服避孕药、口服降糖药等)。

3.其他

治疗诱发:放射线照射、氧中毒等治疗因素。感染:结核、病毒、细菌、真菌、卡氏肺孢子菌、寄生虫等感染。恶性肿瘤:癌性淋巴管炎、肺泡细胞癌、转移性肺癌等。

4.病因不明

结缔组织病相关的肺间质病包括类风湿关节炎、全身性硬化症、系统性红斑狼疮、多发性肌炎、皮肌炎、干燥综合征、混合性结缔组织病、强直性脊柱炎等。遗传性疾病相关的肺间质病包括家族性肺纤维化、结节性硬化病、神经纤维瘤病等。

(二)病理生理

肺泡结构的破坏,纤维化伴蜂窝肺形成。早期主要是炎性细胞渗出,晚期是成纤维细胞和胶原纤维增生,逐渐形成纤维化,气腔变形扩张成囊状大小从 1 厘米至数厘米,称之为蜂窝肺。

二、临床表现

(一)咳嗽、咳痰

初期仅有咳嗽,多以干咳为主,个别病例有少量白痰或白色泡沫痰,部分患者痰中带血,但大咯血非常少见。

(二)气促、发绀

气促是最常见的首诊症状,多为隐袭性,在较剧烈活动时开始,渐进性加重,常伴浅快呼吸,很多患者伴有明显的易疲劳感,偶有胸痛、严重时出现胸闷、呼吸困难。病情进一步加重可出现发绀并可发展为肺心病。

(三)发热

急性感染时可有发热。

三、诊断要点

(一)胸部 X 线

可见双肺弥漫性网状、结节状阴影。双肺底部网状形、提示间质水肿或纤维化,随病情发展,出现粗网状影,至病变晚期可出现环状条纹影。结节大小、形状和边缘可各不相同,为肺内肉芽肿和肺血管炎。

(二)肺功能检查

间质性肺疾病常为限制性通气功能障碍,如肺活量和肺总量减少,残气量随病情进展而减低。第 1 秒用力呼气量与用力肺活量之比值升高,流量容积曲线呈限制性描图。间质纤维组织增生,弥散距离增加,弥散功能降低,肺顺应性差,中晚期出现通气与血流比例失调,因而出现低氧血症,并引起通气代偿性增加所致的低碳酸血症。间质性肺病在 X 线影像未出现异常之前,即有弥散功能降低和运动负荷时发生低氧血症。肺功能检查对评价呼吸功能损害的性质和程度,以及治疗效果有帮助。

四、治疗要点

(一)首要的治疗

祛除诱因。有部分患者在脱离病因及诱因后,可自然缓解,不需要应用激素治疗。

(二)主要的治疗

抗炎、抗纤维化、抗氧化剂、抗蛋白酶、抗凝剂、细胞因子拮抗剂、基因治疗及肺移植等。

(三)最常用、有效的治疗

应用糖皮质激素和免疫抑制剂,以及应用干预肺间质纤维化形成的药物。

(四)氧疗

给予氧气吸入,必要时应用无创呼吸机辅助通气。

五、护理

(一)护理评估

(1)评估患者的病情、意识、呼吸状况、合作程度及缺氧程度。

(2)评估患者的咳痰能力、影响咳痰的因素、痰液的黏稠度及气道通畅情况。

（3）评估肺部呼吸音情况。

（二）氧疗护理

（1）护士必须掌握给氧的方法（如持续或间歇给氧和给氧的流量），正确安装氧气装置。

（2）了解肺功能检查和血气分析的临床意义，发现异常及时通知医师。

（3）用氧的过程中严密观察病情，密切观察患者的呼吸、神志、氧饱和度及缺氧程度改善情况等。

（三）用药护理

（1）嘱患者按时服用护胃药。避免进食粗糙、过硬的饮食。观察大便色、质，询问有无腹痛等情况。

（2）使用激素时必须规律、足量、全程服用药物，不能擅自停药或减量。劳逸结合，少去公共场所，以免交叉感染。

（3）建议补钙，预防骨质疏松，注意饮食中补充蛋白质，控制脂肪与糖分的摄入。注意血压及血糖的改变，定期、定时监测血压及血糖。

（四）健康指导

（1）注意保暖，随季节的变更加减衣服，预防感冒，少去公共场所，如有不适及时就医。

（2）适当锻炼，如慢走，上下楼等，用以提高抗病能力。进行呼吸功能锻炼以改善通气功能。

（3）吸烟对人体的危害，劝告患者戒烟。

（4）指导有效的咳嗽、排痰。间质性肺病的患者常有咳嗽，一般情况下为刺激性干咳，合并肺部感染时，有咳痰，因此有效的咳嗽能促进痰液的排出，保持呼吸道通畅。

（5）使用激素时必须规律、足量、全程服用药物，不能擅自停药或减量。

（崔雪梅）

第四节 呼 吸 衰 竭

一、疾病概述

（一）疾病概述

呼吸衰竭是指各种原因引起的肺通气和/或换气功能严重障碍，以致在静息状态下亦不能维持足够的气体交换，导致低氧血症伴（或不伴）高碳酸血症，进而引起一系列病理生理改变和相应临床表现的综合征。其临床表现缺乏特异性，明确诊断有赖于动脉血气分析：在海平面、静息状态、呼吸空气条件下，动脉血氧分压（PaO_2）<8.0 kPa（60 mmHg），伴或不伴二氧化碳分压（$PaCO_2$）>6.7 kPa（50 mmHg），并排除心内解剖分流和原发于心排血量降低等因素，可诊为呼吸衰竭。

（二）相关病理生理

1.低氧血症和高碳酸血症的发生机制

各种病因通过引起肺泡通气不足、弥散障碍、肺泡通气/血流比例失调、肺内动-静脉解剖分流增加和氧耗量增加 5 个主要机制，使通气和/或换气过程发生障碍，导致呼吸衰竭。临床上单

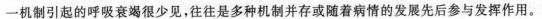

一机制引起的呼吸衰竭很少见,往往是多种机制并存或随着病情的发展先后参与发挥作用。

2.低氧血症和高碳酸血症对机体的影响

呼吸衰竭时发生的低氧血症和高碳酸血症,能够影响全身各系统器官的代谢、功能甚至使组织结构发生变化。通常先引起各系统器官的功能和代谢发生一系列代偿适应反应,以改善组织的供氧,调节酸碱平衡和适应改变了的内环境。当呼吸衰竭进入严重阶段时,则出现代偿不全,表现为各系统器官严重的功能和代谢紊乱直至衰竭。

(三)呼吸衰竭的病因

完整的呼吸过程由相互衔接并同时进行的外呼吸、气体运输和内呼吸 3 个环节来完成。参与外呼吸即肺通气和肺换气的任何一个环节的严重病变,都可导致呼吸衰竭。

1.气道阻塞性病变

气管-支气管的炎症、痉挛、肿瘤、异物、纤维化瘢痕,如慢性阻塞性肺疾病(COPD)、重症哮喘等引起气道阻塞和肺通气不足,或伴有通气/血流比例失调,导致缺氧和 CO_2 潴留,发生呼吸衰竭。

2.肺组织病变

各种累及肺泡和/或肺间质的病变,如肺炎、肺气肿、严重肺结核、弥漫性肺纤维化、肺水肿、硅肺等,均致肺泡减少、有效弥散面积减少、肺顺应性减低、通气/血流比例失调,导致缺氧或合并 CO_2 潴留。

3.肺血管疾病

肺栓塞、肺血管炎等可引起通气/血流比例失调,或部分静脉血未经过氧合直接流入肺静脉,导致呼吸衰竭。

4.胸廓与胸膜病变

胸部外伤造成连枷胸、严重的自发性或外伤性气胸、脊柱畸形、大量胸腔积液或伴有胸膜肥厚与粘连、强直性脊柱炎、类风湿性脊柱炎等,均可影响胸廓活动和肺脏扩张,造成通气减少及吸入气体分布不均,导致呼吸衰竭。

5.神经肌肉疾病

脑血管疾病、颅脑外伤、脑炎以及镇静催眠剂中毒,可直接或间接抑制呼吸中枢。脊髓颈段或高位胸段损伤(肿瘤或外伤)、脊髓灰质炎、多发性神经炎、重症肌无力、有机磷中毒、破伤风以及严重的钾代谢紊乱,均可累及呼吸肌,造成呼吸肌无力、疲劳、麻痹,导致呼吸动力下降而引起肺通气不足。

(四)呼吸衰竭的分类

在临床实践中,通常按动脉血气分析、发病急缓及病理生理的改变进行分类,本节主要介绍按照发病急缓进行的分类。

1.急性呼吸衰竭

由于某些突发的致病因素,如严重肺疾病、创伤、休克、电击、急性气道阻塞等,使肺通气和/或换气功能迅速出现严重障碍,在短时间内引起呼吸衰竭。因机体不能很快代偿,若不及时抢救,会危及患者生命。

2.慢性呼吸衰竭

慢性呼吸衰竭指一些慢性疾病(如 COPD、肺结核、间质性肺疾病、神经肌肉病变等,其中以 COPD 最常见)造成呼吸功能的损害逐渐加重,经过较长时间发展为呼吸衰竭。早期虽有低氧血症或伴高碳酸血症,但机体通过代偿适应,生理功能障碍和代谢紊乱较轻,仍保持一定的生活活动能力,动脉血气分析 pH 在正常范围(7.35~7.45)。另一种临床较常见的情况是在慢性呼吸衰竭的基础上,因合并呼吸系统感染、气道痉挛或并发气胸等情况,病情加重,在短时间内出现 PaO_2 显著下降和 $PaCO_2$ 显著升高,称为慢性呼吸衰竭急性加重,其病理生理学改变和临床情况兼有急性呼吸衰竭的特点。

(五)临床表现

1.急性呼衰竭

急性呼吸衰竭的临床表现主要是低氧血症所致的呼吸困难和多器官功能障碍。

(1)呼吸困难:是呼吸衰竭最早出现的症状。多数患者有明显的呼吸困难,可表现为频率、节律和幅度的改变。较早表现为呼吸频率增快,病情加重时出现呼吸困难,辅助呼吸肌活动加强,如三凹征。中枢性疾病或中枢神经抑制性药物所致的呼吸衰竭,表现为呼吸节律改变,如潮式呼吸、比奥呼吸等。

(2)发绀:是缺氧的典型表现。当动脉血氧饱和度低于 90% 时,可在口唇、指甲出现发绀;另应注意,因发绀的程度与还原型血红蛋白含量相关,所以红细胞增多者发绀更明显,贫血者则不明显或不出现;严重休克等原因引起末梢循环障碍的患者,即使动脉血氧分压尚正常,也可出现发绀,称作外周性发绀。而真正由于动脉血氧饱和度降低引起的发绀,称为中央性发绀。发绀还受皮肤色素及心功能的影响。

(3)精神神经症状:急性缺氧可出现精神错乱、躁狂、昏迷、抽搐等症状。如合并急性二氧化碳潴留,可出现嗜睡、淡漠、扑翼样震颤,以至于呼吸骤停。

(4)循环系统:多数患者有心动过速;严重低氧血症、酸中毒可引起心肌损害,亦可引起周围循环衰竭、血压下降、心律失常、心搏停止。

(5)消化和泌尿系统:严重呼吸衰竭对肝、肾功能都有影响,部分病例可出现丙氨酸氨基转移酶与血浆尿素氮升高;个别病例可出现尿蛋白、红细胞和管型。因胃肠道黏膜屏障功能损伤,导致胃肠道黏膜充血水肿、糜烂渗血或应激性溃疡,引起上消化道出血。

2.慢性呼吸衰竭

慢性呼吸衰竭的临床表现与急性呼吸衰竭大致相似。但以下几个方面有所不同。

(1)呼吸困难:慢性阻塞性肺疾病所致的呼吸衰竭,病情较轻时表现为呼吸费力伴呼气延长,严重时发展成浅快呼吸。若并发 CO_2 潴留,$PaCO_2$ 升高过快或显著升高以致发生 CO_2 麻醉时,患者可由呼吸过速转为浅慢呼吸或潮式呼吸。

(2)神经症状:慢性呼吸衰竭伴 CO_2 潴留时,随 $PaCO_2$ 升高可表现为先兴奋后抑制现象。兴奋症状包括失眠、烦躁、躁动、夜间失眠而白天嗜睡(昼夜颠倒现象)。但此时切忌用镇静或催眠药,以免加重 CO_2 潴留,发生肺性脑病。肺性脑病表现为神志淡漠、肌肉震颤或扑翼样震颤、间歇抽搐、昏睡,甚至昏迷等。亦可出现腱反射减弱或消失,锥体束征阳性等。此时应与合并脑部病变做鉴别。

(3)循环系统表现:CO_2 潴留使外周体表静脉充盈、皮肤充血、温暖多汗、血压升高、心排血量增多而致脉搏洪大;多数患者有心率加快;因脑血管扩张产生搏动性头痛。

(六)辅助检查

1.动脉血气分析

对于判断呼吸衰竭和酸碱失衡的严重程度及指导治疗具有重要意义。由于血气受年龄、海拔高度、氧疗等多种因素的影响,在具体分析时一定要结合临床情况。

2.肺功能检测

尽管在某些重症患者,肺功能检测受到限制,但通过肺功能的检测能判断通气功能障碍的性质(阻塞性、限制性或混合性)及是否合并有换气功能障碍,并对通气和换气功能障碍的严重程度进行判断。而呼吸肌功能测试能够提示呼吸肌无力的原因和严重程度。

3.影像学检查

影像学检查包括普通 X 线胸片、胸部 CT 和放射性核素肺通气/灌注扫描、肺血管造影等。

4.纤维支气管镜检查

对于明确大气道情况和取得病理学证据具有重要意义。

(七)治疗原则

呼吸衰竭总的治疗原则:治疗原发病、保持呼吸道通畅、纠正缺氧和改善通气,恰当的氧疗原则等;加强一般支持治疗和对其他重要脏器功能的监测与支持。

(八)药物治疗

1.支气管扩张剂

缓解难支气管痉挛,可选用 β_2 肾上腺素受体激动剂、抗胆碱药、糖皮质激素或茶碱类药物等。在急性呼吸衰竭时,主要经静脉给药。慢性呼衰患者常用雾化吸入法给药,急性呼衰患者常需静脉给药。

2.呼吸兴奋剂

(1)主要适用于以中枢抑制为主、通气量不足引起的呼吸衰竭,对以肺换气功能障碍为主所导致的呼吸衰竭患者,不宜使用。常用的药物有尼可刹米和洛贝林,用量过大可引起不良反应。近年来这两种药物在西方国家几乎已被淘汰,取而代之的有多沙普仑,该药对于镇静催眠药过量引起的呼吸抑制和 COPD 并发急性呼吸衰竭有显著的呼吸兴奋效果。

(2)呼吸兴奋剂的使用原则:必须保持气道通畅,否则会促发呼吸肌疲劳,并进而加重 CO_2 潴留;脑缺氧、水肿未纠正而出现频繁抽搐者慎用;患者的呼吸肌功能基本正常;不可突然停药。

二、护理评估

(一)一般评估

(1)生命体征(T、P、R、BP、SaO_2):严密监测患者生命体征变化,有条件须在监护室,或使用监护仪,密切观察与记录患者的生命体征与氧饱和度情况。评估患者有无呼吸频率增快,有无心动过速、血压下降、心律失常等情况。

(2)评估患者意识情况:有无精神错乱、躁狂、昏迷、抽搐等急性缺氧症状。或可出现嗜睡、淡漠、扑翼样震颤等急性二氧化碳潴留症状。

(3)评估患者有无发绀,及呼吸困难程度。

(4)评估患者有无出现呕血、黑便等上消化道出血症状。

(二)身体评估

1.视诊

(1)是否为急性面容:有无发绀等缺氧体征;有无皮肤温暖潮红,有无球眼膜充血水肿等二氧化碳潴留体征。

(2)呼吸运动有无三凹征,有无呼吸费力伴呼气延长,有无呼吸频率改变、深度、节律异常。如表现为呼吸过速,或呼吸浅快;呼吸节律改变,如潮式呼吸、比奥呼吸等。

2.触诊

外周皮肤温湿度情况。CO_2 潴留使外周体表静脉充盈、皮肤充血、温暖多汗是慢性呼吸衰竭 CO_2 潴留的表现。如出现皮肤湿冷,考虑病情严重,进入休克状态。

3.听诊

双肺呼吸音是否减弱或消失,有无闻及干、湿啰音。

(三)心理-社会评估

患者在疾病治疗过程中的心理反应与需求,家庭及社会支持情况,引导患者正确配合疾病的治疗与护理。

(四)辅助检查结果评估

1.动脉血气分析

分析氧分压与二氧化碳分压情况,有无 $PaO_2 < 8.0$ kPa(60 mmHg)和/或 $PaCO_2 > 6.7$ kPa(50 mmHg),评估患者呼吸衰竭的类型;综合分析血 pH、HCO_3^-、碱剩余等情况,评估患者有无失衡酸碱及失衡的类型。

2.影像学检查

评估 X 线胸片、胸部 CT 和放射性核素肺通气/灌注扫描、肺血管造影等结果,协助医师找出呼吸衰竭的病因。

3.其他检查

分析肺功能检查结果,评估患者是否存在通气功能和/或换气功能障碍及其严重程度;评估纤维支气管镜结果,明确大气道情况和取得病理学证据。

(五)呼吸衰竭分型的评估

1.Ⅰ型呼吸衰竭

Ⅰ型呼吸衰竭即缺氧性呼吸衰竭,血气分析特点是 $PaO_2 < 8.0$ kPa(60 mmHg),$PaCO_2$ 降低或正常。主要见于肺换气障碍(通气/血流比例失调、弥散功能损害和肺动-静脉分流)疾病,如严重肺部感染性疾病、间质性肺疾病、急性肺栓塞等。

2.Ⅱ型呼吸衰竭

Ⅱ型呼吸衰竭即高碳酸性呼吸衰竭,血气分析特点是 $PaO_2 < 8.0$ kPa(60 mmHg),同时伴有 $PaCO_2 > 6.7$ kPa(50 mmHg)。多为肺泡通气不足所致,也可同时伴有换气功能障碍,此时低氧血症更为严重,如 COPD。

三、主要护理诊断/问题

(一)低效性呼吸形态
与肺泡通气不足、通气与血流比例失调、肺泡弥散障碍有关。

(二)清理呼吸道无效
与呼吸道分泌物多而黏稠、咳嗽无力、意识障碍或人工气道有关。

(三)焦虑
与病情危重、死亡威胁及需求未能满足有关。

(四)潜在并发症

水、电解质紊乱及酸碱失衡,肺性脑病,上消化道出血,周围循环衰竭。

四、护理措施

(一)保持呼吸道通畅

(1)清除呼吸道分泌物及异物,如湿化气道、机械吸痰等方法。

(2)昏迷患者用抑头提颏法打开气道。

(3)缓解除支气管痉挛。按医嘱使用支气管扩张剂。

(4)建立人工气道。对于病情严重又不能配合,昏迷、呼吸道大量痰潴留伴有窒息危险或 $PaCO_2$ 进行性增高的患者,若常规治疗无效,应及时建立人工气道。采用简易人工气道,如口咽通气道、鼻咽通气道和喉罩(是气管内导管的临时替代法);严重者采用气管内导管:气管插管和气管切开。

(二)氧疗护理

1.氧疗适应证

呼吸衰竭患者 PaO_2 <8.0 kPa(60 mmHg),是氧疗的绝对适应证,氧疗的目的是使 PaO_2 >8.0 kPa(60 mmHg)。

2.氧疗的方法

临床常用、简便的方法是应用鼻导管或鼻塞法吸氧,还有面罩、气管内和呼吸机给氧法。缺氧伴 CO_2 潴留者,可用鼻导管或鼻塞法给氧;缺 O_2 严重而无 CO_2 潴留者,可用面罩给氧。吸入氧浓度与氧流量的关系:吸入氧浓度(%)=21+氧流量(L/min)×4。

3.氧疗的原则

(1)Ⅰ型呼吸衰竭:多为急性呼吸衰竭,应给予较高浓度(35%<吸氧浓度<50%)或高浓度(>50%)氧气吸入。急性呼吸衰竭,通常要求氧疗后 PaO_2 维持在接近正常范围。

(2)Ⅱ型呼吸衰竭:给予低流量(1~2 L/min)、低浓度(<35%)持续吸氧。慢性呼吸衰竭,通常要求氧疗后 PaO_2 维持在 8.0 kPa(60 mmHg)或 SaO_2 在 90%以上。

4.氧疗疗效的观察

若呼吸困难缓解、发绀减轻、心率减慢、尿量增多、神志清醒及皮肤转暖,提示氧疗有效。若发绀消失、神志清楚、精神好转、PaO_2 >8.0 kPa(60 mmHg)、$PaCO_2$ <6.7 kPa(50 mmHg),考虑终止氧疗,停止前必须间断吸氧几日后,方可完全停止氧疗。若意识障碍加深或呼吸过度表浅、缓慢,提示 CO_2 潴留加重,应根据血气分析和患者表现,遵医嘱及时调整吸氧流量和氧浓度。

(三)增加通气量、减少 CO_2 潴留

1.适当使用呼吸兴奋剂

在呼吸道通畅的前提下,遵医嘱使用呼吸兴奋剂,适当提高吸入氧流量及氧浓度,静脉输液时速度不宜过快,若出现恶心、呕吐、烦躁、面色潮红及皮肤瘙痒等现象,提示呼吸兴奋剂过量,需减量或停药。若4~12小时未见效,或出现肌肉抽搐等严重不良反应时,应立即报告医师。对烦躁不安,夜间失眠患者,禁用麻醉剂,慎用镇静药,以防止引起呼吸抑制。

2.机械通气的护理

对于经过氧疗、应用呼吸兴奋剂等方法仍不能有效改善缺氧和二氧化碳潴留时,需考虑机械通气。

(1)做好术前准备工作,减轻或消除紧张、恐惧情绪。

(2)按规程连接呼吸机导管。

(3)加强患者监护和呼吸机参数及功能的监测。

(4)注意吸入气体加温和湿化,及时吸痰。

(5)停用呼吸机前后做好撤机护理。

(四)抗感染

遵医嘱选择有效的抗生素控制呼吸道感染,对长期应用抗生素患者注意有无"二重感染"。

(五)病情监测

(1)观察呼吸困难的程度、呼吸频率、节律和深度。

(2)观察有无发绀、球结膜充血、水肿、皮肤温暖多汗及血压升高等缺氧和 CO_2 潴留表现。

(3)监测生命体征及意识状态。

(4)监测并记录出入液量。

(5)监测血气分析和血生化检查。

(6)监测电解质和酸碱平衡状态。

(7)观察呕吐物和粪便性状。

(8)观察有无神志恍惚、烦躁、抽搐等肺性脑病表现,一旦发现,应立即报告医师协助处理。

(六)饮食护理

给予高热量、高蛋白、富含多种维生素、易消化、少刺激性的流质或半流质饮食。对昏迷患者应给予鼻饲或肠外营养。

(七)心理护理

经常巡视、了解和关心患者,特别是对建立人工气道和使用机械通气的患者。采用各项医疗护理措施前,向患者做简要说明,给患者安全感,取得患者信任和合作。指导患者应用放松技术、分散注意力。

(八)健康教育

1.疾病知识指导

向患者及家属介绍疾病发生、发展与治疗、护理过程,与其共同制订长期防治计划。指导患者和家属学会合理家庭氧疗的方法以及注意事项。

2.疾病预防指导

指导患者呼吸功能锻炼和耐寒锻炼,如缩唇呼吸、腹式呼吸及冷水洗脸等;教会患者有效咳嗽、咳痰、体位引流及拍背等方法。若病情变化,应及时就诊。

3.生活指导

劝告吸烟患者戒烟,避免吸入刺激性气体;改进膳食,增进营养,提高机体抵抗力。指导患者制订合理的活动与休息计划,劳逸结合,以维护心、肺功能状态。

4.用药指导

遵医嘱正确用药,了解药物的用法、用量和注意事项及不良反应等。

5.就诊指标

(1)呼吸困难加重。

(2)口唇发绀加重。

(3)咳嗽剧烈、咳痰不畅。

(4)神志淡漠、嗜睡、躁动等意识障碍表现。

五、护理效果评估

(1)患者呼吸困难、发绀减轻。

(2)患者血气分析结果提示 PaO_2 升高、$PaCO_2$ 降低。

(3)患者气道通畅,痰鸣音消失。

(4)患者水、电解质、酸碱失衡情况改善。

(5)患者焦虑减轻或消失。

(6)患者意识状态好转。

（崔雪梅）

第五节　肺　　癌

一、概述

肺癌大多数起源于支气管黏膜上皮,因此也称支气管肺癌,是肺部最常见的恶性肿瘤。肺癌的发生与环境的污染及吸烟密切相关,肺部慢性疾病、人体免疫功能低下、遗传因素等对肺癌的发生也有一定影响。根据肺癌的生物学行为及治疗特点,将肺癌分为小细胞肺癌、鳞癌、腺癌、大细胞癌。根据肿瘤的位置分为中心型肺癌及周边型肺癌。肺癌转移途径有直接蔓延、淋巴结转移、血行转移及种植性转移。

二、诊断

(一)症状

肺癌的临床症状根据病变的部位、肿瘤侵犯的范围、是否有转移及肺癌副癌综合征全身表现不同而异,最常见的症状是咳嗽、咯血、气短、胸痛和消瘦,其中以咳嗽和咯血最常见,咳嗽的特征往往为刺激性咳嗽、无痰;咯血以痰中夹血丝或混有粉红色的血性痰液为特征,少数患者咯血可出现整口的鲜血,肺癌在胸腔内扩散侵犯周围结构可引起声音嘶哑、Hornet 综合征、吞咽困难和肩部疼痛。当肺癌侵犯胸膜和心包时可能表现为胸腔积液和心包积液,肿瘤阻塞支气管可引起阻塞性肺炎而发热,上腔静脉综合征往往是肿瘤或转移的淋巴结压迫上腔静脉所致。小细胞肺癌常见的副癌综合征主要表现恶病质、高血钙和肺性骨关节病或非恶病质患者清/球蛋白倒置、高血糖和肌肉分解代谢增加等。

(二)体征

1.一般情况

以消瘦和低热为常见。

2.专科检查

如前所述,肺癌的体征根据其病变的部位、肿瘤侵犯的范围、是否有转移及副癌综合征全身表现不同而异。肿瘤阻塞支气管可致一侧或叶肺不张而使该侧肺呼吸音消失或减弱,肿瘤阻塞支气管可继发肺炎出现发热和肺部啰音,肿瘤侵犯胸膜或心包造成胸腔或心包积液出现相应的体征,肿瘤淋巴转移可出现锁骨上、腋下淋巴结增大。

(三)检查

1.实验室检查

痰涂片检查找癌细胞是肺癌诊断最简单、最经济、最安全的检查,由于肺癌细胞的检出阳性率较低,因此往往需要反复多次的检查,并且标本最好是清晨首次痰液立即检查。肺癌的其他实验室检查往往是非特异性的。

2.特殊检查

(1)X线摄片:可见肺内球形灶,有分叶征、边缘毛刺状,密度不均匀,部分患者见胸膜凹陷征(兔耳征),厚壁偏心空洞,肺内感染、肺不张等。

(2)CT检查:已成为常规诊断手段,特别是对位于肺尖部、心后区、脊柱旁、纵隔后等隐蔽部位的肿瘤的发现有益。

(3)MRI检查:在于分辨纵隔及肺门血管,显示隐蔽部的淋巴结,但不作为首选。

(4)痰细胞学:痰细胞学检查阳性率可达80%,一般早晨血性痰涂片阳性率高,至少需连查3次以上。

(5)支气管镜检查:可直接观察气管、主支气管、各叶、段管壁及开口处病变,可活检或刷检取分泌物进行病理学诊断,对手术范围及术式的确定有帮助。

(6)其他:①经皮肺穿刺活检,适用于周围型肺内占位性病变的诊断,可引起血胸、气胸等并发症;②对于有胸腔积液者,可经胸穿刺抽液离心检查,寻找癌细胞;③PET对于肺癌鉴别诊断及有无远处转移的判断准确率可达90%,但目前价格昂贵。

其他诊断方法如放射性核素扫描、淋巴结活检、胸腔镜下活检术等,可根据病情及条件酌情采用。

(四)诊断要点

(1)有咳嗽、咯血、低热和消瘦的病史和长期吸烟史;晚期患者可出现声音嘶哑、胸腔积液及锁骨淋巴结肿大。

(2)影像学检查有肺部肿块并具有恶性肿瘤的影像学特征。

(3)病理学检查发现癌细胞。

(五)鉴别诊断

1.肺结核

(1)肺结核球:易与周围型肺癌混淆。肺结核球多见于青年,一般病程较长,发展缓慢。病变常位于上叶尖后段或下叶背段。在X线片上肿块影密度不均匀,可见到稀疏透光区和钙化点,肺内常另有散在性结核病灶。

(2)粟粒型肺结核:易与弥漫型细支气管肺泡癌混淆。粟粒型肺结核常见于青年,全身毒性症状明显,抗结核药物治疗可改善症状,病灶逐渐吸收。

(3)肺门淋巴结结核:在X线片上肺门肿块影可能误诊为中心型肺癌。肺门淋巴结结核多见于青少年,常有结核感染症状,很少有咯血。

2.肺部炎症

(1)支气管肺炎:早期肺癌产生的阻塞性肺炎,易被误诊为支气管肺炎。支气管肺炎发病较急,感染症状比较明显。X线片上表现为边界模糊的片状或斑点状阴影,密度不均匀,且不局限

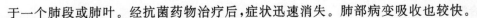

于一个肺段或肺叶。经抗菌药物治疗后,症状迅速消失。肺部病变吸收也较快。

(2)肺脓肿:肺癌中央部分坏死液化形成癌性空洞时,X线片上表现易与肺脓肿混淆。肺脓肿在急性期有明显感染症状,痰量多,呈脓性,X线片上空洞壁较薄,内壁光滑,常有液平面,脓肿周围的肺组织或胸膜常有炎性变。支气管造影空洞多可充盈,并常伴有支气管扩张。

3.肺部其他肿瘤

(1)肺部良性肿瘤:如错构瘤、纤维瘤、软骨瘤等有时需与周围型肺癌鉴别。一般良性肿瘤病程较长,生长缓慢,临床上大多没有症状。X线片上呈现接近圆形的块影,密度均匀,可以有钙化点,轮廓整齐,多无分叶状。

(2)支气管腺瘤:是一种低度恶性肿瘤。发病年龄比肺癌轻,女性发病率较高。临床表现与肺癌相似,常反复咯血。X线片表现有时也与肺癌相似。经支气管镜检查,诊断未能明确者宜尽早做剖胸探查术。

4.纵隔淋巴肉瘤

纵隔淋巴肉瘤可与中心型肺癌混淆。纵隔淋巴肉瘤生长迅速,临床上常有发热和其他部位浅表淋巴结肿大。在X线片上表现为两侧气管旁和肺门淋巴结肿大。对放射疗法高度敏感,小剂量照射后即可见到肿块影缩小。纵隔镜检查也有助于明确诊断。

三、治疗

治疗肺癌的方法主要有外科手术治疗、放射治疗、化学药物治疗、中医中药治疗以及免疫治疗等。尽管80%的肺癌患者在明确诊断时已失去手术机会,但手术治疗仍然是肺癌最重要和最有效的治疗手段。然而,目前所有的各种治疗肺癌的方法效果均不能令人满意,必须适当地联合应用,进行综合治疗以提高肺癌的治疗效果。具体的治疗方案应根据肺癌的分级和TNM分期、病理细胞学类型、患者的心肺功能和全身情况以及其他有关因素等,进行认真详细地综合分析后再做决定。

(一)手术治疗

手术治疗的目的是彻底切除肺部原发癌肿病灶和局部及纵隔淋巴结,并尽可能保留健康的肺组织。

肺切除术的范围决定于病变的部位和大小。对周围型肺癌,一般施行肺叶切除术;对中心型肺癌,一般施行肺叶或一侧全肺切除术。有的病例,癌变位于一个肺叶内,但已侵及局部主支气管或中间支气管,为了保留正常的邻近肺叶,避免行一侧全肺切除术,可以切除病变的肺叶及一段受累的支气管,再吻合支气管上下切端,临床上称为支气管袖状肺叶切除术。如果相伴的肺动脉局部受侵,也可同时做部分切除,端端吻合,此手术称为支气管袖状肺动脉袖状肺叶切除术。

手术治疗效果:非小细胞肺癌、T_1或$T_2N_0M_0$病例经手术治疗后,约有半数的患者能获得长期生存,有的报道其5年生存率可达70%以上。Ⅱ期及Ⅲ期病例生存率则较低。据统计,我国目前肺癌手术的切除率为85%~97%,术后30天病死率在2%以下,总的5年生存率为30%~40%。

手术禁忌证:①远处转移,如脑、骨、肝等器官转移(即M_1患者);②心、肺、肝、肾功能不全,全身情况差的患者;③广泛肺门、纵隔淋巴结转移,无法清除者;④严重侵犯周围器官及组织,估计切除困难者;⑤胸外淋巴结转移,如锁骨上(N_3)等,肺切除术应慎重考虑。

(二)放射治疗

放射治疗是局部消灭肺癌病灶的一种手段。临床上使用的主要放疗设备有^{60}Co治疗机和加速器等。

在各种类型的肺癌中,小细胞癌对放射疗法敏感性较高,鳞癌次之,腺癌和细支气管肺泡癌最低。通常是将放射疗法、手术与药物疗法综合应用,以提高治愈率。临床上常采用的是手术后放射疗法。对肺肿或肺门转移病灶未能彻底切除的患者,于手术中在残留癌灶区放置小的金属环或金属夹做标记,便于术后放疗时准确定位。一般在术后1个月左右患者健康状况改善后开始放射疗法,剂量为40~60 Gy,疗程约6周。为了提高肺癌病灶的切除率,有的病例可手术前进行放射治疗。

晚期肺癌病例,并有阻塞性肺炎、肺不张、上腔静脉阻塞综合征或骨转移引起剧烈疼痛者以及癌肿复发的患者,也可进行姑息性放射疗法,以减轻症状。

放射疗法可引起倦乏、胃纳减退、低热、骨髓造血功能抑制、放射性肺炎、肺纤维化和癌肿坏死液化空洞形成等放射反应和并发症,应给予相应处理。

下列情况一般不宜施行放射治疗:①健康状况不佳,呈现恶病质者;②高度肺气肿放射治疗后将引起呼吸功能代偿不全者;③全身或胸膜、肺广泛转移者;④癌变范围广泛,放射治疗后将引起广泛肺纤维化和呼吸功能代偿不全者;⑤癌性空洞或巨大肿瘤,后者放射治疗将促进空洞形成。

对于肺癌脑转移患者,若颅内病灶较局限,可采用γ刀放射治疗,有一定的缓解率。

(三)化学治疗

有些分化程度低的肺癌,特别是小细胞癌,疗效较好。化学疗法作用遍及全身,临床上可以单独应用于晚期肺癌病例,以缓解症状,或与手术、放射等疗法综合应用,以防止癌肿转移复发,提高治愈率。

常用于治疗肺癌的化学药物有:环磷酰胺、氟尿嘧啶、丝裂霉素、多柔比星、表柔比星、丙卡巴肼(甲基苄肼)、长春碱、甲氨蝶呤、洛莫司汀(环己亚硝脲)、顺铂、卡铂、紫杉醇等。应根据肺癌的类型和患者的全身情况合理选用药物,并根据单纯化疗还是辅助化疗选择给药方法、决定疗程的长短以及哪几种药物联合应用、间歇给药等,以提高化疗的疗效。

需要注意的是,目前化学药物对肺癌疗效仍然较低,症状缓解期较短,不良反应较多。临床应用时,要掌握药物的性能和剂量,并密切观察不良反应。出现骨髓造血功能抑制、严重胃肠道反应等情况时要及时调整药物剂量或暂缓给药。

(四)中医中药治疗

按患者临床症状、脉象、舌苔等表现,应用辨证论治法则治疗肺癌,一部分患者的症状得到改善,生存期延长。

(五)免疫治疗

近年来,通过实验研究和临床观察,发现人体的免疫功能状态与癌肿的生长发展有一定关系,从而促使免疫治疗的应用。免疫治疗的具体措施有以下几种。

1.特异性免疫疗法

用经过处理的自体肿瘤细胞或加用佐剂后,皮下接种进行治疗。此外尚可应用各种白介素、肿瘤坏死因子、肿瘤核糖核酸等生物制品。

2.非特异性免疫疗法

用卡介苗、短小棒状杆菌、转移因子、干扰素、胸腺肽等生物制品,或左旋咪唑等药物以激发和增强人体免疫功能。

当前肺癌的治疗效果仍不能令人满意。由于治疗对象多属晚期,其远期生存率低,预后较差。因此,必须研究和开展以下几方面的工作,以提高肺癌治疗的总体效果:①积极宣传,普及肺癌知识,提高肺癌诊断的警惕性,研究和探索早期诊断方法,提高早期发现率和诊断率;②进一步研究和开发新的有效药物,改进综合治疗方法;③改进手术技术,进一步提高根治性切除的程度和同时最大范围地保存正常肺组织的技术;④研究和开发分子生物学技术,探索肺癌的基因治疗技术,使之能有效地为临床服务。

四、护理措施

(一)做好心理支持,克服恐惧绝望心理

当患者得知自己患肺癌时,会面临巨大的身心应激,而心理应对结果会对疾病产生明显的积极或消极影响,护士通过多种途径给患者及家属提供心理与社会支持。根据患者的性别、年龄、职业、文化程度、性格等,多与其交谈,耐心倾听患者诉说,尽量解答患者提出的问题和提供有益的信息,帮助患者正确估计所面临的情况,让其了解肺癌的有关知识及将接受的治疗、患者和家属应如何配合、在治疗过程中的注意事项,请治愈患者现身说法,增强对治疗的信心,积极应对癌症的挑战,与疾病作斗争。

(二)保持呼吸道通畅,做好咳嗽、咳痰的护理

分析患者病情,判断引起呼吸困难的原因,根据不同病因,采取不同的护理措施。

(1)如肿瘤转移至胸膜,可产生大量胸腔积液,导致气体交换面积减少,引起呼吸困难,要配合医师及时行胸腔穿刺置管引流术。

(2)若患者肺部感染痰液过多、纤毛功能受损、机体活动减少,或放疗、化疗导致肺纤维化,痰液黏稠,无力咳出而出现呼吸困难,应密切观察咳嗽、咳痰情况,详细记录痰液的色、量、质,正确收集痰标本,及时送检,为诊断和治疗提供可靠的依据,并采取以下护理措施。①提供整洁、舒适的环境,减少不良刺激,病室内维持适宜的温度(18~20 ℃)和相对湿度(50%~60%),以充分发挥呼吸道的自然防御功能;避免尘埃与烟雾等刺激,对吸烟的患者与其共同制定有效的戒烟计划;注意患者的饮食习惯,保持口腔清洁,避免油腻、辛辣等刺激性食物,一般每天饮水1 500 mL以上,可保证呼吸道黏膜的湿润和病变黏膜的修复,利于痰液稀释和排除。②促进有效排痰:指导患者掌握有效咳嗽的正确方法;患者坐位,双脚着地,身体稍前倾,双手环抱一个枕头。进行数次深而缓慢的腹式呼吸,深吸气末屏气,然后缩唇,缓慢地通过口腔尽可能呼气(降低肋弓、使腹部往下沉)。在深吸一口气后屏气3~5秒,身体前倾,从胸腔进行2~3次短促有力的咳嗽,张口咳出痰液,咳嗽时收缩腹肌,或用自己的手按压上腹部,帮助咳嗽,有效咳出痰液。湿化和雾化疗法:湿化疗法可达到湿化气道、稀释痰液的目的。适用于痰液黏稠和排痰困难者。常用湿化液有蒸馏水、生理盐水、低渗盐水。临床上常在湿化的同时加入药物以雾化方式吸入。可在雾化液中加入痰溶解剂、抗生素、平喘药等,达到祛痰、消炎、止咳、平喘的作用。胸部叩击与胸壁震荡:适用于肺癌晚期长期卧床、体弱、排痰无力者,禁用于肺癌伴肋骨转移、咯血、低血压、肺水肿等患者。操作前让患者了解操作的意义、过程、注意事项,以配合治疗,肺部听诊,明确病变部位。叩击时避开乳房、心脏和骨突出部位及拉链、纽扣部位。患者侧卧,叩击者两手手指并拢,使掌侧呈

杯状,以手腕力量,从肺底自下而上、由外向内、迅速而有节律地叩击胸壁,震动气道,每一肺叶叩击1～3分钟,120～180次/分,叩击时发出一种空而深的拍击音则表明手法正确。胸壁震荡法时,操作者双手掌重叠置于欲引流的胸壁部位,吸气时手掌随胸廓扩张慢慢抬起,不施加压力,从吸气最高点开始,在整个呼气期手掌紧贴胸壁,施加一定的压力并做轻柔的上下抖动,即快速收缩和松弛手臂和肩膀,震荡胸壁5～7次,每一部位重复6～7个呼吸周期,震荡法在呼气期进行,且紧跟叩击后进行。叩击力量以患者不感到疼痛为宜,每次操作时间5～15分钟,应在餐后2小时至餐前30分钟完成,避免治疗中呕吐。操作后做好口腔护理,除去痰液气味,观察痰液情况,复查肺部呼吸音及啰音变化。③机械吸痰:适用于意识不清、痰液黏稠无力咳出、排痰困难者。可经患者的口、鼻腔、气管插管或气管切开处进行负压吸痰,也可配合医师用纤维支气管镜吸出痰液。

(三)对于咯血或痰中带血的患者

应予以耐心解释,消除其紧张情绪,嘱患者轻轻将气管内存留的积血咯出,以保持呼吸道通畅,咯血时不能屏气,以免诱发喉头痉挛,血液引流不畅导致窒息。小量咯血者宜进少量凉或温的流质饮食,多饮水,多食富含纤维素食物,以保持大便通畅,避免排便时腹压增加而咯血加重;密切观察咯血的量、色,大咯血时,护理方法见应急措施。大量咯血不止者,可采用丝线固定双腔球囊漂浮导管经纤支镜气道内置入治疗大咯血的方法(详见应急措施);同时做好应用垂体后叶素的护理,静脉滴注速度勿过快,以免引起恶心、便意、心悸、面色苍白等不良反应,监测血压、血氧饱和度;冠心病患者、高血压病患者及孕妇忌用;配血备用,可酌情适量输血。

(四)疼痛的护理

(1)采取各种护理措施减轻疼痛。提供安静的环境,调整舒适的体位,小心搬动患者,避免拖、拉、拽动作,滚动式平缓地给患者变换体位,必要时支撑患者各肢体,指导、协助胸痛患者用手或枕头护住胸部,以减轻深呼吸、咳嗽或变换体位所引起的胸痛;胸腔积液引起的疼痛,可嘱患者患侧卧位,必要时用宽胶布固定胸壁,以减少胸部活动幅度,减轻疼痛;采用按摩、针灸、经皮肤电刺激止痛穴位或局部冷敷等,以降低疼痛的敏感性。

(2)药物止痛,按医嘱用药,根据患者疼痛再发时间,提前按时用药,在应用镇痛药期间,注意预防药物的不良反应,如便秘、恶心、呕吐、镇静和精神紊乱等,嘱患者多进食富含纤维素的蔬菜和水果,缓解和预防便秘。

(3)患者自控镇痛,可自行间歇性给药,做到个体化给药,增加了患者自我照顾和对疼痛的自主控制能力。

(五)饮食支持护理

根据患者的饮食习惯,给予高蛋白、高热量、高维生素、易消化饮食,调配好食物的色、香、味,以刺激食欲,创造清洁舒适、愉快的进餐环境,促进食欲。病情危重者应采取喂食、鼻饲或静脉输入脂肪乳、复方氨基酸和含电解质的液体。对于有大量胸腔积液的患者,应酌情输血、血浆或清蛋白,以减少胸腔积液的产生,补充癌肿或大量抽取胸腔积液等因素所引起的蛋白丢失,增强机体抗病能力。有吞咽困难者应给予流质饮食,进食宜慢,取半卧位以免发生吸入性肺炎或呛咳,甚至窒息。

(六)做好口腔护理

向患者讲解放疗、化疗后口腔唾液腺分泌减少,pH下降,易发生口腔真菌感染和牙周病,使其理解保持口腔卫生的重要性,以便主动配合。患者睡前及三餐后进行口腔护理;戒烟酒,以防

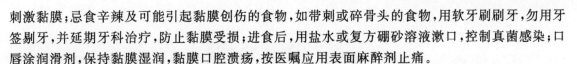

刺激黏膜;忌食辛辣及可能引起黏膜创伤的食物,如带刺或碎骨头的食物,用软牙刷刷牙,勿用牙签剔牙,并延期牙科治疗,防止黏膜受损;进食后,用盐水或复方硼砂溶液漱口,控制真菌感染;口唇涂润滑剂,保持黏膜湿润,黏膜口腔溃疡,按医嘱应用表面麻醉剂止痛。

(七)化疗药物毒性反应的护理

1.骨髓抑制反应的护理

化疗后机体免疫力下降,发生感染、出血。护士接触患者之前要认真洗手,严格执行无菌操作,避免留置尿管或肛门指检,预防感染;告知患者不可到公共场所或接触感冒患者;在做全身卫生处置时,要特别注意易感染部位,如鼻腔、口腔、肛门、会阴等,各部位使用毛巾要分开,以免交叉感染;监测体温,观察皮肤温度、色泽、气味,早期发现感染征象;当白细胞总数降至 $1\times10^9/L$ 时,做好保护性隔离。对血小板计数小于 $50\times10^9/L$ 时,密切观察有无出血倾向,采取预防出血的措施,避免患者外出活动,防止身体受挤压或外伤,保持口腔、鼻腔清洁湿润,勿用手抠鼻痂、牙签剔牙,尽量减少穿刺次数,穿刺后应实施局部较长时间按压,必要时,遵医嘱输血小板控制出血。

2.恶心呕吐的护理

化疗期间如患者出现恶心呕吐,按医嘱给予止吐药,嘱患者深呼吸,勿大动作转动身体,给予高营养清淡易消化的饮食,少食多餐,不催促患者进食,忌食辛辣等刺激性食物,戒烟酒,不要摄入加香料、肉汁和油腻的食物,建议平时咀嚼口香糖或含糖果,加强口腔护理去除口腔异味。对已有呕吐患者灵活掌握进食时间,可在其间歇期进食,多饮清水,多食薄荷类食物及冷食等。

3.静脉血管的保护

在给化疗药时,要选择合适的静脉,给化疗药前,先观察是否有回血,强刺激性药物护士应在床旁监护,或采用静脉留置针及中小静脉插管;观察药物外渗的早期征象,如穿刺部位疼痛、烧灼感、输液速度减慢、无回血、药液外渗,应立即停止输注,应用地塞米松加利多卡因局部封闭,24 小时内给予冷敷,50%硫酸镁湿敷,24 小时后可给予热敷。

4.应用化疗药后

常出现脱发,影响患者形象,增加其心理压力,护士要告诉患者脱发是暂时的,停药后头发会再生,鼓励其诉说自己的感受,帮助其调整外观的变化,让患者戴假发或帽子、头巾遮挡,改善自我形象,夜间睡眠可佩戴发帽,减轻头发掉在床上而至的心理不适;指导患者头发的护理,如动作轻柔减少头发梳、刷、洗、烫等,可用中性洗发护发素。

五、健康教育

(1)宣传吸烟对健康的危害,提倡不吸烟或戒烟,并注意避免被动吸烟。

(2)对肺癌高危人群要定期进行体检,早期发现肿瘤,早期治疗。

(3)改善工作和生活环境,防止空气污染。

(4)给予患者和家属心理上的支持,使之正确认识肺癌,增强治疗信心,维持生命质量。

(5)督促患者坚持化疗或放疗,告诉患者出现呼吸困难、咯血或疼痛加重时应立即到医院就诊。

(6)指导患者加强营养支持,合理安排休息,适当活动,保持良好精神状态,避免呼吸道感染以调整机体免疫力,增强抗病能力。

(7)对晚期癌肿转移患者,要指导家属对患者临终前的护理,告知患者及家属对症处理的措施,使患者平静地走完人生最后一程。

（崔雪梅）

第七章

神经内科护理

第一节 脑 梗 死

　　脑梗死是指局部脑组织包括神经细胞、胶质细胞和血管由于血液供应缺乏而发生的坏死。引起脑梗死的根本原因是供应脑部血液的颅外或颅内动脉中发生闭塞性病变而未能获得及时、充分的侧支循环,是局部脑组织的代谢需要与可能得到的血液供应之间发生超过一定限度的供不应求现象所致。

一、血液供应障碍的原因

(一)血管病变

　　最重要而又常见的血管病变是动脉粥样硬化和在此基础上发生的血栓形成,其次是高血压病伴发的脑小动脉硬化。其他还有血管发育异常,如先天性动脉瘤和脑血管畸形可发生血栓形成,或出血后导致邻近区域的血供障碍、脉管炎,如感染性风湿热、结核病和国内已极罕见的梅毒等所致的动脉内膜炎等。

(二)血液成分改变

　　血管病变内膜粗糙,使血液中的血小板易于附着、积聚,以及释放更多的 5-羟色胺等化学物质;血液成分中脂蛋白、胆固醇、纤维蛋白原等含量增高,可使血液黏度增高和红细胞表面负电荷降低,致血液速度减慢;以及血液病如白血病、红细胞增多症、贫血和各种影响血凝固增高的因素等,使血栓形成易于发生。

(三)血流速改变

　　脑血流量的调节受到多种因素的影响。血压改变是影响局部血流量的重要因素。当平均动脉压低于 9.3 kPa(180 mmHg)时,由于血管本身存在的病变,血管狭窄,自动调节功能失调,局部脑组织的血供即将发生障碍。

　　一些全身性疾病如高血压、糖尿病等可加速或加重脑动脉硬化,也与脑梗死的发生密切相关。通常临床诊断为脑梗死或脑血栓形成的患者中,大多数是动脉粥样硬化血栓形成性脑梗死。

　　此外,导致脑梗死的另一类重要的病因是脑动脉栓塞性脑梗死,简称为脑栓塞。脑栓塞患者供应脑部的血管本身都无病变,绝大多数栓子来源于心脏。

二、脑血栓形成

脑血栓形成(cerebral thrombosis,CT)是脑梗死中最常见的类型,通常指脑动脉的主干或其皮层支因动脉粥样硬化及各类动脉炎等血管病变,导致血管的管腔狭窄或闭塞,并进而发生血栓形成,造成脑局部供血区血流中断,发生脑组织缺血、缺氧、软化坏死,出现相应的神经系统症状和体征。

(一)病因及发病机制

1.动脉管腔狭窄和血栓形成

最常见的是动脉硬化、风湿症、红斑性狼疮性动脉炎、结节性动脉周围炎是较常见的病因。在动脉壁病变(内膜肥厚粗糙)的基础上,管腔变窄,同时血管壁破裂使红细胞、纤维素等黏附于粗糙处,血小板破裂释放花生四烯酸,转化为血栓烷能促使血小板再聚集,血栓不断增大而最终阻塞血管。

2.血管痉挛

可见于蛛网膜出血、偏头痛和头外伤等患者。

(二)类型

1.动脉粥样硬化性血栓性脑梗死

最常见的病因是动脉硬化,其次是高血压、糖尿病、高尿酸血症、高黏血症、真性红细胞增多症、高凝状态、高脂血症以及血管壁病变如结核性、化脓性、梅毒性病变及钩端螺旋体感染、结缔组织病、变态反应性动脉炎等。由于动脉粥样硬化好发于大血管的分叉处及弯曲处,故脑梗死多发于大脑中动脉和大脑前动脉的主要分支,以及颈内动脉的虹吸部和起始部、椎动脉及基底动脉中下段等。病理方面,脑动脉闭塞6小时以内脑组织改变尚不明显,8~48小时缺血的中心部位软化、组织肿胀、坏死。灰白质界限不清,镜检见组织结构浑浊,神经细胞及胶质细胞变性、坏死、毛细血管轻度扩张。周围可见液体或红细胞渗出。动脉阻塞2~3天后,周围水肿明显,7~14天,病变区明显变软,神经细胞消失,脑组织开始液化,吞噬细胞大量出现,星形细胞增生。21~28天胶质细胞及毛细血管增生,小病灶形成胶质瘢痕,大病灶形成中风囊。

2.分水岭脑梗死

常见病因与动脉硬化性血栓性脑梗死相似,病变部位位于相邻血管供血区之间的分水岭区或边缘带。一般认为分水岭梗死多由于血流动力学障碍所致,典型者发生于颈内动脉严重狭窄或闭塞伴全身血压降低时,也可由心源性或动脉源性栓塞引起,其病理表现同动脉硬化性血栓性脑梗死。

3.出血性梗死

出血性梗死是由于脑梗死供血区内动脉坏死后血液漏出继发出血,常发生于大面积梗死之后。

4.多发性脑梗死

多发性脑梗死是指两个或两个以上不同的供血系统脑血管闭塞引起的梗死,多为反复发生脑梗死的后果。

除以上外,脑梗死由于梗死的部位、大小、侧支循环代偿能力,继发脑水肿等的差异,可有不同的临床病理类型,因此还可采用牛津郡社区卒中研究分型(OCSP),不依赖影像学结果,常规CT、MRI尚未能发现病灶时,就可根据临床表现迅速分型,并提示闭塞血管和梗死灶的大小和部位,临床简单易行,对指导治疗及护理、评估预后有重要价值,尤其对于重症监护室的护士,更为有利于早期判断患者的病情变化。OCSP 临床分型标准见表 7-1。

表 7-1　OCSP 临床分型标准

类型	表现	部位
完全前循环梗死(TACI)	表现三联征:完全大脑中动脉综合征表现(大脑较高级神经活动障碍,如意识障碍、失语、失算、空间定向力障碍等);同向偏盲;对侧三部位(面、上下肢)较严重运动和/或感觉障碍	
部分前循环梗死(PACI)	有以上三联征中的两个或只有高级神经活动障碍,或感觉运动神经缺损较 TACI 局限	提示是大脑中动脉远端主干,各级分支或 ACA 及分支闭塞
后循环梗死(POCI)	表现为各种不同程度的椎-基底动脉综合征;可表现为同侧感觉神经瘫痪及对侧感觉运动障碍;双眼协同活动及小脑功能障碍,无长束征或视野缺损等	椎-基底动脉及分支闭塞
腔隙性梗死(LACI)	表现为腔隙综合征,如纯运动性轻偏瘫,纯感觉性脑卒中,共济失调性轻偏瘫,手笨拙-构音不良综合征	基底节或脑桥小穿通支病变引起

(三)临床表现

1.脑血栓形成

多发生于有动脉硬化、糖尿病、高脂血症的中老年人,一般无意识障碍,进展缓慢,常在睡眠或安静休息时血压过低、血流减慢、血黏度增加等因素促使血栓形成而发病。起病先有头痛、眩晕、肢体麻木、无力及一过性失语或短暂脑缺血发作等前驱症状。神经系统局灶性症状多在发病后 10 余小时或 1～2 天内达高峰。除脑干梗死和大面积梗死外,大多数患者意识清楚或仅有轻度意识障碍。

2.临床类型

依据症状和体征的演进过程可分为以下几种。

(1)完全性卒中:指发病后神经功能缺失症状较重较完全,常于数小时内(<6 小时)达到高峰。

(2)进展性卒中:指发病后神经功能缺失症状在 48 小时内逐渐进展或呈阶梯式加重。

(3)可逆性缺血性神经功能缺失(reversible ischemic neurological deficit,RIND):指发病后神经缺失症状较轻,持续 24 小时以上,但可于 3 周内恢复。

(四)辅助检查

1.颅脑 CT

多数脑梗死病例于发病后 24 小时内 CT 不显示密度变化,24～48 小时后逐渐显示与闭塞血管供血区一致的低密度梗死灶,如梗死灶较大则可有占位效应。出血性脑梗死呈混密度改变。如病灶较小,或脑干、小脑梗死 CT 检查可不显示。

2.MRI

脑梗死数小时内,病灶区即有 MRI 信号改变,呈长 T_1,长 T_2 信号,出血性梗死区为长 T_1 长 T_2 信号中混杂有短 T_1 和短 T_2 信号。与 CT 相比,MRI 具有显示病灶早,能早期发现大面积脑梗死,清晰显示小病灶及后颅凹的梗死灶,病灶检出率为 95%。功能性 MRI 如弥散加权 MRI 可于缺血早期发现病变,发病后半小时即可显示长 T_1、长 T_2 梗死灶。

3.血管造影

DSA 或 MRA 可发现血管狭窄和闭塞的部位,可显示动脉炎、烟雾病、动脉瘤和血管畸形等。

4.脑脊液检查

通常 CSF 压力、常规和生化检查正常,大面积脑梗死压力可增高,出血性脑梗死 CSF 可见红细胞,如通过临床及影像学检查已经确诊为脑梗死,则不必进行 CSF 检查。

5.其他

彩色多普勒超声检查(TCD)可发现颈动脉及颈内动脉的狭窄、动脉粥样硬化斑或血栓形成。超声心电图检查有助于发现心脏附壁血栓、心房黏液瘤和二尖瓣脱垂。

(五)治疗要点

脑梗死以抗凝治疗为主,同时应用血管扩张剂、血液扩充剂以改善微循环。脑血栓发病 6 小时内可做溶栓治疗。对重症脑血栓急性期,生命体征不稳定时不宜口服倍他司汀和桂利嗪,因为虽然有扩血管作用,但不利于脑缺血的改善。

三、脑栓塞

由于异常物体(固体、液体、气体)沿血液循环进入脑动脉,造成血流阻塞而产生脑梗死,称脑栓塞,也属缺血性脑卒中。脑栓塞占脑卒中发病率 10%～15%。2/3 的患者复发均发生在第一次发病后 1 年内。

(一)病因

脑血栓的栓子可分为心源性、非心源性、来源不明性三大类。

1.心源性

心源性是脑栓塞中最常见者。风湿性心脏病左房室瓣狭窄合并心房颤动时,左心房扩大,血流缓慢淤滞,易发生附壁血栓,血流不规则易使血栓脱落形成栓子,造成栓塞;亚急性细菌性心内膜炎瓣膜上的炎性赘生物质地较脆易于脱落,导致栓塞;心肌梗死或心肌病时心内膜病变形成的附壁血栓脱落均可形成栓子。此外,心脏外科手术亦可导致栓子形成脑栓塞。其他尚有心脏黏液瘤、左房室瓣脱垂等少见病因。

2.非心源性

主动脉弓及其发出的大血管动脉粥样硬化斑块和附着物脱落(血栓栓塞)也是脑栓塞的重要原因,常发生微栓塞引起短暂缺血发作。少见的有肺部感染、败血症等引起的感染性脓栓,长骨骨折引起的脂肪栓塞,癌细胞栓塞,寄生虫卵栓塞,减压病等原因的空气栓塞,以及异物栓塞等。

3.来源不明

少数病例虽经检查仍未明确栓子来源者。

(二)病理改变

与脑血栓基本相同,但可多发,且出血性梗死常见,占 30%～50%,这是因为栓塞发生时血管壁因缺血缺氧而受损,当栓子碎裂前行,血流恢复时受损血管易发生渗血所致;此外,有时固体栓子形态欠规则,栓塞时不能将血流完全闭阻,少量血流可通过栓塞所损伤的血管壁流出。脑栓塞的病变范围受栓子大小及侧支循环的影响,一般比血栓面积大,水肿更严重,面积较大者可致脑疝。脑栓塞可多发,当栓子来源未消除时,还可反复发生。并可同时出现肺、脾、肾等脏器以及末梢动脉、皮肤黏膜栓塞灶,炎性栓子可引起脑炎、动脉炎甚至脑脓肿、细菌性动脉瘤或在血管中发现细菌栓子。脂肪栓塞常为多发性小栓塞,大脑白质可见弥散性瘀斑和水肿,镜下见毛细血管中有脂肪球,周围有环状出血。寄生虫卵栓塞可发现虫卵等。

(三)临床表现

1.年龄

任何年龄均可发病,但以青壮年多见。多在活动中发病,常无前驱症状,局限性神经缺失症状多在数秒至数分钟内发展到高峰,是发病最急的脑卒中,且表现为完全性卒中。个别病例因栓塞反复发生或继发出血,于发病后数天内呈进行性加重或局限性神经功能缺失症状一度好转或稳定后又加重。

2.意识

大多数患者意识清楚或仅有轻度意识模糊,颈内动脉或大脑中动脉主干的大面积脑栓塞可发生严重脑血肿、颅内压增高、昏迷及抽搐发作,病情危重;椎-基底动脉系统栓塞也可发生昏迷。

3.局限性神经缺失症状

局限性神经缺失症状与栓塞动脉供血区的功能相对应(图 7-1、表 7-2)。约 4/5 的脑栓塞累及 Willis 环前部,多为大脑中动脉主干及其分支,出现失语、偏瘫、单瘫、偏身感觉障碍和局限性癫痫发作等,偏瘫多以面部和上肢为重,下肢较轻;约 1/5 发生在 Willis 环后部,即椎底动脉系统,表现眩晕、复视、共济失调、交叉瘫、四肢瘫、发音及吞咽困难等。栓子进入一侧或两侧大脑后动脉可导致同向性偏盲或皮层盲;较大栓子偶可栓塞在基底动脉主干,造成突然昏迷、四肢瘫痪或基底动脉尖综合征。

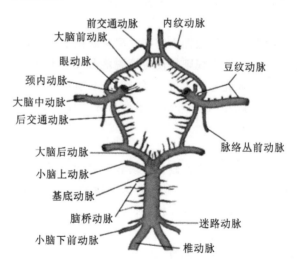

图 7-1 主要引起额颞顶梗死的供血动脉及在 Willis 中的分布

表 7-2 主干闭塞引起的相关受累的组织与临床症状

闭塞部位	受累的脑组织	临床症状
颈内动脉	同侧额叶、顶叶、基底节部分颞叶	病变对侧偏瘫、偏身感觉障碍、偏盲和失语(优势半球受累);病侧亨特征,视力障碍,颈动脉波动减弱或消失;重者出现意识障碍

闭塞部位	受累的脑组织	临床症状
大脑中动脉	同侧大脑半球凸面(中央前回、中央后回、缘上回、颞中回、角回、颞上回、额下回)和基底节	病变对侧出现三偏征和失语(优势半球受累),注视麻痹,失写
大脑前动脉	额叶内侧、额极、额上回、胼胝体、内囊等	病变对侧出现下肢瘫痪和感觉障碍,尿潴留或尿急,精神障碍
大脑后动脉闭塞	丘脑底面、下丘脑、颞叶内侧面及底面,枕叶	偏盲、偏瘫、偏身感觉障碍,丘脑综合征
基底动脉尖部	中脑、丘脑、枕叶、颞叶内侧面以及小脑上部	基底动脉尖综合征:意识障碍、瞳孔改变、偏盲、谵妄等症状
椎-基底动脉	脑桥和小脑	眩晕、四肢瘫或交叉瘫、延髓麻痹、共济运动障碍、意识障碍等。部分表现为闭锁综合征
小脑后下动脉	延髓背外侧	眩晕、呕吐、吞咽困难、构音障碍、病变侧亨特综合征,病变对侧肢体痛觉和温度觉丧失

4.原发病

大多数患者有栓子来源的原发病,如风湿性心脏病、冠心病和严重心律失常等;部分疾病有心脏手术、长骨骨折、血管内治疗史等;部分病例有脑外栓塞证据,如皮肤、球结膜、肺、肾、脾、肠系膜等栓塞和相应的临床症状和体征,肺栓塞常有气急、发绀、胸痛、咯血和胸膜摩擦音等,肾栓塞常有腰痛、血尿等。其他如皮肤出血点或瘀斑、球结膜出血、腹痛、便血等。

(四)辅助检查

(1)血生化、血液流变学检查等。

(2)CT 检查:一般于 24～48 小时后出现低密度病灶。病程中如低密度区中有高密度影,则提示为出血性梗死。

(3)颈动脉和主动脉超声检查可发生有不稳定斑块。

(4)TCD 栓子检测可发现脑血流中有过量的栓子存在。

(5)脑脊液检查:感染性梗死者脑脊液中白细胞增加,出血性梗死者可见红细胞,脂肪栓塞时可见脂肪球。

(6)心电图:有心房颤动。必要时做超声心动。

(五)治疗

防治心脏病是防治脑栓塞的一个重要环节。一旦发生脑栓塞,其治疗原则与动脉硬化性脑梗死相同。患者应取左侧卧位。右旋糖酐-40、扩血管药物、激素均有一定作用。由于风湿性二尖瓣病变等心源性脑栓塞的充血性梗死区极易出血,故抗凝治疗必须慎用。

四、护理要点

(一)护理问题

1.意识不清

患者出现昏迷说明患者病情危重,而正确地判断患者的意识状态,给予适当的护理,则可以防止不可逆的脑损伤。

2.气道阻塞

分泌物及胃内容物吸入造成阻塞或通气不足,可引起低氧血症及高碳酸血症,导致心、肺功能的不稳定,缺氧可加重脑组织损伤。

3.肢体麻木或畸形

大脑半球受损时对侧肢体的运动与感觉功能发生障碍,再加上脑血管疾病初期肌肉呈现张力迟缓的现象,紧接着会发生肌肉张力痉挛,若发病初期未给予适当的良肢位摆放,则肢体关节会有僵硬、挛缩的现象,将导致肢体麻痹或畸形。

4.语言沟通障碍

左侧大脑半球受损失。因语言中枢的受损部位不同而产生感觉性失语症,表达性失语症或两者兼有,因而与患者间会发生语言沟通障碍的问题。

5.吞咽障碍

脑血管疾病患者的吞咽障碍主要在口腔吞咽。因口唇、颊肌、舌及软腭等肌肉瘫痪,食物从口唇流出,口腔内压不能充分升高,食团从口腔向咽部及食管入口移动困难,为代偿舌的运动,颈部伸展(上抬下颌)。食管入口部收缩肌不能松弛,食管入口处开大不全等阻碍食团进入食管,软腭上抬及喉头上抬不良,导致食物易逆流入鼻腔及误入气管。吞咽障碍可致营养摄入不足。

6.依赖、焦虑

当患者发生脑血管意外时,由于病变部位在脑部,而且出现的症状比较重,因此在急性期,无论是患者还是家属均会焦虑与害怕。

7.知觉刺激不足

由于中枢神经受损,在神经传导上可能在感觉传入时会发生障碍,以致知觉刺激无法传达感受,尤其是感觉性失语症的患者会失去语言讯息的刺激感受。此外,患者由于一侧肢体麻痹,因此所感受的触觉刺激也减少,常造成知觉刺激不足。

(二)护理措施

1.保持呼吸通畅

(1)对有意识障碍的患者应采取侧卧位,并将头部抬高;如呼吸道有分泌物应立即协助吸出,避免引起误吸、窒息等。

(2)注意有无呼吸障碍、发绀及气管分泌物增加等现象。必要时,协助医师行气管内插管及使用呼吸器来辅助患者呼吸。

(3)维持呼吸道畅通,可应用口咽通气道置于口腔喉部预防舌后坠阻塞呼吸道。

(4)患者有发生呼吸道阻塞与肺部感染的倾向,若患者意识清醒,应鼓励患者每小时深呼吸及咳嗽五次;若患者意识障碍应加强翻身叩背,及时吸出呼吸道分泌物。

2.避免颅内压升高

(1)注意监测患者的意识状态、瞳孔及生命体征变化。

(2)使患者维持半卧位,以促进脑部血液回流及维持正常的呼吸功能。

(3)改变患者体位时动作应轻缓,避免突发的动作。

(4)做好出入量记录,限制液体的摄取量,以预防脑水肿加剧。

(5)避免使用镇静剂或麻醉剂,因二者可抑制呼吸,同时影响正确判断患者意识状态的变化。

(6)患者应避免用力咳嗽,用力排便等。

(7)若有发热,应设法控制患者的体温。

3.血压监护

对于去骨瓣减压术后的患者以及大面积脑梗死患者的血压监测十分必要,准确的监测技术可以为临床的治疗提供可靠的证据。此时会由于血压的增高导致患者发生脑疝,因此需要动态监测患者血压,一般给予每 2 小时进行一次血压的监控,同时观察患者呼吸、瞳孔、心率的变化,给予持续泵入降压药物时,需要注意患者对药物的敏感性,如果患者血压控制降低速度过快,容易出现并发症。因此指南推荐缺血性卒中不合并出血的患者平均动脉压应该维持在 11.3 kPa(85 mmHg)以上,收缩压维持在 29.3 kPa(220 mmHg)以内,避免过度波动。

4.脱水药物的监测

患者应用大剂量的脱水药物,需要动态进行电解质的观察,尤其血钾钠的紊乱。因为每克甘露醇可以带出体内 12.5 mL 水分,因此需要患者给予水分的补充,可 200 mL,每 4 小时给予一次。当患者出现低钾血症时,应注意补充,补钾剂量不宜过多,细胞内血清钾恢复较慢,一般 4~6 天才能纠正,重症患者需要 10~20 天以上,因此每天补钾量应限制在 80~100 mmol,即氯化钾 6~8 g,同时注意心电监护,注意高血钾的发生。当患者出现低血钠时,需要观察患者有无木僵状态、癫痫、昏迷等症状,补钠时速度不能过快,应< 1 mmol/h,24 小时<101 mmol。

5.供给适当营养,加强饮食护理

(1)暂禁食:患者在发病 24 小时内,由于脑血液循环障碍,致使消化功能减退,食后会引起胃扩张,食物滞留,压迫腹腔静脉使回心血量减少。加之患者常伴有呕吐,易造成吸入性肺炎,首先评价患者的胃肠功能,如是否有呕吐,腹胀,排便,排气及肠鸣音,必要时应暂禁食。

(2)观察脱水状态:脑卒中引起的延髓外侧综合征和由半球病变所致的假性延髓性麻痹,常导致较严重的吞咽困难,患者在进食的时候容易发生呛咳,严重的不能进食。很多患者往往会出现相对脱水状态,脱水致血细胞比容和血液黏稠度增加,血液明显减少,使动脉血压降低。护理者可通过观察颈静脉搏动的强或弱,周围静脉的充盈度和体温,来判断患者是否出现脱水状态。

(3)营养支持:在补充营养时应尽量避免静脉内输液,以免增加缺血性脑水肿的蓄积作用,最好的方法是鼻饲法。多数吞咽困难患者需要 2 周左右的营养支持。有误吸危险的患者,则需将管道末端置于十二指肠。有消化道出血的患者应暂停鼻饲,可改用胃肠外营养。经口腔进食的患者,要给予高蛋白,高维生素,低盐,低脂,富有纤维素的饮食,还可多吃含碘的食物。

(4)鼻饲护理:鼻饲前查看管道在鼻腔外端的长度,嘱患者张口查看鼻饲管是否盘卷在口中。用注射器注入 10 mL 空气,同时在腹部听诊,可听到气过水声;或鼻饲管中抽吸胃内容物,表明鼻饲管在胃内。通常每天喂入总量以 2 000~2 500 mL 为宜,天气炎热或患者发热和出汗多时可适当增加。可喂入流质饮食,如牛奶,米汤,菜汁,西瓜水,橘子水等,药品要研成粉末。在鼻饲前后和注药前后应冲洗管道,以预防管道堵塞。对于鼻饲患者,要注意固定好鼻饲管。躁动患者的手要适当地加以约束。

(5)喂食:对面肌麻痹的患者,喂食时应将食物送至口腔健侧近舌根处。需要注意的是,每餐的食量要适当,不宜过饱,更不要暴饮暴食,因为过度饱餐后代谢增强,心肌耗氧量明显增加,会加重心脏的负担。尤其是进食大量油腻食物后会出现高脂血症,容易使狭窄的冠状动脉产生血栓而诱发心肌梗死。

(6)合理饮食:患者一旦能经口进食,最好选用低脂肪、低胆固醇、高蛋白、高维生素食品。增加能从结肠吸收水分的饮食如谷类食物、苹果、香蕉等高纤维素食物,可以防止粪便干燥、减少便秘。肥肉、蛋类、动物内脏等含胆固醇较多,要尽量少吃或不吃。

6.并发症的护理

(1)脑疝的护理:密切观察脑疝的前驱症状,及早发现颅内压增高,及时对症处理。加强气管插管、气管切开患者的护理,进行湿化气道,避免呼吸道分泌物黏稠不易排出。对呼吸骤停者,在迅速降颅内压的基础上按脑复苏技术进行抢救,给予呼吸支持、循环支持和药物支持(图 7-2)。

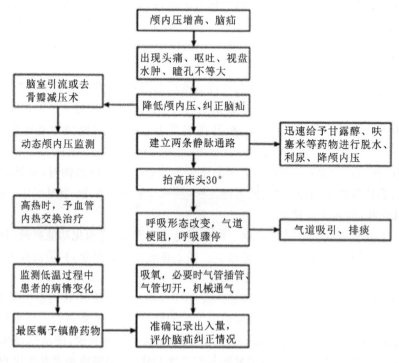

图 7-2　脑疝急救流程

抢救成功后应将患者转至温湿度适宜的病室,定期开窗通风,光线柔和,减少人员探视。患者取头高位,床头抬高 15°～30°,做好基础护理。急救药品、物品及器械完好备用。

1)脑组织灌注量异常的护理:①给予低流量持续吸氧。②药物治疗颅内压增高,防止颅内压反跳现象发生。③维持血压的稳定性,从而保证颅内血液的灌注。

2)清理呼吸道无效的护理:①及时清理呼吸道分泌物,保持呼吸道通畅。②舌根后坠者应抬起下颌或放置口咽通气道,以免阻碍呼吸。③翻身后保证患者体位舒适,处于功能位,防止颈部扭曲。④昏迷患者必要时行气管插管或气管切开,防止二氧化碳蓄积而加重颅内压增高,必要时使用呼吸机辅助呼吸。

3)躯体移动障碍的护理:①给予每 1～2 小时翻身 1 次,避免拖、拉、推等动作。②每天行四肢关节被动活动并给予肌肉按摩,防止肢体挛缩。③保持肢体处于功能位,防止足下垂。

(2)呼吸道感染:护理时要及时吸出呼吸道分泌物,保持呼吸道通畅,阻塞情况紧急时,应急诊行气管插管或气管切开以保持呼吸道通畅。避免患者受凉,保持病室清洁和空气的流通最重要。在流感流行时限制探视,以预防交叉感染。进食后保持半卧位 30～60 分钟后再恢复体位。每餐进食量在 300～400 mL 为宜;速度不宜过快,时间控制在 20～30 分钟;温度在 40 ℃左右合适,以免冷、热刺激而至胃痉挛造成呕吐;早、晚和患者进食后,用温盐水或过氧化氢为其清洗口腔。清洗时特别要注意对口腔内瘫痪侧颊黏膜的清洁,以免食物残渣存留于瘫痪侧面而发生口腔感染。如口腔的细菌被吸入呼吸道,则会造成患者支气管或肺部感染。有义齿的患者在睡觉前一定要取下,清洗干净后放在盛有凉开水的容器内。保持呼吸道通畅,鼓励清醒患者充分深呼吸,以伸展肺的不活动部分,能最好地预防呼吸道感染。对于重患者要多侧卧,定时叩背、吸痰、翻身。叩背就是空握掌心,拍打患者背部,从肺底处逐渐向上,使小气管受到震动,淤积的痰液脱离管壁,汇集到大气管,便于气道蓄积的分泌物排出。做好有关器具的消毒,如患者吸氧使用的氧气湿化瓶和管道、超声雾化装置及与呼吸系统吸入性治疗有关的一切器具,均应严格消毒后方能使用。

(3)心脏损害:心脏损害是脑卒中引起的循环系统并发症之一,大都在发病一周左右发生,如心电图显示心肌缺血、心律不齐和心力衰竭等,故护理者应经常观察心电图变化。在患者应用脱水剂时应注意尿量和血容量,避免脱水造成血液浓缩或入量太多加重负担。

(4)应激性溃疡:在对这类患者进行护理时,应注意患者的呕吐物和大便的性状,鼻饲患者于每天喂食前应先抽取胃液观察,同时定期检查胃中潜血及酸碱度。腹胀者应注意肠鸣音是否正常。

(5)泌尿系统:对排尿困难的患者应尽可能避免导尿,可用诱导或按摩膀胱区的方法以助患者排尿。有些患者是由于限制他们的活动、处于某些相应的位置而妨碍排尿;也可能是由于失语、与外界交流困难、患者需要排尿时不能表达所致。护理者应细心观察,主动询问,定时给患者便器,在可能的情况下尽量取直立姿势解除排尿困难。尿失禁的男患者可用阴茎套连接引流尿袋,每天清洁会阴部,以保持会阴部清洁舒适。对女性尿失禁患者,留置导尿管虽然影响患者的情绪,但在急性期内短期应用是必要的,因为它明显增加了患者的舒适感和减少了压疮发生的机会。留置导尿管期间要每天进行会阴部护理。密闭式集尿系统除因阻塞需要冲洗外,集尿系统的接头不可轻易打开。应定时查尿常规,必要时做尿培养。

(6)压疮:可因感染引起骨髓炎、化脓性关节炎、蜂窝组织炎,甚至迅速通过表浅组织而引起败血症等,这些并发症往往严重威胁患者的生命。

压疮的好发部位:多在受压和缺乏脂肪组织保护、无肌肉包裹或肌层较薄的骨骼隆突处,如枕骨粗隆、耳郭、肩胛部、肘部、脊椎体隆突处、髋部、骶尾部、膝关节内外侧、内外踝、足跟部等处。

压疮的预防措施:①压疮的预防要求做到“七勤”——勤翻身,勤擦洗,勤按摩,勤换洗,勤整理,勤检查,勤交代。定时变换体位,1～2小时翻身一次。用温热毛巾擦洗及按摩骨骼隆起受压处,每天至少2次。消瘦者用50%乙醇按摩,如皮肤干燥且有脱屑者可涂少量润滑剂,以免干裂出血。②患者如有大小便失禁、呕吐及出汗等情况,应及时擦洗干净,保持干燥,及时更换衣服、床单,褥子应柔软、干燥、平整。③对肢体瘫痪的卧床患者,配备气垫床以达到对患者整体减压的目的。骨骼隆突易受压处放置海绵垫或棉圈、软枕、气圈等,以防受压水肿,肥胖者不宜用气圈,以软垫更好,或置软枕于腿下,并抬高肢体,变换体位,更为重要。④护理患者时动作要轻柔,不可拖拽患者,以防止关节牵拉、脱位或周围组织损伤。翻身后要仔细观察受压部位的皮肤情况,有无将要发生压疮的迹象,如皮肤呈暗红色。检查鼻管、尿管、输液管等是否脱出、折曲或压在身下。取放便盆时动作更轻巧,防止损伤皮肤。

(7)深静脉血栓形成:为防止深部静脉血栓形成,对长期卧床者,首先在护理中应帮助他们减少形成静脉血栓的因素,如抬高下肢20°～30°,下肢远端高于近端,尽量避免膝下垫枕,过度屈髋,影响静脉回流。另外,肢体瘫痪最有效的预防深静脉血栓的方法是增加患者的活动量。鼓励患者深呼吸及咳嗽和早期下床活动;并督促患者在床上主动屈伸下肢作跖屈和背屈运动、内、外翻运动、足踝的"环转"运动；被动按摩下肢腿部比目鱼肌和腓肠肌，下肢应用弹力长袜，以防止血液滞留在下肢。注意观察高危人群肺栓塞的三联征表现：血痰、咳嗽、出汗；血痰、胸痛、呼吸困难；呼吸困难、胸痛、恐惧等，及早发现肺栓塞。还应减少在下肢输血、输液，因为下肢深静脉是静脉血栓形成的好发部位。

（8）发热：急性脑卒中患者常伴有发热，主要原因为感染性发热、中枢性发热、吸收热和脱水热。①感染性发热：多在急性脑卒中后数天开始，体温逐渐升高，常不规则，伴有呼吸、心率增快，白细胞总数升高。这种发热要及时查找感染部位，并采取不同的措施，同时要做细菌培养，应用有效的抗生素治疗。②中枢性发热：是病变侵犯下丘脑，患者的体温调节中枢失去调节功能，导致发热。③吸收热：是脑出血或蛛网膜下腔出血时，红细胞分解后吸收而引起的反应热。常在患者发病后3～10天发生，体温多在37.5℃左右，患者一般情况较好。吸收热一般不需特殊处理，但要观察记录出入量、口渴并加强生活护理。④脱水热：是由于应用脱水剂或补水不足，使血浆渗透压明显升高，脑组织严重脱水，脑细胞和体温调节中枢受损导致发热。患者表现为体温升高，意识模糊，皮肤黏膜干燥，尿少或比重高，血清钠升高，血细胞比容增高。治疗给予补水或静脉输入5％葡萄糖，待缺水症状消失后根据情况补充电解质。

临床上患者主要表现为两种情况：①持续性高热，发病数小时后体温升高至39～40℃，持续不退，躯干和肢体近端大血管处皮肤灼热，四肢远端厥冷，肤色灰暗，静脉塌陷等，患者表现深昏迷、去大脑强直（一种病理性体征）、阵挛性或强直性抽搐、无汗、肢体发凉，患者在1～2天内死亡。②持续性低热，患者表现为昏迷、阵发性大汗、血压不稳定、呼吸不规则、血糖升高、瞳孔大小多变，体温多在37～38℃。对中枢性发热主要是对病因进行治疗，同时给予物理降温，如乙醇擦浴、头置冰袋或冰帽等。但应注意缺血性脑卒中患者禁用物理降温法，对不宜降温者可行人工冬眠。

物理降温。①乙醇、温水擦浴：可通过在皮肤上蒸发、吸收而带走机体大量的热；②冰袋降温：冰袋可放置在前额或体表大血管处（如颈部、腋下、腹股沟、窝等处）；③冰水灌肠：要保留30分钟后再排出，便后30分钟测量体温。

人工冬眠疗法：冬眠法分冬眠Ⅰ号和冬眠Ⅱ号，用于脑血管患者对脑有保护作用，应用人工冬眠疗法可降低组织代谢，减少氧的消耗，并增强组织对创伤和缺氧的耐受力，减轻脑水肿和降低颅内压，改善脑缺氧，有利于损伤后的脑细胞功能恢复。

应用人工冬眠的注意事项：①用药前应测量体温、脉搏、呼吸和血压。②注入冬眠药半小时不宜翻身和搬动患者，防止直立性低血压。③用药半小时后患者进入冬眠状态，方可行物理降温，因镇静降温作用较强。④冬眠期间，应严密观察生命体征及神经系统的变化，如有异常及时报告医师处理。冬眠期间每2小时测量生命体征一次，并详细记录，警惕颅内血肿引起脑疝。结束冬眠后仍应每4小时测体温1次，保持观察体温的连贯性。⑤冬眠期间应加强基础护理，防止并发症的发生。⑥减少输液量，并注意水、电解质和酸碱平衡。⑦停止冬眠药物和物理降温时，首先停止物理降温，然后逐渐停用冬眠药，以免引起寒战或体温升高，体温不升者要适应保暖，增加盖被和热水袋保温。

7.介入治疗的护理

神经介入治疗是指在X线下，经血管途径借助导引器械（针、导管、导丝）递送特殊材料进入中枢神经系统的血管病变部位，如各种颅内动脉瘤、颅内动-静脉畸形、颈动脉狭窄、颈动脉海绵窦瘘、颅内血管狭窄及其他脑血管病。治疗技术分为血管成形术（血管狭窄的球囊扩张、支架植入)、血管栓塞术(固体材料栓塞术、液体材料栓塞术、可脱球囊栓塞术、弹簧圈栓塞术等)、血管内药物灌注(超选择性溶栓、超选择性化疗、局部止血)。广义的神经介入治疗还包括经皮椎间盘穿刺髓核抽吸术、经皮穿刺椎体成形术、微创穿刺电刺激等,以及在影像仪器定位下进行和神经功能治疗有关的各种穿刺、活检技术等。血管内治疗技术在护理上应做到以下几点。

(1)治疗前护理:遵医嘱查血、尿、便常规、血型及生化、凝血四项和出凝血时间等。准备好物品:注射泵、监护仪器、药品如甘露醇、天普乐新等。建立可靠的静脉通路(套管针),尽量减少患者的穿刺,防止出血及瘀斑。需手术者术前手术区域备皮、沐浴、更衣。遵医嘱局麻 4～6 小时、全麻 9～12 小时前,需禁食、水、药。遵医嘱给予留置导尿。监测生命体征,遵医嘱术前给药。心理护理:术前了解患者的思想动态,减轻心理负担,创造安静的休养环境,使患者得到充分休息。

(2)治疗中护理:密切观察给药时间及患者的病情变化,遵医嘱调节好给药的速度及浓度,并做好详细记录,以利于了解病情。注意血压的变化,溶栓过程中每 15 分钟测量一次,如出现异常应及时处理。患者如在溶栓过程中出现烦躁、意识障碍加重、瞳孔异常等生命体征改变,并伴有鼻出血和四肢肌力瘫痪加重等各种异常反应时,应及时通知医师停止溶栓。患者如在用药过程中出现寒战、高热等不良反应时,应停止溶栓。护理者应准确、熟练地遵医嘱给药。

(3)治疗后护理:严密观察病情变化,如意识、瞳孔、生命体征、感觉、运动、语言等。特别是血压、心率的异常变化。行腹股沟穿刺者穿刺区加压包扎制动 24 小时,观察有无出血及血肿。避免增加腹压的动作,咳嗽时用手压迫穿刺部位防止出血。观察穿刺侧肢体皮肤的色泽、温度,15 分钟测量一次足背动脉搏动,共 2 小时。保持动脉鞘通畅,防止脱落。鼓励患者多饮水,增加血容量,促进造影剂的排泄。注意观察四肢的肌力,防止血栓再形成而引起偏瘫、偏身感觉障碍。24 小时监测出凝血时间、凝血酶原时间、纤维蛋白原,防止血栓再形成。应用抗凝药前做出、凝血功能测定,以及肝、肾功能测定。用肝素初期应每小时测定出、凝血时间,稳定后可适当延长。注意观察穿刺处、切口有无渗血过多或有新的渗血,有无皮肤、黏膜、消化道、泌尿道出血,反复检查大便潜血及尿中有无红细胞。用肝素时主要观察 APTT,为正常的1.5～2.5 倍;用华法林时主要监测 AT,应降至正常的 20%～50%。注意观察药物的其他不良反应,注意有无肝素过敏,如荨麻疹、哮喘、发热、鼻炎等;注意华法林有无皮肤坏死、脱发、皮疹、恶心、腹泻等不良反应。使用低分子肝素皮下注射时,应选择距肚脐 4.5～5.0 cm 外的皮下脂肪环行注射,并捏起局部垂直刺入,拔出后应按压片刻。注射前针头排气时要避免肝素挂在针头外面,造成皮下组织微小血管出血。术后遵医嘱行颈动脉超声,观察支架的位置及血流情况。

8.协助患者早期肢体康复

脑卒中的特点是"疾病与障碍共存",肢体瘫痪后关节不能活动,静脉、淋巴回流不畅,组织间隙浆液纤维素渗出和纤维蛋白沉积,可使关节内和周围组织发生纤维性粘连,加上关节囊、韧带、肌腱、肌肉因不活动而挛缩,常引起关节强直和畸形。脑卒中急性期应以临床抢救为主,但摆放肢体良好位置的早期介入,有助于抑制和减轻肢体痉挛姿势的出现和发展,可为下一步的功能训练做准备。鼓励患者早期进行康复训练,达到提高患者生活质量、减低致残程度的目的。

(1)早期康复的内容:①保持良好的肢体位置;②体位变换;③关节的被动活动;④预防吸入性肺炎;⑤床上移动训练;⑥床上动作训练;⑦起坐训练;⑧坐位平衡训练;⑨日常生活活动能力训练;⑩移动训练等。

(2)早期康复开始的时间:一般认为,康复治疗开始的时间应为患者生命体征稳定,神经病学症状不再发展后 48 小时。有人认为康复应从急性期开始,只要不妨碍治疗,康复训练越早,功能恢复的可能性越大,预后就越好。脑卒中后只要不影响抢救,马上就可以康复治疗、保持良肢位、体位变换和进行适宜的肢体被动活动等,而主动训练则应在患者神志清醒、生命体征平稳且精神症状不再进展后 48 小时开始。由于 SAH 近期再发的可能性很大,故对未手术的患者,应观察 1 个月左右再谨慎地开始康复训练。

(3)影响脑卒中预后和康复的主要因素如下。

不利因素:发病至开始训练的时间较长;病灶较大;以前发生过脑血管意外;年龄较大;严重的持续性弛缓性瘫痪;严重的感觉障碍或失认症;二便障碍;完全失语;严重的认知障碍或痴呆;抑郁症状明显;以往有全身性疾病,尤其是心脏病;缺乏家庭支持。

有利因素:发病至开始训练的时间较短;病灶较小;年轻;轻偏瘫或纯偏瘫;无感觉障碍或失认症;反射迅速恢复;随意运动有所恢复;能控制小便;无言语困难;认知功能完好或损害甚少;无抑郁症状;无明显复发疾病;家庭支持。

(4)早期的康复治疗和训练:正确的床上卧位关系到康复预后的好坏。为预防并发症,应使患者的肢体置于良好体位,即良肢位。这样既可使患者感觉舒适,又可使肢体处于功能位置,预防压疮和肢体挛缩,为进一步康复训练创造条件。

9.心理护理措施

脑卒中患者在卒中突然发生后处于急性心理应激状态,面临许多心理、社会问题,这时的"人"并不是单纯的生物体,而是身心需要医治和帮助的社会人。卒中患者大多为老人,了解老年人的心理特点更有利于做好心理护理。老年人的心理特点:无用感、孤独感、失落感、死亡恐惧。

(1)无用感:老年人比较容易出现"无用感",这一感觉在老年人发生脑卒中后会明显加重,而且很可能演变为抑郁、自责情绪。在病情允许的情况下,鼓励患者做自己力所能及的事情,减少过多、过细的照顾,这一时期的过度照顾会给患者带来更为强烈的无用感。心理护理的侧重点可以放在对患者自我生存价值的认识上,即可用护士的语言讲出患者亲人的心声,引导患者从子女的角度认识自己生命的价值所在。从语言上多鼓励患者,以争取其对治疗的合作态度。

(2)孤独感:这一内心体验主要来自老年人自己的心理需要落差,即现在不同于往日。老人在脑卒中后若伴有不同程度的肢体残疾,这种孤独感很容易向抑郁、焦虑等不良情绪方面转化。心理护理的侧重点应放在"理解"方面,即用忽视的"口"讲出患者压抑的、难以用语言表达出来的内心体验。心理护理的目的在于向患者传递一种信息,患者并不孤独、并不寂寞,他的内心体验护士能读懂、能理解。实际上,在这一阶段理解、倾听是一种最为有效、最为实际的心理护理技术。这一阶段护士的心理护理工作应在单独的时间,而并非是在换液的空隙时间完成的。护士坐下来,耐心的倾听很重要。

(3)失落感:卒中后老人易使失落感这一内心冲突转变成心理上的退行。患者可表现为心理行为的依赖、幼稚等。心理护理强调的是患者心理的成长,而不是一味地迁就关心患者。在正视疾病的前提下,鼓励患者寻找原来的"自己",重新唤回"心理"感受,重新调整自己的心态等。失落感过强的患者,可将自己人格中原来相对隐蔽、很不光彩、不被人们所接受的特点暴露出来,可表现为挑剔、不礼貌行为等。护士除了要保持理智、做到坚持护理原则外,还要有敏锐的心理洞察力,能及时地从心理角度发现问题,及时给予患者必要的心理护理,而不应将患者看成是心理健康人。

(4)死亡恐惧:生本能与死本能均是与生俱来的本能,这两种本能表现在外在的强弱程度可因年龄有所不同。老年人发生脑卒中,将使这一"死亡恐惧"感加重。表现为住院期间的抑郁、焦

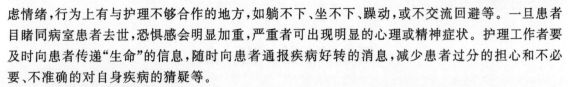

虑情绪,行为上有与护理不够合作的地方,如躺不下、坐不下、躁动,或不交流回避等。一旦患者目睹同病室患者去世,恐惧感会明显加重,严重者可出现明显的心理或精神症状。护理工作者要及时向患者传递"生命"的信息,随时向患者通报疾病好转的消息,减少患者过分的担心和不必要、不准确的对自身疾病的猜疑等。

10.语言沟通障碍的护理

据文献报道,有57%~69%的脑卒中患者伴有语言障碍。在日常生活中,语言障碍严重影响患者与他人的人际间交流,使得他们丧失了工作和日常生活能力,甚至最基本的生活也需要专人护理,极大地影响了患者及家属的身心健康。护理失语患者首先要测定失语的严重程度,并注意患者尚保留的最有效的交流方式,其次应向护理者传授与患者交流的有效方法。

(1)评估:失语的性质、理解能力,记录患者能表达的基本语言。观察患者的手势、表情等,及时满足患者的需要。向护理者、患者解释语言锻炼的目的、方法,促进语言功能恢复。如鼓励讲话、不嘲笑患者,消除其羞怯心理,为患者提供练习机会。

(2)训练。①肌群运动:指进行唇、舌、齿、软腭、咽、喉与颌部肌群运动。包括缩唇、叩齿、卷舌、上下跳举舌、弹舌、鼓腮、吹气-叹气、咳嗽-清嗓子等活动。②发音训练:先练习易发或能够发的音,由无意义的词→有意义的词→短语→句子。举例:你→你好→你住院→你配合医师治疗。发单音后训练发复音,教患者先做吹的动作然后发 p 音。③复述训练:复述单字和词汇。④命名训练让患者说出常用物品的名称。词句训练与会话训练:给患者一个字音,让其组成各种词汇造句并与其进行会话交流。听觉言语刺激训练:听语指图、指物、指字,并接触实物叫出物名。

(3)沟通。①手势法:与患者共同约定手势意图,如上竖拇指表示大便,下竖拇指表示小便;张口是吃饭,手掌上、下翻动是翻身;手捂前额表示头痛,手在腹部移动表示腹部不适。除偏瘫或双侧肢体瘫和听力理解障碍患者不能应用外,其他失语均可应用。②实物图片法:利用一些实物图片进行简单的思想交流以满足生理需要,解决实际困难。利用常用物品如茶杯、便器、碗、人头像、病床等,反复教患者使用,如茶杯表示要喝水、人头像表示头痛、病床表示翻身。此种方法最适合于听力障碍的交流。③文字书写法:适用于文化素质高、无机械书写障碍和视空间书写障碍的患者,在认识疾病的特点后,医护人员、护理者有什么要求可用文字表达,根据病情和需要进行卫生知识宣教。④注意循序渐进,由简到难,由浅入深,由少到多,根据患者的接受能力不断增加或更新内容,切忌复杂化、多样化,使患者一开始就感到困难而失去治疗信心。每次必须从患者易接受或已学会的项目开始,用简单的练习让患者体验到成功的乐趣。坚持天天学和练。说话要缓慢和清晰;听→刺激大脑→信号反应;说→刺激语言→交流。不可操之过急,尽力去理解患者说的每一件事,像正常人一样对待他。

11.健康宣教

脑卒中的复发率很高,特别是发病后1年内更易复发。为防止疾病的复发,要做好二级预防和重视脑卒中危险因素的干预。二级预防主要是针对已发生脑卒中的患者,特别是患 TIA 的患者,使其免于发生进一步的卒中。

（郑盼盼）

第二节 脑 出 血

一、概念和特点

脑出血(intracerebral hemorrhage,ICH)又称出血性脑卒中,是指原发性非外伤性脑实质内出血,是发病率和病死率都很高的疾病。可分为继发性和原发性脑出血。继发性脑出血是由于某种原发性血管病变如血液病、结缔组织病、脑肿瘤、脑血管畸形等引发的脑出血。原发性脑出血是指在动脉硬化的基础上,脑动脉破裂出血。

二、病理生理

绝大多数高血压性脑出血发生在基底节区的壳核和内囊区,约占 ICH 的 70％。脑叶、脑干及小脑齿状核出血各占约 10％。壳核出血常侵入内囊,如出血量大也可破入侧脑室,使血液充满脑室系统和蛛网膜下腔;丘脑出血常破入第三脑室或侧脑室,向外也可损伤内囊;脑桥或小脑出血则可直接破入蛛网膜下腔或第四脑室。脑出血血肿较大时,可使脑组织和脑室变形移位,形成脑疝;幕上的半球出血,可出现小脑幕疝;小脑大量出血可发生枕大孔疝。

三、病因与诱因

脑出血最常见的病因为高血压合并细小动脉硬化,其他病因包括脑动脉粥样硬化,颅内动脉瘤和动静脉畸形、脑动脉炎、血液病(再生障碍性贫血、白血病、特发性血小板减少性紫癜、血友病等)、梗死后出血、脑淀粉样血管病、脑底异常血管网病、抗凝及溶栓治疗等。

四、临床表现

(一)一般表现

脑出血好发年龄为 50～70 岁,男性稍多于女性,冬春季发病率较高,多有高血压病史。情绪激动或活动时突然发病,症状常于数分钟至数小时达到高峰。

(二)不同部位出血的表现

1.壳核出血

壳核出血最常见,占脑出血的 50％～60％,是豆纹动脉破裂所致,可分为局限型(血肿局限于壳核内)和扩延型(血肿向内扩展波及内囊外侧)。患者常有病灶对侧偏瘫、偏身感觉缺失和同向性偏盲,还可出现眼球向病灶对侧同向凝视不能,优势半球受累可有失语。

2.丘脑出血

丘脑出血约占脑出血的 20％,是丘脑穿通动脉或丘脑膝状体动脉破裂所致,分为局限型(血肿局限于丘脑)和扩延型(出血侵及内囊内侧)。患者常有"三偏征",通常感觉障碍重于运动障碍,深浅感觉均受累,但深感觉障碍更明显。可有特征性眼征,如上视不能或凝视鼻尖、眼球偏斜或分离性斜视等。优势侧出血可出现丘脑性失语(言语缓慢不清、重复语言、发音困难等);也可出现丘脑性痴呆(记忆力减退、计算力下降、情感障碍和人格改变等)。

3.脑干出血

脑干出血约占脑出血的 10％，绝大多数为脑桥出血，是基底动脉的脑桥分支破裂所致。偶见中脑出血，延髓出血罕见。脑桥出血患者常表现为突发头痛、呕吐、眩晕、复视、交叉性瘫痪或偏瘫、四肢瘫等。大量出血（血肿＞5 mL）者，患者立即昏迷、双侧瞳孔缩小如针尖样、呕吐咖啡色胃内容物、中枢性高热、呼吸衰竭和四肢瘫痪，多于 48 小时内死亡。出血量小可无意识障碍。中枢性高热由于下丘脑散热中枢受损所致，表现为体温迅速升高，达 40 ℃以上，解热镇痛剂无效，物理降温有效。

4.小脑出血

小脑出血约占脑出血的 10％，多由小脑上动脉破裂所致。小量出血主要表现为小脑症状，如眼球震颤、病变侧共济失调、站立和步态不稳等，无肢体瘫痪。出血量较大者，发病 12～24 小时颅内压迅速升高、昏迷、双侧瞳孔缩小如针尖样、呼吸节律不规则、枕骨大孔疝形成而死亡。

5.脑室出血

脑室出血占脑出血的 3％～5％，分为原发性和继发性。原发性脑室出血为脉络丛血管或室管膜下动脉破裂所致，继发性脑室出血为脑实质内出血破入脑室。出血量较少时，仅表现为头痛、呕吐、脑膜刺激征阳性。出血量较大时，很快昏迷、双侧针尖样瞳孔、四肢肌张力增高。

6.脑叶出血

脑叶出血占脑出血的 5％～10％，常由淀粉样脑血管疾病、脑动脉畸形、高血压、血液病等所致。出血以顶叶最为常见，其次为颞叶、枕叶及额叶。临床表现为头痛、呕吐等，肢体瘫痪较轻，昏迷少见。额叶出血可有前额痛、呕吐、对侧偏瘫和精神障碍，优势半球出血可出现运动性失语。顶叶出血偏瘫较轻，而偏侧感觉障碍显著，优势半球出血可出现混合型失语。颞叶出血表现为对侧中枢性面舌瘫及以上肢为主的瘫痪，优势半球出血可出现感觉性或混合性失语。枕叶出血表现为对侧同向性偏盲，可有一过性黑蒙和视物变形，多无肢体瘫痪。

五、辅助检查

(一)头颅 CT
头颅 CT 是确诊脑出血的首选检查方法，可清晰、准确的显示出血的部位、出血量、血肿形态、脑水肿情况及是否破入脑室等。发病后立即出现边界清楚的高密度影像。

(二)头颅 MRI
头颅 MRI 对检出脑干、小脑的出血灶和监测脑出血的演进过程优于 CT。

(三)脑脊液
脑出血患者需谨慎进行腰椎穿刺检查，以免诱发脑疝。

(四)DSA
脑出血患者一般不需要进行 DSA 检查，除非疑有血管畸形、血管炎或烟雾病有需要外科手术或介入手术时才考虑进行。

(五)其他检查
其他检查包括血常规、血液生化、凝血功能、心电图检查。

六、治疗
治疗原则为脱水降颅压、调整血压、防止继续出血、减轻血肿所致继发性损害、促进神经功能恢复、加强护理防治并发症。

(一)一般治疗

卧床休息,密切观察生命体征,保持呼吸道通畅,吸氧,保持肢体功能位,鼻饲,预防感染,维持水、电解质平衡等。

(二)脱水降颅压

积极控制脑水肿、降低颅内压是脑出血急性期治疗的重要环节。可选用:20％甘露醇125～250 mL,快速静脉滴注,1次用时6～8小时;呋塞米(速尿)20～40 mg静脉推注,2～4次/天;甘油果糖500 mL静脉滴注,3～6小时滴完,1～2次/天。

(三)调控血压

脑出血患者血压过高时,可增加再出血的风险,应及时控制血压,常用的药物有苯磺酸氨氯地平、硝普钠等。血压过低时,应进行升压治疗以维持足够的脑灌注,常用的药物有多巴胺、去甲肾上腺素等。

(四)止血和凝血治疗

止血和凝血治疗仅用于并发消化道出血或有凝血障碍时,对高血压性脑出血无效。常用的药物有6-氨基己酸、对羧基苄酸、氨甲环酸等。应激性溃疡导致消化道出血时,可应用西咪替丁、奥美拉唑等药物。

(五)外科治疗

外科治疗有开颅血肿清除、脑室穿刺引流、经皮钻孔血肿穿刺抽吸等手术治疗。

(六)亚低温治疗

亚低温治疗为脑出血的新型辅助治疗方法,越早应用越好。

(七)康复治疗

早期将患肢置于功能位,病情稳定时,尽早行肢体、语言、心理康复治疗。

七、护理评估

(一)一般评估

1.生命体征

脑出血患者可有发热,评估是否为中枢性高热;脉率可加快、减慢或有心律不齐;注意观察呼吸频率、深度和节律(潮式、间停、抽泣样呼吸等)的异常;血压过高易致再出血,诱发脑疝,血压过低常提示病情危重,也可能是失血性休克表现。

2.患者主诉

询问患者既往有无高血压、动脉粥样硬化、血液病和家族性脑卒中史;是否遵医嘱进行降压、抗凝等治疗和治疗效果及目前用药情况;了解患者的性格特点、生活习惯与饮食结构。了解患者是在活动还是安静状态下起病,起病前有无情绪激动、活动过度、疲劳、用力排便等诱因和头晕、头痛、肢体麻木等前驱症状;发病时间及病情进展速度。

3.相关记录

生命体征、体重、体位、饮食、皮肤、出入量、GCS评分和NIHSS评分等记录结果。

(二)身体评估

1.头颈部

患者意识是否清楚,睁眼运动是否正常。两侧瞳孔是否等大等圆、瞳孔对光反射是否灵敏,角膜反射是否正常。是否存在剧烈头痛、喷射性呕吐、视盘水肿等颅内压增高的表现。有无面色苍白、口唇发绀、皮肤湿冷、烦躁不安,是否存在吞咽困难和饮水呛咳,有无声音嘶哑或其他语言障碍。注意头颅有无局部肿块或压痛,咽反射是否存在或消失。有无头部活动受限、不自主活动及抬头无力。颈动脉听诊是否闻及血管杂音。

2.胸部

脊柱有无畸形,心脏及肺部听诊是否异常。

3.腹部

上腹部有无疼痛、饱胀,肠鸣音是否正常。有无大小便失禁,并观察大小便的颜色、量和性质。

4.四肢

四肢肌肉有无萎缩,皮肤是否干燥。脑膜刺激征是否阳性,颈椎、脊柱、肌肉有无压痛。肢体有无瘫痪及其类型、性质和程度。肱二头肌反射、肱三头肌反射、桡反射、膝腱反射、跟腱反射是否阳性。

(三)心理-社会评估

了解患者是否存在因突发肢体残疾或瘫痪卧床,生活需要依赖他人而产生的焦虑、恐惧、绝望等心理反应;患者及家属对疾病的病因和诱因、治疗护理经过、防治知识及预后的了解程度;家庭成员组成、家庭环境及经济状况和家属对患者的关心和支持程度等。

(四)辅助检查结果评估

(1)头颅 CT:有无高密度影响及其出现时间。

(2)头颅 MRI 及 DSA:有无血管畸形、肿瘤及血管瘤等病变的相应表现。

(3)脑脊液:颜色和压力变化。

(4)血液检查:有无白细胞、血糖和血尿素氮增高及其程度等。

(五)常用药物治疗效果的评估

1.应用脱水药的评估

(1)用药剂量、方法、时间、疗程的评估与记录。

(2)观察患者瞳孔的变化,询问患者头痛、恶心等症状的变化。

(3)准确记录 24 小时出入量,用药期间监测水、电解质、酸碱平衡,注意补充氯化钠和氯化钾,以免造成低钠、低氯、低钾血症。

(4)观察局部皮肤情况,药物不能外渗入皮下,以免引起皮下组织坏死。

2.应用血管活性药物的评估

(1)脑出血患者密切监测血压变化,血压≥26.7/14.7 kPa(200/110 mmHg)时,应采取降压治疗,使血压维持在 24.0/14.0 kPa(180/105 mmHg)左右。收缩压在 24.0～26.7 kPa(180～200 mmHg)或舒张压在 13.3～14.7 kPa(100～110 mmHg)时暂不应用降压药物。

(2)脑出血患者血压降低速度和幅度不宜过快、过大,以免造成脑低灌注;血压过低时,应进行升压治疗以维持脑足够的脑灌注。急性期血压骤降提示病情危重,脑出血恢复期应将血压维持在正常范围。

3.应用止血和凝血药物的评估

(1)高血压性脑出血应用止血药物无效。

(2)并发上消化道出血时和凝血功能有障碍时,应用止血和抗凝药物。

八、主要护理诊断

(1)有受伤的危险：与脑出血导致脑功能损害、意识障碍有关。

(2)自理缺陷：与脑出血所致偏瘫、共济失调或医源性限制(绝对卧床)有关。

(3)有失用综合征的危险：与脑出血所致意识障碍、运动障碍或长期卧床有关。

(4)潜在并发症：脑疝、上消化道出血。

九、护理措施

(一)休息与运动

绝对卧床休息2～4周,抬高床头15°～30°,减轻脑水肿。病室安静,减少探视,操作集中进行,减少刺激。躁动患者适当约束,必要时应用镇静剂,便秘患者应用缓泻剂。

(二)饮食护理

给予高蛋白、高维生素、清淡、易消化、营养丰富的流质或半流质食物,补充足够的水分和热量。昏迷或有吞咽功能障碍的患者发病第2～3天遵医嘱予鼻饲饮食。食物应无刺激性,温度适宜,少量多餐,并加强口腔护理,保持口腔清洁。

(三)用药护理

脑出血患者抢救时,遵医嘱快速静脉滴注甘露醇或静脉注射呋塞米,甘露醇应在15～30分钟内滴完,避免药物外渗。注意甘露醇的致肾衰不良反应,观察尿液的颜色、量和性质,定期复查电解质。上消化道出血患者用药,应观察药物疗效和不良反应,如奥美拉唑可致转氨酶升高、枸橼酸铋钾引起大便发黑等。

(四)心理护理

详细告诉患者本病的原因、常见症状、预防、治疗知识及自我护理方法。帮助患者了解本病的危害性,帮助患者寻找和去除自身的危险因素,积极治疗相关疾病。安慰患者,消除其紧张情绪,创造安静舒适的环境,保证患者休息。

(五)皮肤护理

加强皮肤护理和大小便护理,每天床上擦浴1～2次,每2～3小时应协助患者变换体位1次,变换体位时,尽量减少头部摆动幅度,以免加重脑出血。注意保持床单整洁和干燥,应用气垫床或自动减压床,预防压疮。将患者瘫痪侧肢体置于功能位,指导和协助患者进行肢体的被动运动,预防关节僵硬和肢体挛缩畸形。

(六)健康教育

1.疾病预防指导

指导高血压患者避免情绪激动,保持心态平和;建立健康的生活方式,保证充足的睡眠,适当的运动,避免体力或脑力过度劳累和突然用力;低盐、低脂、高蛋白、高维生素饮食;戒烟限酒,养成定时排便的习惯,保持大便通畅。

2.用药指导与病情监测

告知患者和家属疾病的基本病因、主要危险因素和防治原则,遵医嘱服用降压药等。教会患者测量血压、血糖,并会鉴别早期疾病表现,发现剧烈头痛、头晕、恶心、肢体麻木、乏力、语言障碍等症状时,应及时就医。

(郑盼盼)

第八章

普外科护理

第一节　胃十二指肠损伤

一、概述

由于有肋弓保护且活动度较大，柔韧性较好，壁厚，钝挫伤时胃很少受累，只有胃膨胀时偶有发生胃损伤。上腹或下胸部的穿透伤则常导致胃损伤，多伴有肝、脾、横膈及胰等损伤。胃镜检查及吞入锐利异物或吞入酸、碱等腐蚀性毒物也可引起穿孔，但很少见。十二指肠损伤是由上中腹部受到间接暴力或锐器的直接刺伤而引起的，缺乏典型的腹膜炎症状和体征，术前诊断困难，漏诊率高，多伴有腹部脏器合并伤，病死率高，术后并发症多，肠瘘发生率高。

二、护理评估

(一)健康史

详细询问患者、现场目击者或陪同人员，以了解受伤的时间地点、环境，受伤的原因，外力的特点、大小和作用方向，坠跌高度；了解受伤前后饮食及排便情况，受伤时的体位，有无防御，伤后意识状态、症状、急救措施、运送方式，既往疾病及手术史。

(二)临床表现

(1)胃损伤若未波及胃壁全层，可无明显症状。若全层破裂，由于胃酸有很强的化学刺激性，可立即出现剧痛及腹膜刺激征。当破裂口接近贲门或食管时，可因空气进入纵隔而呈胸壁下气肿。较大的穿透性胃损伤时，可自腹壁流出食物残渣、胆汁和气体。

(2)十二指肠破裂后，因有胃液、胆汁及胰液进入腹腔，早期即可发生急性弥漫性腹膜炎，有剧烈的刀割样持续性腹痛伴恶心、呕吐，腹部检查可见有板状腹、腹膜刺激征症状。

(三)辅助检查

(1)疑有胃损伤者，应置胃管，若自胃内吸出血性液或血性物者可确诊。

(2)腹腔穿刺术和腹腔灌洗术：腹腔穿刺抽出不凝血液、胆汁，灌洗吸出 10 mL 以上肉眼可辨的血性液体，即为阳性结果。

(3)X 线检查：腹部 X 线片可显示腹膜后组织积气、肾脏轮廓清晰、腰大肌阴影模糊不清等有助于腹膜后十二指肠损伤的诊断。

(4)CT 检查:可显示少量的腹膜后积气和渗至肠外的造影剂。

(四)治疗原则

抗休克和及时、正确的手术处理是治疗的两大关键。

(五)心理、社会因素

胃十二指肠外伤性损伤多数在意外情况下发生,患者出现突发外伤后易出现紧张、痛苦、悲哀、恐惧等心理变化,担心手术成功及疾病预后。

三、护理问题

(一)疼痛

疼痛与胃肠破裂、腹腔内积液、腹膜刺激征有关。

(二)组织灌注量不足

组织灌注量不足与大量失血、失液,严重创伤,有效循环血量减少有关。

(三)焦虑或恐惧

焦虑或恐惧与经历意外及担心预后有关。

(四)潜在并发症

出血、感染、肠瘘、低血容量性休克。

四、护理目标

(1)患者疼痛减轻。

(2)患者血容量得以维持,各器官血供正常、功能完整。

(3)患者焦虑或恐惧减轻或消失。

(4)护士密切观察病情变化,如发现异常,及时报告医师,并配合处理。

五、护理措施

(一)一般护理

1.预防低血容量性休克

吸氧、保暖、建立静脉通道,遵医嘱输入温热生理盐水或乳酸盐林格液,抽血查全血细胞计数、血型和交叉配血。

2.密切观察病情变化

每 15～30 分钟应评估患者情况。评估内容包括意识状态、生命体征、肠鸣音、尿量、氧饱和度、有无呕吐、肌紧张和反跳痛等。观察胃管内引流物颜色、性质及量,若引流出血性液体,提示有胃、十二指肠破裂的可能。

3.术前准备

胃、十二指肠破裂大多需要手术处理,故患者入院后,在抢救休克的同时,尽快完成术前准备工作,如备皮、备血、插胃管及留置尿管、做好抗生素皮试等,一旦需要,可立即实施手术。

(二)心理护理

评估患者对损伤的情绪反应,鼓励他们说出自己内心的感受,帮助建立积极有效的应对措施。向患者介绍有关病情、损伤程度、手术方式及疾病预后,鼓励患者,告诉患者良好的心态、积极的配合有利于疾病早日康复。

(三)术后护理

1.体位

患者意识清楚、病情平稳,给予半坐卧位,有利于引流及呼吸。

2.禁食、胃肠减压

观察胃管内引流液颜色、性质及量,若引流出血性液体,提示有胃、十二指肠再出血的可能。十二指肠创口缝合后,胃肠减压管置于十二指肠腔内,使胃液、肠液、胰液得到充分引流,一定要妥善固定,避免脱出。一旦脱出,要在医师的指导下重新置管。

3.严密监测生命体征

术后 15～30 分钟监测生命体征直至患者病情平稳。注意肾功能的改变,胃十二指肠损伤后,特别有出血性休克时,肾脏会受到一定的损害,尤其是严重腹部外伤伴有重度休克者,有发生急性肾功能障碍的危险,所以,术后应密切注意尿量,争取保持每小时尿量在 50 mL 以上。

4.补液和营养支持

根据医嘱,合理补充水、电解质和维生素,必要时输新鲜血、血浆,维持水、电解质、酸碱平衡。给予肠内、外营养支持,促进合成代谢,提高机体防御能力。继续应用有效抗生素,控制腹腔内感染。

5.术后并发症的观察和护理

(1)出血:如胃管内 24 小时内引流出新鲜血液＞200 mL,提示吻合口出血,要立即配合医师给予胃管内注入凝血酶粉、冰盐水洗胃等止血措施。

(2)肠瘘:患者术后持续低热或高热不退,腹腔引流管中引流出黄绿色或褐色渣样物,有恶臭或引流出大量气体,提示肠瘘发生,要配合医师进行腹腔双套管冲洗,并做好相应护理。

(四)健康教育

(1)讲解术后饮食注意事项,当患者胃肠功能恢复,一般 3～5 天后开始恢复饮食,由流质逐步恢复至半流质、普食,进食高蛋白、高能量、易消化饮食,增强抵抗力,促进愈合。

(2)行全胃切除或胃大部分切除术的患者,因胃肠吸收功能下降,要及时补充微量元素和维生素等营养素,预防贫血、腹泻等并发症。

(3)避免工作过于劳累,注意劳逸结合。讲明饮酒、抽烟对胃、十二指肠疾病的危害性。

(4)避免长期大量服用非甾体抗炎药,如布洛芬等,以免引起胃肠道黏膜损伤。

(徐红霞)

第二节　小肠破裂

一、概述

小肠是消化管中最长的一段肌性管道,也是消化与吸收营养物质的重要场所。人类小肠全长 3～9 m,平均 5～7 m,个体差异很大。其分为十二指肠、空肠和回肠三部分,十二指肠属上消化道,空肠及其以下肠段属下消化道。

各种外力的作用所致的小肠穿孔称为小肠破裂。小肠破裂在战时和平时均较常见,多见于交通事故、工矿事故、生活事故如坠落、挤压、刀伤和火器伤。小肠可因穿透性与闭合性损伤造成肠管破裂或肠系膜撕裂。小肠占满整个腹部,又无骨骼保护,因此易于受到损伤。由于小肠壁厚,血运丰富,故无论是穿孔修补或肠段切除吻合术,其成功率均较高,发生肠瘘的机会少。

二、护理评估

(一)健康史

了解患者腹部损伤的时间、地点及致伤源、伤情、就诊前的急救措施、受伤至就诊之间的病情变化,如果患者神志不清,应询问目击人员。

(二)临床表现

小肠破裂后在早期即产生明显的腹膜炎的体征,这是因为肠管破裂肠内容物溢出至腹腔所致。症状以腹痛为主,程度轻重不同,可伴有恶心及呕吐,腹部检查肠鸣音消失,腹膜刺激征明显。

小肠损伤初期一般均有轻重不等的休克症状,休克的深度除与损伤程度有关外,主要取决于内出血的多少,表现为面色苍白、烦躁不安、脉搏细速、血压下降、皮肤发冷等。若为多发性小肠损伤或肠系膜撕裂大出血,可迅速发生休克并进行性恶化。

(三)辅助检查

1.实验室检查

白细胞计数升高说明腹腔炎症;血红蛋白含量取决于内出血的程度,内出血少时变化不大。

2.X线检查

X线透视或摄片,检查有无气腹与肠麻痹的征象,因为一般情况下小肠内气体很少,且损伤后伤口很快被封闭,不但膈下游离气体少见,且使一部分患者早期症状隐匿。因此,阳性气腹有诊断价值,但阴性结果也不能排除小肠破裂。

3.腹部B超检查

腹部B超检查对小肠及肠系膜血肿、腹水均有重要的诊断价值。

4.CT或磁共振检查

CT或磁共振检查对小肠损伤有一定诊断价值,而且可对其他脏器进行检查,有时可能发现一些未曾预料的损伤,有助于减少漏诊。

5.腹腔穿刺

有混浊的液体或胆汁色的液体,说明肠破裂,穿刺液中白细胞、淀粉酶含量均升高。

(四)治疗原则

小肠破裂一旦确诊,应立即进行手术治疗。手术方式以简单修补为主。肠管损伤严重时,则应做部分小肠切除吻合术。

(五)心理、社会因素

小肠损伤大多在意外情况下突然发生,加之伤口、出血及内脏脱出的视觉刺激和对预后的担忧,患者多表现为紧张、焦虑、恐惧。应了解其患病后的心理反应,对本病的认知程度和心理承受能力,家属及亲友对其支持情况、经济承受能力等。

三、护理问题

(一)有体液不足的危险

体液不足与创伤致腹腔内出血、体液过量丢失、渗出及呕吐有关。

(二)焦虑、恐惧

焦虑、恐惧与意外创伤的刺激、疼痛、出血、内脏脱出的视觉刺激及担心疾病的预后等有关。

(三)体温过高

体温过高与腹腔内感染毒素吸收和伤口感染等因素有关。

(四)疼痛

疼痛与小肠破裂或手术有关。

(五)潜在并发症

腹腔感染、肠瘘、失血性休克。

(六)营养失调,低于机体需要量

与消化道的吸收面积减少有关。

四、护理目标

(1)患者体液平衡得到维持,生命体征稳定。

(2)患者情绪稳定,焦虑或恐惧减轻,主动配合医护工作。

(3)患者体温维持正常。

(4)患者主诉疼痛有所缓解。

(5)护士密切观察病情变化,如发现异常,及时报告医师,并配合处理。

(6)患者体重不下降。

五、护理措施

(一)一般护理

1.伤口处理

对开放性腹部损伤者,妥善处理伤口,及时止血和包扎固定。若有肠管脱出,可用消毒或清洁器皿覆盖保护后再包扎,以免肠管受压、缺血而坏死。

2.病情观察

密切观察生命体征的变化,每15分钟测定脉搏、呼吸、血压1次。重视患者的主诉,若主诉心慌、脉快、出冷汗等,及时报告医师。不注射止痛药(诊断明确者除外),以免掩盖伤情。不随意搬动伤者,以免加重病情。

3.腹部检查

每30分钟检查1次腹部体征,注意腹膜刺激征的程度和范围变化。

4.禁食和灌肠

禁食和灌肠可避免肠内容物进一步溢出,造成腹腔感染或加重病情。

5.补充液体和营养

注意纠正水、电解质及酸碱平衡失调,保证输液通畅,对伴有休克或重症腹膜炎的患者可进行中心静脉补液,这不仅可以保证及时大量的液体输入,而且有利于中心静脉压的监测,根据患者具体情况,适量补给全血、血浆或人血清蛋白,尽可能补给足够的热量和蛋白质、氨基酸及维生素等。

(二)心理护理

关心患者,加强交流,讲解相关病情、治疗方式及预后,使患者了解自己的病情,消除患者的焦虑和恐惧,保持良好的心理状态,并与其一起制订合适的应对机制,鼓励患者,增加治疗的信心。

(三)术后护理

1.妥善安置患者

麻醉清醒后取半卧位,有利于腹腔炎症的局限,改善呼吸状态。了解手术的过程,查看手术的部位,对引流管、输液管、胃管及氧气管等进行妥善固定,做好护理记录。

2.监测病情

观察患者血压、脉搏、呼吸、体温的变化。注意腹部体征的变化。适当应用止痛药,减轻患者的不适。若切口疼痛明显,应检查切口,排除感染。

3.引流管的护理

腹腔引流管保持通畅,准确记录引流液的性状及量。腹腔引流液应为少量血性液,若为绿色或褐色渣样物,应警惕腹腔内感染或肠瘘的发生。

4.饮食

继续禁食、胃肠减压,待肠功能逐渐恢复、肛门排气后,方可拔除胃肠减压管。拔除胃管当日可进清流质饮食,第2天进流质饮食,第3天进半流质饮食,逐渐过渡到普通饮食。

5.营养支持

维持水、电解质和酸碱平衡,增加营养。维生素主要是在小肠被吸收,小肠部分切除后,要及时补充维生素C、维生素D、维生素K和复合维生素B等维生素和微量元素钙、镁等,可经静脉注射、肌内注射或口服进行补充,预防贫血,促进伤口愈合。

(四)健康教育

(1)注意饮食卫生,避免暴饮暴食,进易消化食物,少食刺激性食物,避免腹部受凉和饭后剧烈活动,保持排便通畅。

(2)注意适当休息,加强锻炼,增加营养,特别是回肠切除的患者要长期定时补充维生素 B_{12} 等营养素。

(3)定期门诊随访。若有腹痛、腹胀、停止排便及伤口红、肿、热、痛等不适,应及时就诊。

(4)加强社会宣传,增进劳动保护、安全生产、安全行车、遵守交通规则等知识,避免损伤等意外的发生。

(5)普及各种急救知识,在发生意外损伤时,能进行简单的自救或急救。

(6)无论腹部损伤的轻重,都应经专业医务人员检查,以免贻误诊治。

(李雪琳)

第九章

骨科护理

第一节 锁骨骨折

一、基础知识

（一）解剖生理

锁骨又名"锁子骨""缺盆骨"，位于胸廓前上部两侧，全骨浅居皮下，桥架于胸骨与肩峰之间，是联系肩胛带与躯干的唯一支架。其骨干较细，内侧 2/3 呈三棱棒形，凸向前，有胸锁乳突肌和胸大肌附着，中外 1/3 交界处是骨折的好发部位。锁骨的功能是支持肩胛骨，使上肢骨与胸廓之间保持一定的距离，从而保证上肢的灵活运动。骨折后，近折端受胸锁乳突肌的牵拉而向上向后移位，远折端因上肢本身重量牵拉而向下移位，又因胸大肌、斜方肌、背阔肌的牵拉而向前向内移位，造成断端重叠（图 9-1）。锁骨骨折可发生于各种年龄，但多见于儿童及青壮年，约有 2/3 为儿童患者，又以幼儿多见。

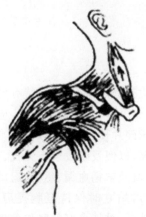

图 9-1 锁骨骨折

（二）病因

直接暴力和间接暴力均可造成锁骨骨折，但多为间接暴力所致。

(三)分类

1.横断骨折

跌倒时肩部外侧或手掌先着地,向上传导的外力经肩锁关节传至锁骨而发生骨折,以斜形或横断骨折为多。除有重叠移位,内侧段因胸锁乳突肌的牵拉向后上方移位,外侧段则由于上肢的重力和胸大肌、斜方肌、三角肌的牵拉而向前下方移位。

2.青枝骨折

幼儿骨质柔嫩而富有韧性,多发生青枝骨折。

3.粉碎骨折

直接暴力所致者,多因棒打、撞击等外力直接作用于锁骨而造成横断或粉碎骨折。粉碎骨折若严重移位,骨折片向下、向内移位时刺破胸膜或肺尖,可造成气胸、血胸。

(四)临床表现

骨折后局部疼痛、肿胀明显,锁骨上、下窝变浅或消失,骨折处异常隆起,出现功能障碍,患肩下垂并向前、内倾斜。患者常以健手托着患侧肘部,以减轻上肢重力牵拉而引起的疼痛。幼儿如不愿活动上肢,穿衣伸袖时哭闹,提示有锁骨骨折。X线检查,可了解骨折和移位情况。

二、治疗原则

(1)幼儿青枝骨折用三角巾悬吊即可,有移位骨折用"8"字绷带固定1~2周。

(2)少年或成年人有移位骨折,手法复位"8"字石膏固定。手法复位可在局麻下进行。患者坐在木凳上,双手叉腰,肩部外旋后伸挺胸,医师站在背后,一脚踏在凳上,顶在患者肩胛间区,双手握住两肩向后、向外、向上牵拉纠正移位。复位后用纱布棉垫保护腋窝,用绷带缠绕两肩在背后交叉呈"8"字形,然后用石膏绷带同样固定,使两肩固定在高度后伸、外旋和轻度外展位置。固定后即可练习握拳、伸屈肘关节及双手叉腰后伸,卧木板床休息,肩胛区可稍垫高,保持肩部后伸。3~4周后拆除。锁骨骨折复位并不难,但不易保持位置,愈合后上肢功能无影响,所以临床不强求解剖复位。

(3)锁骨骨折合并神经、血管压迫症状,畸形愈合影响功能,不愈合或少数要求解剖复位者,可切开复位内固定。

三、护理

(一)护理要点

(1)手法复位固定患者,要经常检查固定情况,既保持有效固定,又不能压迫腋窝。若发现患肢有麻木、发凉、运动障碍时,说明固定过紧,压迫血管神经,应及时调整固定。

(2)对粉碎性骨折,不必强行按压碎片使之复位,以防其刺伤肺尖及臂丛神经。对此种类型患者要严密观察呼吸及患肢运动情况,以便及时发现有无气、血胸及神经症状。

(3)术后患者要严密观察伤口渗血及末梢血循、感觉、运动情况,发现问题及时记录并处理。

(4)保持正常固定姿势。复位后,站立时保持挺胸提肩,卧位时应去枕仰卧于硬板床上。两肩胛间垫一窄枕,以使两肩后伸、外展,维持良好的复位位置。局部未加固定的患者,不可随便更换卧位。

(二)护理问题

有肩关节强直的可能。

(三)护理措施

(1)向患者解释功能锻炼的目的是促进气血运行,防止患肢肿胀,避免肩关节僵直,以取得患者配合。

(2)正确适时指导患者功能锻炼。

(四)出院指导

(1)锁骨骨折复位固定后,极少发生骨折不愈合,即使复位稍差,骨折畸形愈合,也不影响上肢功能,应先向患者及家属说明情况。

(2)复位固定后即出院的患者,应告诉其保持正确姿势,早期禁止做肩前屈动作,防止骨折移位;解除外固定出院的患者,应告诉其全面练习肩关节活动的要求:首先分别练习肩关节每个方向的动作,重点练习薄弱方面如肩前屈,活动范围由小到大,次数由少到多,然后进行各方面动作的综合练习,如肩关节环转活动,两臂做"箭步云手"等。不可过于急躁,活动幅度不可过大,力量不可过猛,以免造成软组织损伤。

(3)按时用药,患者出院时将药的名称、剂量、时间、用法、注意事项,向患者介绍清楚。

(4)饮食调养,骨折早期宜进清淡可口、易消化的半流食或软食;骨折中后期,饮食宜富有营养,增加钙质、胶质和滋补肝肾的食品。

(5)注意休息,保持心情愉快,勿急躁。

(潘小敏)

第二节　肱骨干骨折

一、疾病概述

(一)概念

肱骨干骨折(fracture of the shaft of the humerus)是发生在肱骨外髁颈下 1~2 cm 至肱骨髁上 2 cm 段内的骨折。在肱骨干中下 1/3 段后外侧有桡神经沟,此处骨折最容易发生桡神经损伤。

(二)相关病理生理

1.骨折的愈合过程

(1)血肿炎症极化期:在伤后 48~72 小时,血肿在骨折部位形成。由于创伤后,骨骼的血液供应减少,可引起骨坏死。死亡细胞促进成纤维细胞和成骨细胞向骨折部位移行,迅速形成纤维软骨,形成骨的纤维愈合。

(2)原始骨痂形成期:由于血管和细胞的增殖,骨折后的 2~3 周内骨折断端的周围形成骨痂。随着愈合的继续,骨痂被塑造成疏松的纤维组织,伸向骨内。常发生在骨折后 3 周至 6 个月内。

(3)骨板形成塑形期:在骨愈合的最后阶段,过多的骨痂被吸收,骨连接完成。随着肢体的负重,骨痂不断得到加强,损伤的骨组织逐渐恢复到损伤前的结构强度和形状。这个过程最早发生在骨折后 6 周,可持续 1 年。

2.影响愈合的因素

(1)全身因素,如年龄、营养和代谢因素、健康状况。

(2)局部因素,如骨折的类型和数量、骨折部位的血液供应、软组织损伤程度、软组织嵌入以及感染等。

(3)治疗方法:如反复多次的手法复位、骨折固定不牢固、过早和不恰当的功能锻炼、治疗操作不当等。

(三)病因与诱因

肱骨干骨折可由直接暴力或间接暴力引起。直接暴力常由外侧打击肱骨干中部,致横形或粉碎性骨折。间接暴力常由于手部或肘部着地,外力向上传导,加上身体倾斜所产生的剪式应力,多导致中下1/3骨折。

(四)临床表现

1.症状

患侧上臂出现疼痛、肿胀、皮下瘀斑,上肢活动障碍。

2.体征

患侧上臂可见畸形、反常活动、骨摩擦感、骨擦音。若合并桡神经损伤,可出现患侧垂腕畸形、各手指关节不能背伸、拇指不能伸直、前臂旋后障碍、手背桡侧皮肤感觉减退或消失。

(五)辅助检查

X线拍片可确定骨折类型、移位方向。

(六)治疗原则

1.手法复位外固定

在止痛、持续牵引和肌肉放松的情况下复位,复位后可选择石膏或小夹板固定。复位后比较稳定的骨折,可用U形石膏固定。中、下段长斜形或长螺旋形骨折因手法复位后不稳定,可采用上肢悬垂石膏固定,宜采用轻质石膏,以免因重量太大导致骨折端分离。选择小夹板固定者可屈肘90°角位,用三角巾悬吊,成人固定6~8周,儿童固定4~6周。

2.切开复位内固定

在切开直视下复位后用加压钢板螺钉内固定或带锁髓内针固定。内固定可在半年以后取出,若无不适也可不取。

二、护理评估

(一)一般评估

1.健康史

(1)一般情况:了解患者的年龄、职业特点、运动爱好、日常饮食结构、有无酗酒等。

(2)受伤情况:了解患者受伤的原因、部位和时间,受伤时的体位和环境,外力作用的方式、方向与性质,骨折轻重程度及有无合并桡神经损伤,急救处理的过程等。

(3)既往史:重点了解与骨折愈合有关的因素,如患者有无骨折史,有无药物滥用、服用特殊药物及药物过敏史,有无手术史等。

2.生命体征

按护理常规监测生命体征。

3.患者主诉

受伤的原因、时间、外力方式与性质、骨折轻重程度及有无合并桡神经损伤、受伤时的体位和环境、急救处理的过程等。

4.相关记录

外伤情况及既往史;X线片及实验室检查等结果记录。

(二)身体评估

1.术前评估

(1)视诊:患侧上臂出现疼痛、肿胀、皮下瘀斑,可见畸形,若合并桡神经损伤,可出现患侧垂腕畸形。

(2)触诊:患侧有触痛,骨摩擦感或骨擦音,若合并桡神经损伤,手背桡侧皮肤感觉减退或消失。

(3)动诊:可见反常活动,若合并桡神经损伤,各手指关节不能背伸,拇指不能伸直,前臂旋后障碍。

(4)量诊:患肢有无短缩、双侧上肢周径大小、关节活动度。

2.术后评估

(1)视诊:患侧上臂出现肿胀、皮下瘀斑减轻或消退;外固定清洁、干燥,保持有效固定。

(2)触诊:患侧触痛减轻或消退;若合并桡神经损伤者,手背桡侧皮肤感觉改善或恢复正常。

(3)动诊:反常活动消失;若合并桡神经损伤者,各手指关节能背伸,拇指能伸直,前臂旋后正常。

(4)量诊:患肢无短缩、双侧上肢周径大小相等、关节活动度无差异。

(三)心理-社会评估

患者突然受伤骨折,患侧肢体活动障碍,生活自理能力下降,疼痛刺激以及外固定的使用,易产生焦虑、紧张及自身形象紊乱等心理变化。

(四)辅助检查阳性结果评估

X线片结果确定骨折类型、移位方向。

(五)治疗效果的评估

(1)局部无压痛及纵向叩击痛。

(2)局部无反常活动。

(3)X线片显示骨折处有连续骨痂通过,骨折线已模糊。

(4)拆除外固定后,成人上肢能胸前平举 1 kg 重物持续达 1 分钟。

(5)连续观察 2 周骨折处不变形。

三、主要护理诊断

(一)疼痛

疼痛与骨折、软组织损伤、肌痉挛和水肿有关。

(二)潜在并发症

肌萎缩、关节僵硬。

四、主要护理措施

(一)病情观察与体位护理

1.疼痛护理

及时评估患者疼痛程度,遵医嘱给予止痛药物。

2.体位

用吊带或三角巾将患肢托起,以促进静脉回流,减轻肢体肿胀、疼痛。

(二)饮食护理

指导患者进食高蛋白、高维生素、高热量、高钙和高铁的食物。

(三)生活护理

指导患者进行力所能及的活动,必要时为其帮助。

(四)心理护理

向患者和家属解释骨折的愈合是一个循序渐进的过程,充分固定能为骨折断端连接提供良好的条件。正确的功能锻炼可以促进断端生长愈合和患肢功能恢复。

(五)健康教育

1.指导功能锻炼

复位固定后尽早开始手指屈伸活动,并进行上臂肌肉的主动舒缩运动,但禁止做上臂旋转运动。2～3周后,开始主动的腕、肘关节屈伸活动和肩关节的外展、内收活动,逐渐增加活动量和活动频率。6～8周后加大活动量,并做肩关节旋转活动,以防肩关节僵硬或萎缩。

2.复查

告知患者若骨折远端肢体肿胀或疼痛明显加重,肢体感觉麻木、肢端发凉,夹板或外固定松动,应立即到医院复查并评估功能恢复情况。

3.安全指导

指导患者及家属评估家庭环境的安全性,妥善放置可能影响患者活动的障碍物。

五、护理效果评估

(1)患者是否主诉骨折部位疼痛减轻或消失,感觉舒适。

(2)患侧肢端能否维持正常的组织灌注,皮肤温度和颜色正常,末梢动脉搏动有力。

(3)能否避免出现肌萎缩、关节僵硬等并发症发生。一旦发生,能否及时发现和处理。

(4)患者在指导下能否按计划进行有效的功能锻炼,患肢功能恢复情况及有无活动障碍。

(潘小敏)

第三节　肱骨髁上骨折

一、疾病概述

(一)概念

肱骨髁上骨折是指肱骨干与肱骨髁交接处发生的骨折。在肱骨干中下1/3段后外侧有桡神经沟,此处骨折最容易发生桡神经损伤。肱骨髁上骨折多发生于 10 岁以下儿童,占小儿肘部骨折的 30%～40%。

(二)相关病理生理

在肱骨髁内、前方有肱动脉和正中神经,肱骨髁的内侧和外侧分别有尺神经和桡神经,骨折断端向前移位或侧方移位可损伤相应神经血管。在儿童期,肱骨下端有骨骺,若骨折线穿过骺板,有可能影响骨骺发育,导致肘内翻或外翻畸形。

骨筋膜室综合征:骨筋膜室是由骨、骨间膜、肌间膜和深筋膜形成的密闭腔隙。骨折时,骨折部位骨筋膜室内的压力增高,导致肌肉和神经因急性缺血而产生一系列早期综合征,主要表现为"5P"征:疼痛(pain)、苍白(pallor)、感觉异常(paresthesia)、麻痹(paralysis)及脉搏消失(pulseless)。

(三)病因和诱因

肱骨髁上骨折多为间接暴力引起。根据暴力类型和骨折移位方向,可分为屈曲型和伸直型。

(四)临床表现

1.症状

受伤后肘部出现疼痛、肿胀和功能障碍,肘后凸起,患肢处于半屈曲位,可有皮下瘀斑。

2.体征

局部明显压痛和肿胀,有骨擦音及反常活动,肘部可扪到骨折断端,肘后三角关系正常。

(五)辅助检查

肘部正、侧位 X 线拍片能够确定骨折的存在以及骨折移位情况。

(六)治疗原则

1.手法复位外固定

对受伤时间短,局部肿胀轻,没有血液循环障碍者,可进行手法复位外固定。复位后用后侧石膏托在屈肘位固定 4～5 周,屈肘角度以能清晰地扪到桡动脉搏动,无感觉运动障碍为宜。伤后时间较长,局部组织损伤严重,出现骨折部严重肿胀时,应卧床休息,抬高患肢,或用尺骨鹰嘴悬吊牵引,牵引重量 1～2 kg,同时加强手指活动,待 3～5 天肿胀消退后进行手法复位。

2.切开复位内固定

手法复位失败或有神经血管损伤者,在切开直视下复位后内固定。

二、护理评估

(一)一般评估

1.健康史

(1)一般情况:了解患者的年龄、运动爱好、日常饮食结构等。

(2)受伤情况:了解患者受伤的原因、部位和时间,受伤时的体位和环境,外力作用的方式、方向与性质,骨折轻重程度及有无合并神经血管损伤,急救处理的过程等。

(3)既往史:重点了解与骨折愈合有关的因素,如患者有无骨折史,有无药物过敏史,有无手术史等。

2.生命体征

按护理常规监测生命体征。

3.患者主诉

受伤的原因、时间、外力方式与性质,骨折轻重程度及有无合并桡神经损伤、受伤时的体位和环境、急救处理的过程等。

4.相关记录

外伤情况及既往史;X线拍片及实验室检查等结果记录。

(二)身体评估

1.术前评估

(1)视诊:受伤后肘部出现肿胀和功能障碍,患肢处于半屈曲位,可有皮下瘀斑。若肱动脉挫伤或受压,可因前臂缺血而表现为局部肿胀、剧痛、皮肤苍白、发凉、麻木。

(2)触诊:患肢有触痛、骨摩擦音,肘部可扪到骨折断端,肘后关系正常。若合并正中神经、尺神经或桡神经损伤,可有手臂感觉异常。

(3)动诊:可见反常活动,若合并正中神经、尺神经或桡神经损伤,可有运动障碍。

(4)量诊:患肢有无短缩、双侧上肢周径大小、关节活动度。

2.术后评估

(1)视诊:受伤后肘部肿胀、皮下瘀斑减轻或消退;外固定清洁、干燥,保持有效固定。若肱动脉挫伤或受压者,前臂缺血改善,局部肿胀减轻或消退、皮肤的颜色、温度、感觉正常。

(2)触诊:患侧触痛减轻或消退;骨摩擦音消失;肘部可不能扪到骨折断端。若合并正中神经、尺神经或桡神经损伤者,手臂感觉恢复正常。

(3)动诊:反常活动消失。若合并正中神经、尺神经或桡神经损伤者,运动正常。

(4)量诊:患肢无短缩,双侧上肢周径大小相等、关节活动度无差异。

(三)心理-社会评估

患者突然受伤骨折,患侧肢体活动障碍,生活自理能力下降,疼痛刺激以及外固定的使用,易产生焦虑、紧张及自身形象紊乱等心理变化。

(四)辅助检查阳性结果评估

肘部正、侧位X线拍片结果确定骨折类型、移位方向。

(五)治疗效果的评估

(1)局部无压痛及纵向叩击痛。

(2)局部无反常活动。

(3)X线片显示骨折处有连续骨痂通过,骨折线已模糊。

(4)拆除外固定后,成人上肢能胸前平举1 kg重物持续达1分钟。

(5)连续观察2周骨折处不变形。

三、主要护理诊断

(一)疼痛

疼痛与骨折、软组织损伤、肌痉挛和水肿有关。

(二)外周神经血管功能障碍的危险

外周神经血管功能障碍的危险与骨和软组织损伤、外固定不当有关。

(三)不依从行为

不依从行为与患儿年龄小、缺乏对健康的正确认识有关。

四、主要护理措施

(一)病情观察与体位护理

1.疼痛护理

及时评估患者疼痛程度,遵医嘱给予止痛药物。

2.体位

用吊带或三角巾将患肢托起,以促进静脉回流,减轻肢体肿胀疼痛。

3.患肢缺血护理

观察石膏绷带或夹板固定的松紧度,必要时及时调整,以免神经、血管受压,影响有效组织灌注。观察前臂肿胀程度及手的感觉运动功能,如出现高张力肿胀、手指发凉、感觉异常、手指主动活动障碍、被动伸直剧痛、桡动脉搏动减弱或消失,即可确定骨筋膜室高压存在,须立即通知医师,并做好手术准备。如已出现 5P 征,及时手术也难以避免缺血性肌挛缩,从而遗留爪形手畸形。

(二)饮食护理

指导患者进食高蛋白、高维生素、高热量、高钙和高铁的食物。

(三)生活护理

指导患者进行力所能及的活动,必要时为其帮助。

(四)心理护理

向患者和家属解释骨折的愈合是一个循序渐进的过程,充分固定能为骨折断端连接提供良好的条件。正确的功能锻炼可以促进断端生长愈合和患肢功能恢复。

(五)健康教育

1.指导功能锻炼

复位固定后尽早开始手指及腕关节屈伸活动,并进行上臂肌肉的主动舒缩运动,有利于减轻水肿。4~6周后外固定解除,开始肘关节屈伸活动。手术切开复位且内固定稳定的患者,术后2周即可开始肘关节活动。若患者为小儿,应耐心向患儿及家属解释功能锻炼的重要性,指导锻炼的方法,使家属能协助进行功能锻炼。

2.复查

告知患者及家属若骨折远端肢体肿胀或疼痛明显加重,肢体感觉麻木、肢端发凉,夹板或外固定松动,应立即到医院复查并评估功能恢复情况。

3.安全指导

指导患者及家属评估家庭环境的安全性,妥善放置可能影响患者活动的障碍物。

五、护理效果评估

(1)患者是否主诉骨折部位疼痛减轻或消失,感觉舒适。

(2)患侧肢端能否维持正常的组织灌注,皮肤温度和颜色正常,末梢动脉搏动有力。

(3)能否避免因缺血性肌挛缩导致爪形手畸形的发生。一旦发生骨筋膜室综合征,能否及时发现和处理。

(4)患者在指导下能否按计划进行有效的功能锻炼,患肢功能恢复情况及有无活动障碍。

(潘小敏)

第四节　尺桡骨干双骨折

一、疾病概述

(一)概念

尺桡骨干双骨折较多见,占各类骨折的 6% 左右,以青少年多见。因骨折后常导致复杂的移位,使复位十分困难,易发生骨筋膜室综合征。

(二)相关病理生理

骨筋膜室综合征:骨筋膜室是由骨、骨间膜、肌间膜和深筋膜形成的密闭腔隙。骨折时,骨折部位骨筋膜室内的压力增高,导致肌肉和神经因急性缺血而产生一系列早期综合征,主要表现为"5P"征:疼痛(pain)、苍白(pallor)、感觉异常(paresthesia)、麻痹(paralysis)及脉搏消失(pulseless)。

(三)病因与诱因

尺桡骨干双骨折多由于直接暴力、间接暴力和扭转暴力致伤。

1.直接暴力

多由于重物直接打击、挤压或刀伤引起。特点为两骨同一平面的横形或粉碎性骨折,多伴有不同程度的软组织损伤,包括肌肉、肌腱断裂、神经血管损伤等,整复对位不稳定。

2.间接暴力

常为跌倒时手掌着地,由于桡骨负重较多,暴力作用向上传到后首先使桡骨骨折,继而残余暴力通过骨间膜向内下方传导,引起低位尺骨斜形骨折。

3.扭转暴力

跌倒时手掌着地,同时前臂发生旋转,导致不同平面的尺桡骨螺旋形骨折或斜形骨折,尺骨的骨折线多高于桡骨的骨折线。

(四)临床表现

1.症状

受伤后,患侧前臂出现疼痛、肿胀、畸形及功能障碍。

2.体征

可发现畸形、反常活动、骨摩擦感。尺骨上 1/3 骨干骨折可合并桡骨小头脱位,称为孟氏(Monteggia)骨折。桡骨干下 1/3 骨干骨折合并尺骨小头脱位,称为盖氏(Galeazzi)骨折。

(五)辅助检查

X 线拍片检查应包括肘关节或腕关节,可发现骨折部位、类型、移位方向以及是否合并有桡骨头脱位或尺骨小头脱位。

(六)治疗原则

1.手法复位外固定

手法复位成功后采用石膏固定,即用上肢前、后石膏夹板固定,待肿胀消退后改为上肢管型石膏固定,一般 8~12 周可达到骨性愈合。也可以采用小夹板固定,即在前臂掌侧、背侧、尺侧和桡侧分别放置四块小夹板并捆扎,将前臂放在防旋板上固定,再用三角巾悬吊患肢。

2.切开复位内固定

在骨折部位选择切口,在直视下准确对位,用加压钢板螺钉固定或髓内针固定。

二、护理评估

(一)一般评估

1.健康史

(1)一般情况:了解患者的年龄、职业特点、运动爱好、日常饮食结构、有无酗酒等。

(2)受伤情况:了解患者受伤的原因、部位和时间,受伤时的体位和环境,外力作用的方式、方向与性质,骨折轻重程度,急救处理的过程等。

(3)既往史:重点了解与骨折愈合有关的因素,如患者有无骨折史,有无药物滥用、服用特殊药物及药物过敏史,有无手术史等。

2.生命体征

按护理常规监测生命体征。

3.患者主诉

受伤的原因、时间、外力方式与性质,骨折轻重程度及有无合并桡神经损伤、受伤时的体位和环境、急救处理的过程等。

4.相关记录

外伤情况及既往史;X线拍片及实验室检查等结果记录。

(二)身体评估

1.术前评估

(1)视诊:患侧前臂出现肿胀、皮下瘀斑。

(2)触诊:患肢有触痛、骨摩擦音或骨擦感。

(3)动诊:可见反常活动。

(4)量诊:患肢有无短缩、双侧上肢周径大小、关节活动度。

2.术后评估

(1)视诊:患侧前臂出现肿胀、皮下瘀斑减轻或消退;外固定清洁、干燥,保持有效固定。

(2)触诊:患侧触痛减轻或消退;骨摩擦音或骨擦感消失。

(3)动诊:反常活动消失。

(4)量诊:患肢无短缩,双侧上肢周径大小相等、关节活动度无差异。

(三)心理-社会评估

患者突然受伤骨折,患侧肢体活动障碍,生活自理能力下降,疼痛刺激以及外固定的使用,易产生焦虑、紧张及自身形象紊乱等心理变化。

(四)辅助检查阳性结果评估

肘关节或腕关节X线拍片结果确定骨折类型、移位方向以及是否合并有桡骨头脱位或尺骨小头脱位。

(五)治疗效果的评估

(1)局部无压痛及纵向叩击痛。

(2)局部无反常活动。

(3)X线片显示骨折处有连续骨痂通过,骨折线已模糊。

(4)拆除外固定后,成人上肢能平举 1 kg 重物持续达 1 分钟。

(5)连续观察 2 周骨折处不变形。

三、主要护理诊断

(一)疼痛

疼痛与骨折、软组织损伤、肌痉挛和水肿有关。

(二)外周神经血管功能障碍的危险

外周神经血管功能障碍的危险与骨和软组织损伤、外固定不当有关。

(三)潜在并发症

肌萎缩、关节僵硬。

四、主要护理措施

(一)病情观察与体位护理

1.疼痛护理

及时评估患者疼痛程度,遵医嘱给予止痛药物。

2.体位

用吊带或三角巾将患肢托起,以促进静脉回流,减轻肢体肿胀疼痛。

3.患肢缺血护理

观察石膏绷带或夹板固定的松紧度,必要时及时调整,以免神经、血管受压,影响有效组织灌注。观察前臂肿胀程度及手的感觉运动功能,如出现高张力肿胀、手指发凉、感觉异常、手指主动活动障碍、被动伸直剧痛、桡动脉搏动减弱或消失,即可确定骨筋膜室高压存在,须立即通知医师,并做好手术准备。如已出现 5P 征,及时手术也难以避免缺血性肌挛缩,从而遗留爪形手畸形。

4.局部制动

支持并保护患肢在复位后体位,防止腕关节旋前或旋后。

(二)饮食护理

指导患者进食高蛋白、高维生素、高热量、高钙和高铁的食物。

(三)生活护理

指导患者进行力所能及的活动,必要时提供帮助。

(四)心理护理

向患者和家属解释骨折的愈合是一个循序渐进的过程,充分固定能为骨折断端连接提供良好的条件。正确的功能锻炼可以促进断端生长愈合和患肢功能恢复。

(五)健康教育

1.指导功能锻炼

复位固定后尽早开始手指伸屈和用力握拳活动,并进行上臂和前臂肌肉的主动舒缩运动。2 周后局部肿胀消退,开始练习腕关节活动。4 周以后开始练习肘关节和肩关节活动。8～10 周后拍片证实骨折已愈合,才可进行前臂旋转活动。

2.复查

告知患者及家属若骨折远端肢体肿胀或疼痛明显加重,肢体感觉麻木、肢端发凉,夹板或外固定松动,应立即到医院复查并评估功能恢复情况。

3.安全指导

指导患者及家属评估家庭环境的安全性,妥善放置可能影响患者活动的障碍物。

五、护理效果评估

(1)患者是否主诉骨折部位疼痛减轻或消失,感觉舒适。

(2)患侧肢端能否维持正常的组织灌注,皮肤温度和颜色正常,末梢动脉搏动有力。

(3)能否避免因缺血性肌挛缩导致爪形手畸形的发生。一旦发生骨筋膜室综合征,能否及时发现和处理。

(4)患者在指导下能否按计划进行有效的功能锻炼,患肢功能恢复情况及有无活动障碍。

(范　钊)

第五节　桡骨远端骨折

一、疾病概述

(一)概念

桡骨远端骨折是指距桡骨远端关节面 3 cm 以内的骨折,常见于有骨质疏松的中老年妇女。

(二)病因与分类

多为间接暴力引起。根据受伤的机制不同,可发生伸直型骨折和屈曲型骨折。

(三)临床表现

1.症状

伤后腕关节局部疼痛和皮下瘀斑、肿胀、功能障碍。

2.体征

患侧腕部压痛明显,腕关节活动受限。伸直型骨折由于远折端向背侧移位,从侧面看腕关节呈"银叉"畸形;又由于其远折端向桡侧移位,从正面看呈"枪刺样"畸形。屈曲型骨折者受伤后腕部出现下垂畸形。

(四)辅助检查

X 线拍片可见典型移位。

(五)治疗原则

1.手法复位外固定

对伸直型骨折者,手法复位后在旋前、屈腕、尺偏位用超腕关节石膏绷带固定或小夹板固定 2 周。水肿消退后,在腕关节中立位改用前臂管型石膏或继续用小夹板固定。屈曲型骨折处理原则基本相同,复位手法相反。

2.切开复位内固定

严重粉碎性骨折移位明显、手法复位失败或复位后外固定不能维持复位者,可行切开复位,用松质骨螺钉、T 形钢板或钢针固定。

二、护理评估

(一)一般评估

1.健康史

(1)一般情况:了解患者的年龄、职业特点、运动爱好、日常饮食结构、有无酗酒等。

(2)受伤情况:了解患者受伤的原因、部位和时间,受伤时的体位和环境,外力作用的方式、方向与性质,骨折轻重程度,急救处理的过程等。

(3)既往史:重点了解与骨折愈合有关的因素,如患者有无骨折史,有无药物滥用、服用特殊药物及药物过敏史,有无手术史等。

2.生命体征

按护理常规监测生命体征。

3.患者主诉

受伤的原因、时间、外力方式与性质,骨折轻重程度及有无合并桡神经损伤、受伤时的体位和环境、急救处理的过程等。

4.相关记录

外伤情况及既往史;X线片及实验室检查等结果记录。

(二)身体评估

1.术前评估

(1)视诊:患侧腕关节出现肿胀、皮下瘀斑;伸直型骨折从侧面看腕关节呈"银叉"畸形,从正面看呈"枪刺样"畸形;屈曲型骨折者受伤后腕部出现下垂畸形。

(2)触诊:患侧腕关节压痛明显。

(3)动诊:患侧腕关节活动受限。

(4)量诊:患肢有无短缩、双侧上肢周径大小、关节活动度。

2.术后评估

(1)视诊:患侧腕关节出现肿胀、皮下瘀斑减轻或消退;外固定清洁、干燥,保持有效固定。

(2)触诊:患侧腕关节压痛减轻或消退。

(3)动诊:患侧腕关节活动改善或恢复正常。

(4)量诊:患肢无短缩,双侧上肢周径大小相等、关节活动度无差异。

(三)心理-社会评估

患者突然受伤骨折,患侧肢体活动障碍,生活自理能力下降,疼痛刺激以及外固定的使用,易产生焦虑、紧张及自身形象紊乱等心理变化。

(四)辅助检查阳性结果评估

肘腕关节 X 线片结果可以确定骨折类型、移位方向。

(五)治疗效果的评估

(1)局部无压痛。

(2)局部无反常活动。

(3)X 线片显示骨折处有连续骨痂通过,骨折线已模糊。

(4)拆除外固定后,成人上肢能胸前平举 1 kg 重物持续达 1 分钟。

(5)连续观察 2 周骨折处不变形。

三、主要护理诊断

(一)疼痛

疼痛与骨折、软组织损伤、肌痉挛和水肿有关。

(二)外周神经血管功能障碍的危险

外周神经血管功能障碍的危险与骨和软组织损伤、外固定不当有关。

四、主要护理措施

(一)病情观察与体位护理

1.疼痛护理

及时评估患者疼痛程度,遵医嘱给予止痛药物。

2.体位

用吊带或三角巾将患肢托起,以促进静脉回流,减轻肢体肿胀疼痛。

3.患肢缺血护理

观察石膏绷带或夹板固定的松紧度,必要时及时调整,以免神经、血管受压,影响有效组织灌注。观察前臂肿胀程度及手的感觉运动功能,如出现高张力肿胀、手指发凉、感觉异常、手指主动活动障碍、被动伸直剧痛、桡动脉搏动减弱或消失,即可确定骨筋膜室高压存在,须立即通知医师,并做好手术准备。

4.局部制动

支持并保护患肢在复位后体位,防止腕关节旋前或旋后。

(二)饮食护理

指导患者进食高蛋白、高维生素、高热量、高钙和高铁的食物。

(三)生活护理

指导患者进行力所能及的活动,必要时提供帮助。

(四)心理护理

向患者和家属解释骨折的愈合是一个循序渐进的过程,充分固定能为骨折断端连接提供良好的条件。正确的功能锻炼可以促进断端生长愈合和患肢功能恢复。

(五)健康教育

1.指导功能锻炼

复位固定后尽早开始手指伸屈和用力握拳活动,并进行前臂肌肉的主动舒缩运动。4～6周后可去除外固定,逐渐开始关节活动。

2.复查

告知患者及家属若骨折远端肢体肿胀或疼痛明显加重,肢体感觉麻木、肢端发凉,夹板或外固定松动,应立即到医院复查并评估功能恢复情况。

3.安全指导

指导患者及家属评估家庭环境的安全性,妥善放置可能影响患者活动的障碍物。

五、护理效果评估

(1)患者是否主诉骨折部位疼痛减轻或消失,感觉舒适。

(2)患侧肢端能否维持正常的组织灌注,皮肤温度和颜色正常,末梢动脉搏动有力。

(3)能否避免因缺血性肌挛缩的发生。一旦发生,能否及时发现和处理。

(4)患者在指导下能否按计划进行有效的功能锻炼,患肢功能恢复情况及有无活动障碍。

(范　钊)

第六节　脊柱骨折

一、疾病概述

(一)概念

脊柱骨折又称脊椎骨折,占全身各类骨折的5%~6%。脊柱骨折可以并发脊髓或马尾神经损伤,特别是颈椎骨折-脱位合并有脊髓损伤时能严重致残甚至丧失生命。

(二)相关病理生理

脊柱分为前中后三柱。中柱和后柱包裹了脊髓和马尾神经,该区的损伤可以累及神经系统,特别是中柱损伤,碎骨片和髓核组织可以突入椎管的前半部而损伤脊髓。胸腰段脊柱(T_{10}~L_2)处于两个生理弧度的交汇处,是应力集中之处,也是常见骨折之处。

(三)病因与诱因

主要原因是暴力,多数由间接暴力引起,少数因直接暴力所致。当从高处坠落时,头、肩、臀部或足部着地,地面对身体的阻挡,使身体猛烈屈曲,所产生的垂直分力可导致椎体压缩性骨折,水平分力较大时则可同时发生脊椎脱位。直接暴力所致的脊椎骨折,多见于战伤、爆炸伤、直接撞伤等。

1.病理和分类

暴力的方向可以通过X、Y、Z轴,牵拉和旋转;在X轴上有屈、伸和侧方移动;在Z轴上则有侧屈和前后方向移动。因此,胸腰椎骨折和颈椎骨折分别可以有六种类型损伤。

2.胸、腰椎骨折的分类

(1)单纯性楔形压缩性骨折:脊柱前柱损伤,椎体成楔形,脊柱仍保持稳定。

(2)稳定性爆破型:前柱、中柱损伤。通常是高处坠落时,脊柱保持正直,胸腰段脊柱的椎体因受力、挤压而破碎;后柱不损伤,脊柱稳定。但破碎的椎体与椎间盘可突出于椎管前方,损伤脊髓而产生神经症状。

(3)不稳定性爆破型:前柱、中柱、后柱同时损伤。由于脊柱不稳定,可出现创作后脊柱后突和进行性神经症状。

(4)Chance骨折:椎体水平状撕裂性损伤。如从高空仰面落下,背部被物体阻挡,脊柱过伸,椎体横形裂开;脊柱不稳定。

(5)屈曲-牵拉型:前柱部分因受压缩力而损伤,而中柱、后柱同时因牵拉的引力而损伤,造成后纵韧带断裂,脊椎关节囊破裂,关节突脱位,半脱位或骨折;是潜在性不稳定型骨折。

(6)脊柱骨折-脱位:又名移动性损伤。脊柱沿横面移位,脱位程度重于骨折。此类损伤较重,伴脊髓损伤,预后差。

3.颈椎骨折的分类

(1)屈曲型损伤：前柱因受压缩力而损伤,而后柱因牵拉的张力而损伤。前方半脱位(过屈型扭伤),后柱韧带完全或不完全性破裂。完全性者可有棘突上韧带、棘间韧带、脊椎关节囊破裂和横韧带撕裂。不完全性者仅有棘上韧带和部分棘间韧带撕裂。双侧脊椎间关节脱位,因过度屈曲,中后柱韧带断裂,脱位的关节突超越至下一个节段小关节的前方与上方。大多数患者伴有脊髓损伤。单纯椎体楔形(压缩性)骨折,较常见,除椎体压缩性骨折外,还不同程度的后方韧带结构破裂。

(2)垂直压缩损伤：多数发生在高空坠落或高台跳水者。第一颈椎双侧前、后弓骨折,也称Jefferson骨折。爆破型骨折,颈椎椎体粉碎骨折,多见于第 C_5、C_6 椎体。破碎的骨折片可凸向椎管内,瘫痪发生率高达 80%。

(3)过伸损伤：过伸性脱位,前纵韧带破裂,椎体横行裂开,椎体向后脱位。损伤性枢椎椎弓骨折,暴力来自颏部,使颈椎过度仰伸,枢椎椎弓垂直状骨折。

(4)齿状突骨折：机制不清,暴力可能来自水平方向,从前向后经颅骨至齿状突。

(四)临床表现

有严重的外伤史,如高空坠落、重物撞击腰背部、塌方事件被泥土、矿石掩埋等。胸腰椎损伤后,主要症状为局部疼痛,站立及翻身困难。腹膜后血肿刺激了腹腔神经节,合并肠蠕动减慢,常出现腹痛、腹胀甚至肠麻痹症状。

检查时要详细询问病史、受伤方式、受伤时姿势、伤后有无感觉及运动障碍。注意多发伤,多发伤患者往往合并有颅脑、胸、腹脏器的损伤。要先处理紧急情况,抢救生命。检查脊柱时暴露面应足够,必须用手指从上至下逐个按压棘突,如发现位于中线部位局部肿胀和明显的局部压痛,提示后柱已有损伤;胸腰段脊柱骨折常可摸到后凸畸形。

(五)辅助检查

1.影像学检查

(1)X 线检查：有助于明确脊椎骨折的部位、类型和移位情况。

(2)CT 检查：用于检查椎体的骨折情况,椎管内有无出血及碎骨片。

(3)MRI 检查：有助于观察及确定脊髓损伤的程度和范围。

2.肌电图

测量肌的电传导情况,鉴别脊髓完整性的水平。

3.实验室检查

除常规检查外,血气分析检查可判断有通气不足危险患者的呼吸状况。

(六)治疗原则

1.抢救生命

脊柱损伤患者伴有颅脑、胸、腹脏器损伤或并发休克时,首先处理紧急问题,抢救生命。

2.卧硬板床

胸腰椎骨折和脱位,单纯压缩骨折椎体压缩不超过 1/3 者,可仰卧于木板床,在骨折部加枕垫,使脊柱过伸。

3.复位固定

较轻的颈椎骨折和脱位者用枕颌带做卧位牵引复位;明显压缩移位者做持续颅骨牵引复位。牵引重量 3～5 kg,复位后用头颈胸支具固定 3 个月。胸腰椎复位后用腰围支具固定。也可用两桌法或双踝悬吊法复位,复位后不稳定或关节交锁者,可手术治疗,做植骨和内固定。

4.腰背肌锻炼

胸腰椎单纯压缩骨折,椎体压缩不超过1/3者,在受伤后1~2天开始进行,利用背伸肌的肌力及背伸姿势,使脊柱过伸,借椎体前方的前纵韧带和椎间盘纤维环的张力,使压缩的椎体自行复位,恢复原形状。严重的胸、腰椎骨折和骨折脱位,可通过腰背肌功能锻炼,使骨折获一定程度的复位。

二、护理评估

(一)一般评估

1.健康史

(1)一般情况:了解患者的年龄、职业特点、运动爱好、日常饮食结构、有无酗酒等。

(2)受伤情况:了解患者受伤的原因、部位和时间,受伤时的体位、症状和体征,搬运方式、现场及急诊室急救情况,有无昏迷史和其他部位复合伤等。

(3)既往史与服药史:有无脊柱受伤或手术史。

2.生命体征(T、P、R、BP)与意识

评估患者的呼吸、血压、脉搏、体温及意识情况,包括呼吸形态、节律、频率、深浅、呼吸道是否通畅、患者能否有效咳嗽和排除分泌物;有无心动过缓和低血压;有无出汗,患者皮肤的颜色、温度;有无体温调节障碍。对伴有颅脑损伤的患者,可用格拉斯昏迷量表评估患者的意识情况。排尿和排便情况,患者有无尿潴留或充盈性尿失禁;尿液颜色、量和比重;有无便秘或大便失禁。

3.患者主诉

受伤的时间、原因和部位,受伤时的体位、症状和体征,搬运方式,现场及急诊室急救的情况,有无昏迷史和其他部位的合并伤。患者既往健康情况,有无脊柱受伤或手术史,近期有无因其他疾病而服用药物,应用剂量、时间和疗程。

4.相关记录

疼痛评分、全身皮肤及其他外伤情况。

(二)身体评估

1.视诊

受伤部位有无皮肤组织破损,局部肤色和温度,有无活动性出血及其他复合性损伤的迹象。

2.触诊

评估感觉和运动情况,患者的痛、温、触及位置觉的丧失平面及程度。

3.叩诊

叩诊患肢神经反射是否正常。

4.动诊

肢体感觉,活动和肌力的变化,双侧有无差异,有无腹胀和麻痹性肠梗阻征象。

(三)心理-社会评估

评估患者有无恐惧、紧张心理;评估患者和亲属对疾病的心理承受能力和对相关康复知识的认知程度,家庭及社会支持情况。

(四)辅助检查阳性结果评估

评估患者的影像学检查和实验室检查结果有无异常,以帮助判断病情和预后。

(五)治疗效果的评估

1.术前评估要点

(1)术前实验室检查结果评估:血常规及血生化、腰椎片、心电图等。

(2)术前术区皮肤、饮食、肠道、用药准备情况。

(3)患者准备:评估患者对手术过程的了解程度,有无过度焦虑或者担忧;对预后的期望值等。

2.术后评估要点

(1)生命体征的评估:术后 24 小时内,密切观察生命体征的变化,进行床边心电监护,每30 分钟至1 小时记录 1 次,观察有无因术中出血、麻醉等引起血压下降。

(2)体位评估:是否采取正确的体位,以保持脊柱功能位及舒适为标准。

(3)术后感觉,运动和各项功能恢复情况。

(4)功能锻炼情况,如患者是否按计划进行功能锻炼及有无活动障碍引起的并发症出现。

三、主要护理诊断

(一)有皮肤完整性受损的危险

皮肤受损与活动障碍和长期卧床有关。

(二)潜在并发症

潜在并发症,如脊髓损伤。

(三)有失用综合征的危险

失用综合征与脊柱骨折长期卧床有关。

四、护理措施

(一)病情观察与并发症预防

1.脊髓损伤的观察和预防

观察患者肢体感觉、运动、反射和括约肌功能是否随着病情发展而变化,及时发现脊髓损伤征象,报告医师并协助处理。尽量减少搬动患者,搬运时保持患者的脊柱中立位,以免造成或加重脊髓损伤。对已发生脊髓损伤者做好相应护理。

2.疼痛护理

及时评估患者疼痛程度,遵医嘱给予止痛药物。

3.预防压疮

(1)定时翻身:间歇性解除压迫是有效预防压疮的关键,故在卧床期间应每2～3 小时翻身1 次。翻身时采用轴线翻身法,胸腰段骨折者双臂交叉放于胸前,两护士分别托扶患者肩背部和腰腿部翻至侧卧位;颈段骨折者还需 1 人托扶头部,使其与肩同时翻动。患者自行翻身时,应先挺直腰背部再翻身,以利用绷紧的躯干肌肉形成天然内固定夹板。侧卧时,患者背后从肩到臀用枕头抵住以免腰胸部脊柱扭转,上腿屈髋屈膝而下腿伸直。两腿间垫枕以防髋内收。颈椎骨折患者不可随意低头、抬头或转动颈部,遵医嘱决定是否垫枕及枕头放置位置。避免在床上拖拽患者,以减少局部皮肤剪切力。

(2)合适的床铺:床单清洁干燥和舒适,有条件的可使用特制翻身床、明胶床垫、充气床垫、波纹气垫等。注意保护骨突出部位,使用垫枕将各肢体保持良肢位并使骨突部位悬空,定时对受压的骨突部位进行按摩。保持个人清洁卫生和床单清洁干燥。

（3）增加营养：保证足够的营养素摄入,提高机体抵抗力。

4.牵引护理

（1）颅骨牵引时,每班检查牵引,并拧紧螺母,防止牵引弓脱落。

（2）牵引重锤保持悬空,不可随意增减或移去牵引重量,定期测量下肢的长度和力线,以免造成过度牵引和骨端旋转。

（3）注意牵引针是否有移位,若有移位应消毒后调整。

（4）保持对抗牵引力：颅骨牵引时,应抬高床头,若身体移位,抵住了床头,及时调整,以免失去反牵引作用。

（5）告知患者和家属牵引期间牵引方向与肢体方向应成直线,以达到有效牵引。

（二）饮食

给予患者高热量、高蛋白、高纤维素、高钙、富含维生素及果胶成分饮食。如牛奶、鸡蛋、海米、虾皮、鱼汤、骨头汤、新鲜蔬菜和水果等。

（三）用药护理

了解药物不良反应,对症处理用药时观察其用药后效果。根据疼痛程度使用止痛药,并评估不良反应。

（四）心理护理

向患者和家属解释骨折的愈合是一个循序渐进的过程,充分固定能为骨折断端连接提供良好的条件。正确的功能锻炼可以促进断端生长愈合和患肢功能恢复。鼓励患者表达自己的思想,减轻患者及其家属的心理负担。

（五）健康教育

1.指导功能锻炼

脊柱损伤后长期卧床可导致失用综合征,故应根据骨折部位、程度和康复治疗计划,指导和鼓励患者早期活动和功能锻炼。单纯压缩骨折患者卧床3天后开始腰背部肌肉锻炼,开始臀部左右活动,然后要求做背伸动作,使臀部离开床面,随着腰背肌力量的增加,臀部离开床面的高度也逐渐增高。2个月后骨折基本愈合,第3个月可以下地少量活动,但仍以卧床休息为主。3个月后逐渐增加下地活动时间。除了腰背肌锻炼,还应定时进行全身各个关节的全范围被动或主动活动,每天数次,以促进血液循环,预防关节僵硬和肌萎缩。鼓励患者适当进行日常活动能力的训练,以满足其生活需要。

2.复查

告知患者及家属局部疼痛明显加重,或不能活动,应立即到医院复查并评估功能恢复情况。

3.安全指导

指导患者及家属评估家庭环境的安全性,妥善放置可能影响患者活动的障碍物。

五、护理效果评估

（1）患者是否主诉骨折部位疼痛减轻或消失,感觉舒适。

（2）患者皮肤是否保持完整,能否避免压疮发生。

（3）能否避免脊髓损伤等并发症的发生,一旦发生,能否及时发现和处理。

（4）患者在指导下能否按计划进行有效的功能锻炼,能否避免失用综合征的发生。

（范　钊）

第七节　骨盆骨折

一、基础知识

在多发性损伤中,骨盆骨折多见。除颅脑损伤外,骨盆骨折也是常见的致死原因,其死亡率可高达20％。主要致死原因是由血管损伤引起的难以控制的大出血,以及并发的脂肪栓塞;或由于腹内脏器、泌尿生殖道损伤和腹膜血肿继发感染所产生的严重败血症和毒血症。骨盆骨折合并神经损伤,日后也可能影响患者的肢体、膀胱、直肠功能和性功能。故骨折脱位的早期复位固定,辅以正确的护理,不仅有助于控制出血,减少并发症,也有利于功能康复。

(一)解剖生理

1.骨盆

骨盆是由骶骨、尾骨和两侧髋骨(髂骨、耻骨和坐骨)连接而成的坚强骨环,形如漏斗。两髂骨与骶骨构成骶髂关节,髋臼与股骨头构成髋关节,两侧耻骨借纤维软骨构成耻骨联合,三者均有坚强的韧带附着。骨盆是躯干与下肢连接的桥梁,有承上启下、保护盆腔脏器和传递重力的功能。骨盆分为前后两部,后方有两个负重的主弓:一是在站立位时由两侧髋臼斜行向上通过髂骨增厚部到达骶髂关节与对侧相交而成,称骶股弓(图9-2),此弓站立时支持体重;二是由两侧坐骨结节向上经髂骨后部至骶髂关节与对侧相交而成,称骶坐弓(图9-3),在直立位或坐位时承受体重。此二弓较坚固,不易骨折。前方上下各有1个起约束稳定作用的副弓,称连接弓,由双侧耻骨相连合,上束弓经耻骨体及耻骨上支,防止骶股弓分离;下束弓经耻骨下支及坐骨下支,支持骶坐弓,防止骨盆向两侧分开。副弓远不如主弓坚强有力,受外伤时副弓必会先分离或骨折。当负重主弓骨折时,副弓大多同时骨折(耻骨联合分离时可无骨折)。

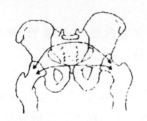

图 9-2　骶股弓

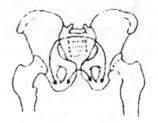

图 9-3　骶坐弓

2.骨盆外围

骨盆外围是上身与下肢诸肌的起止处,如后方有臀部肌肉附着(臀大、中、小肌);坐骨结节处有二头肌、半腱肌、半膜肌附着;缝匠肌起于髂前上棘,股直肌抵止于髂前下棘;在耻骨支、坐骨支及坐骨结节处有内收肌群附着;骨盆的上方,在前侧有腹直肌、腹内斜肌、腹横肌分别抵止于耻骨联合及耻骨结节和髂嵴上;在后侧有腰方肌抵止于髂嵴。这些肌肉的急骤收缩均可引起附着点的撕脱骨折,同时也是骨盆骨折发生移位的因素之一。

3.盆腔内

盆腔内的主要血管与骨盆的关系密切,耻骨上支前后方各有髂外动、静脉及闭孔动、静脉经过,耻骨下支、坐骨支内缘有阴部内动、静脉经过,当耻骨、坐骨骨折或耻骨联合分离时,上述血管由于贴近骨面易受损伤;髋臼窝处有闭孔动、静脉经过,髋臼骨折或中心型脱位时可伤及此血管;骨盆后段的骶髂关节周围有髂内动、静脉及其主要分支,如臀上动、静脉经坐骨切迹到髂骨后面,骶外侧动脉走在骶骨前面,髂腹动、静脉越过骶髂关节到髂骨前面,髂内动、静脉壁支紧靠盆壁行走,此段血管排列稠密,骨折时常引起损伤,若伴骶髂关节脱位则髂腰动、静脉的分支最易撕裂;骨盆对盆腔内的内脏器官和组织(如膀胱、直肠、输尿管、性器、血管和神经)有保护作用,严重的骨盆骨折除影响负重功能外,常引起血管神经的损伤,尤其是大量出血会造成休克;盆腔脏器破裂可造成腹膜炎而危及生命。

(二)病因

骨盆骨折多由强大的外力所致,也可通过骨盆环传达暴力而发生他处骨折,如车轮碾轧碰撞、房屋倒塌、矿井塌方、机械挤压等外伤所造成。由于暴力的性质、大小和方向的不同,常可引起各种形式的骨折或骨折脱位。

(1)前后方向的暴力主要作用于骶骨和耻骨,在外力作用下,骨盆前倾,既增加了负重弓前份的宽度,又使骶髂关节接触面更加紧密,加之其后部有非常坚强的韧带,故常造成耻骨下支双侧骨折、耻骨联合分离,并发骶髂关节脱位、骶骨骨折和髂骨骨折等,引起膀胱和尿道损伤。

(2)侧方暴力挤压骨盆,可造成耻骨单侧上下支骨折或坐骨上下支骨折、耻骨联合分离、骶髂关节分离、骶骨纵形骨折、髂骨翼骨折。

(3)间接传导暴力经股骨头作用于髋臼时,还可引起髋臼骨折,甚至发生髋关节中心型脱位,与骶髂关节平行的剪式应力则可导致该关节的后上脱位。

(4)牵拉伤,如急剧的跑跳,肌肉强力收缩,则会引起肌肉附着点撕脱性骨折,常发生在髂前上棘和坐骨结节处。

(5)直接暴力,如由高处坠落,滑倒臀部着地,可引起尾骨骨折或脱位、骶骨横断骨折。

(三)分类

骨盆骨折的严重性,取决于骨盆环的破坏程度以及是否伴有盆腔内脏、血管、神经的损伤。因此,在临床上可将骨盆骨折分为两大类:即稳定性和不稳定性。

1.稳定性骨折

稳定性骨折指骨折线走向不影响负重,骨盆整个环形结构未遭破坏,其中包括不累及骨盆环的骨折如髂骨翼骨折,一侧耻骨支或坐骨支骨折,髂前上、下棘或坐骨结节处撕脱骨折,骶骨裂纹骨折或尾骨骨折脱位(图9-4)。

2.不稳定性骨折与脱位

不稳定性骨折与脱位指骨盆环的连接性遭到破坏,至少有前后两处骨折或骶髂关节松弛、脱位、骨折错位、骨盆变形,如耻骨或坐骨上、下支骨折伴耻骨联合分离,耻骨或坐骨上、下支骨折伴骶髂关节错位,耻骨联合分离并伴骶髂关节错位等(图9-5)。上述骨折共同的特点是不稳定性。骨折同时发生在耻骨及髂骨部,将骨盆纵向分裂为两半,半侧骨盆连同下肢向后上移位,造成畸形和肢体短缩,导致晚期活动和负重功能严重障碍,而且常伴有其他骨折或内脏损伤,尤以尿道、膀胱损伤多见。也可发生盆腔大血管或肠道损伤,产生严重后果。治疗时需要针对不同情况进行处理。

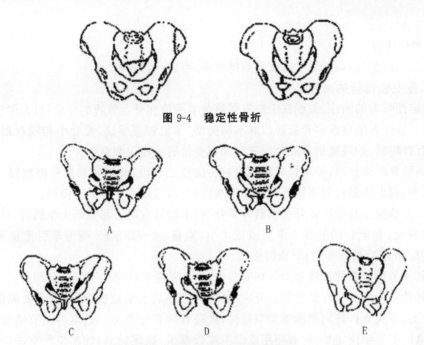

图 9-4　稳定性骨折

图 9-5　骨盆不稳定性骨折与脱位

A.一侧耻骨上下支骨折合并耻骨联合分离；B.一侧耻骨上下支骨折合并
同侧骶髂关节脱位；C.髂骨翼骨折合并耻骨联合分离；D.单侧骶髂关节
脱位合并耻骨联合分离；E.双侧耻骨上下支骨折合并骶髂关节脱位

(四)临床表现

有明显的外伤史,伤后局部疼痛、肿胀、瘀斑。骨盆骨折多由强大暴力造成,可合并有膀胱、尿道、直肠及血管神经损伤而造成大出血。因此,常有不同程度的休克表现。单处骨折骨盆环保持完整者,除局部有压痛外,多无明显症状。其他较重的骨折,如骨盆环的完整性被破坏,患者多不能翻身、坐起或站立,下肢移动时疼痛加重,局部肿胀、皮下瘀斑及压痛明显。在骶髂关节脱位时,患侧髂后上棘较健侧明显凸起,并较健侧为高,与棘突侧间距离也较健侧缩短,从脐到内踝的长度也是患侧缩短。交叉量诊对比测量两侧肩峰至对侧髂前上棘之间的距离,可发现变短的一侧骶髂关节错位或耻骨联合分离,或骨折向上移位。骨盆挤压试验和分离试验时,在骨折处出现疼痛。尾骨骨折或脱位可有异常活动和纵向挤压痛,肛门指诊能摸到向前移位的尾骨。X线检查可显示骨折类型和移位情况,可摄左、右45°斜位片及标准前后位片,必要时做 CT 检查。

二、治疗原则

(一)稳定性骨盆骨折的治疗

1.单纯前环耻骨支、坐骨支骨折

不论单侧或双侧,除个别骨折块游离突出于会阴部皮下,需手法推挤到原位,以免影响坐骑之外,一般不需整复。卧硬板床休息,对症治疗,3～4周即可下床活动。

2.撕脱性骨折

需改变体位,松弛牵拉骨折块的肌肉,有利于骨折块的稳定和愈合。如髂前上、下棘撕脱骨折,可在屈膝屈髋位休息,3～4周即可下床活动。坐骨结节骨折,可在伸髋屈膝位休息,4～6周下床锻炼。

3.尾骨骨折移位

可通过肛门内整复,如遗留疼痛或影响排便者,可进行切除术。

(二)不稳定性骨折的治疗

对不稳定性骨折的治疗,关键在于整复骶髂关节脱位和骨盆骨折的变位,最大限度地恢复骨盆环的原状。治疗方法应根据骨折脱位的不同类型,采取相应手法,配合单相或双相牵引,或用外固定架、石膏短裤、沙袋垫挤等综合措施来保证复位后的稳定和愈合。

(1)单纯耻骨联合分离,分离轻者用侧方对挤法使之复位,两侧髂骨翼外侧放置沙袋保持固定。分离宽者,用上法复位后再用布兜悬吊以维持对位,或用多头带固定即可。

(2)骶髂关节脱位合并骶骨骨折或髂骨翼骨折,半侧骨盆向上移位而无髂翼内、外翻者,可在牵拉下手法复位,并配合同侧踝上牵引或皮牵引,重量 10～15 kg。维持牵引重量不宜过早减轻,以免错位。8 周后拆除牵引,下床锻炼。

(3)骶髂关节脱位并伴髂翼骨折外翻变位者,手法复位后给单向下肢牵引即可。

(4)髂翼骨折外翻变位伴耻骨联合分离,骶髂关节往后上脱位者,可用骨盆夹固定;耻骨上、下支或坐骨上、下支骨折伴同侧骶髂关节错位,或耻骨联合分离并一侧骶髂关节错位者,复位后多不稳定,除用多头带固定外,患肢需用皮牵引或骨牵引,床尾抬高;如错位严重进行骨牵引者,健侧需用一长石膏裤做反牵引,一般牵引时间为 6～8 周。

(5)髋臼骨折伴股骨头中心型脱位,采用牵伸扳拉复位法和牵引复位法。牵引固定 6～8 周方可解除。

三、护理

(一)护理要点

(1)骨盆骨折一般出血较多,且多伴有休克征象。急诊入院时,病情急,变化快。接诊人员首先应迅速、敏捷、沉着冷静地配合抢救,及时测量血压、脉搏以判断病情,同时输氧、建立静脉通道,并备好手套、导尿包、穿刺针等,以便待病情稳定后配合医师检查腹部、尿道、会阴及肛门。若有膀胱、尿道、直肠、血管损伤需要紧急手术处理者,护士应迅速做好术前准备:备皮、留置尿管、配血、抗休克、补充血容量、做各种药物过敏试验。操作时动作要轻柔,以免加重损伤,同时要给患者以心理安慰,解除其紧张恐惧情绪。对病情较轻者,除密切观察生命体征的变化外,还要注意腹部、排尿、排便等情况,警惕隐匿性内脏损伤发生。

(2)牵引治疗期间,要观察患者的体位、牵引重量和肢体外展角度,保证牵引效果,要将患者躯干、骨盆、患肢的体位联系起来观察。要求躯干要放直,骨盆要摆正,脊柱与骨盆要垂直。同时要注意倾听患者的主诉,如牵引针眼疼痛、牵引肢体麻木、足部背伸无力等,警惕因循环障碍而导致的缺血性痉挛,或因腓总神经受压而致的足下垂发生。

(3)预防并发症:长期卧床患者要加强基础护理,预防压疮及呼吸、泌尿系统并发症发生。尤其是年老体弱者,长期卧床,呼吸变浅,分泌物不易排出,容易引起坠积性肺炎及排尿不全、尿渣沉淀。因此要鼓励患者加强深呼吸,促进血液循环。病情允许者,可利用牵引架向上牵拉抬起上身,有助于排净膀胱中尿液。

(二)护理问题

(1)有腹胀、排便困难或便秘的可能。

（2）有发生卧床并发症的可能。

（3）活动受限,自理能力下降。

（4）有骨折再移位的可能。

（5）患者体质下降。

（6）不了解功能锻炼方法。

（三）护理措施

（1）由于腹膜后血肿的刺激,造成肠麻痹或自主神经功能紊乱,可导致腹胀、排便困难或便秘,加之患者长期卧床,肠蠕动减弱,也可引起便秘。具体措施:①鼓励患者多食富含粗纤维的蔬菜、水果,必要时服用麻仁润肠丸、果导片等缓泻剂。②在排除内出血情况下,可进行腹部热敷,并做环形按摩,以促进肠蠕动。按摩时动作要轻柔,不可用力过猛过重。③通过暂禁食,肛管排气,必要时进行胃肠减压以减轻肠胀气,逐步恢复胃肠功能。

（2）骨盆骨折后需要牵引、固定,故卧床时间长,易发生压疮、肺部及泌尿系统感染等并发症,应予以积极预防。

（3）由于骨折的疼痛或因牵引固定,患者活动功能明显受到限制,给生活起居带来诸多不便。具体措施:①对于轻患者或有急躁情绪者,应讲明卧床制动的重要性和必要性,以及过早活动的危害,取得患者的配合。②主动关心患者,帮助患者解决饮食、生活起居所需,鼓励患者要安心养病。

（4）预防骨折再移位的发生。具体措施:①每天晨晚间护理时,检查患者的卧位与牵引装置,及时调整患者因重力牵引而滑动的体位、外展角度,保证脊柱放直,骨盆摆正,肢体符合牵引力线。②指导并教会患者床上排便的方法,避免因抬臀坐便盆而致骨折错位。③告知患者保持正确卧位的重要性,以及扭动、倾斜上身的危害,以取得配合。

（5）因出血量多,卧床时间长,气虚食少、营养不足而致患者体质下降。具体措施:①做好饮食指导,给高热量、高营养饮食,早期宜食清淡的牛奶、豆腐、大枣米汤,水果和蔬菜,后期给予鸡汤、排骨汤、牛羊肉、核桃、桂圆等。②每天做口腔护理2次,以增进食欲。③病情稳定后,可指导患者床上练功活动,如扩胸、举臂等上肢活动,以促进血液运行,增强心肺功能;每天清晨醒后做叩齿、鼓漱、咽津,以刺激胃肠蠕动。

（6）指导功能锻炼。①无移位骨折。单纯耻骨支或髂骨无移位骨折又无合并伤,仅需卧床休息者,取仰卧与侧卧交替(健侧在下)。早期可在床上做股四头肌舒缩和提肛训练以及患侧踝关节跖屈背伸活动。伤后1~2周可指导患者练习半坐位,做屈膝屈髋活动。3周后可根据患者情况下床站立、行走,并逐渐加大活动量。四周后经拍片证明临床愈合者可练习正常行走及下蹲。②对耻骨上、下支骨折合并骶髂关节脱位,髂骨翼骨折或骶髂关节脱位合并耻骨联合分离者,仰卧硬板床。早期可根据情况活动上肢,忌盘腿、侧卧,以防骨盆变形。2周后可进行股四头肌等长收缩及踝关节的跖屈背伸活动,每天2次推拿髌骨,以防关节强直。4周后可做膝、髋关节的被动伸屈活动,动作要缓慢,幅度由小到大,逐渐过渡到主动活动。6~8周去除固定后,可先试行扶拐不负重活动,经X线拍片显示骨折愈合后,可逐渐练习扶拐行走。

（四）出院指导

（1）轻症无移位骨折回家疗养者,要告知患者卧床休息的重要性,禁止早期下床活动,防止发生移位。

（2）对耻骨联合分离而要求回家休养的患者,要教会其家属正确使用骨盆兜,或掌握沙袋对挤的方法以及皮肤护理和会阴部清洁的方法,防止压疮和感染,禁止侧卧。

(3)临床愈合后出院的患者,要继续坚持功能锻炼。

(4)加强营养,以补虚弱之躯,促进早日康复。

(范 钊)

第八节 股骨干骨折

一、疾病概述

(一)概念

股骨干骨折是至股骨转子以下、股骨髁以上部位的骨折,包括粗隆下 2～5 cm 至股骨髁上 2～5 cm 的骨干,约占全身骨折 6%。

(二)相关病理生理

股骨是人体最粗、最长、承受应力最大的管状骨,股骨干血运丰富,一旦骨折,常有大量失血。股骨干为 3 组肌肉所包围,其中伸肌群最大,由股神经支配;屈肌群次之,由坐骨神经支配;内收肌群最小,由闭孔神经支配,由于大腿的肌肉发达,骨折后多有错位及重叠。股骨干周围的外展肌群,与其他肌群相比其肌力稍弱,外展肌群位于臀部附着在大粗隆上,由于内收肌的作用,骨折远端常有向内收移位的倾向,已对位的骨折,常有向外弓的倾向,这种移位和成角倾向,在骨折治疗中应注意纠正和防止。

一般股骨上 1/3 骨折时,其移位方向比较规律,骨折近端因受外展、外旋肌群和髂腰肌的作用而出现外展、外旋和屈曲等向前、外成角突起移位,骨折远端则向内、向后、向上重叠移位。股骨中 1/3 骨折时,除原骨折端向上重叠外,移位多随暴力方向而异,一般远折端多向后向内移位。股骨下 1/3 骨折时,近折端因受内收肌的牵拉而向后倾斜成角突起移位,有损伤腘窝部动、静脉及神经的危险。

(三)病因与分类

多数骨折由强大的直接暴力所致,如撞击、挤压等;一部分骨折由间接暴力所致,如杠杆作用、扭转作用、由高处跌落等。正常股骨干在遭受强大外力才发生骨折。多数原因是车祸、行人相撞、摩托车车祸、坠落伤与枪弹伤等高能量损伤。

股骨干骨折由于部位不同可分为上 1/3 骨折,中 1/3 骨折和下 1/3 骨折,以中下 1/3 交界处骨折最为多见。

(四)临床表现

1.症状

受伤后患肢疼痛、肿胀,远端肢体异常扭曲,不能站立和行走。

2.体征

患肢明显畸形,可出现反常活动、骨擦音。单一股骨干骨折因失血较多者,可能出现休克前期表现;若合并多处骨折,或双侧股骨干骨折,发生休克的可能性很大,甚至可以出现休克表现。若骨折损伤腘动脉、腘静脉、胫神经或腓总神经,可出现远端肢体相应的血液循环、感觉和运动障碍。

(五)辅助检查

X线正、侧位片可明确骨折部位、类型和移位情况。

(六)治疗原则

1.非手术治疗

(1)牵引法:①皮牵引,适用于3岁以下儿童。②骨牵引,适于成人各类型股骨骨折。由于需长期卧床、住院时间长、并发症多,目前已逐渐少用。牵引现在更多的是作为常规的术前准备或其他治疗前使用。

(2)石膏支具:离床治疗和防止髋人字石膏引起膝关节、髋关节挛缩导致石膏支具的发展。石膏支具在理论上有许多特点,它允许逐渐负重,可以改善肌肉和关节的功能,增加骨骼的应力刺激,促进骨折愈合。

2.手术治疗

采用切开复位内固定。由于内固定器械的改进,手术技术的提高以及人们对骨折治疗观念的改变,股骨干骨折多趋向于手术治疗。内固定的选择应考虑到患者的全身情况、软组织情况及骨折损伤类型。内固定材料包括钢板螺钉固定和髓内钉固定。

二、护理评估

(一)一般评估

1.健康史

(1)一般情况:了解患者的年龄、职业特点、运动爱好、日常饮食结构、有无酗酒等。

(2)受伤情况:了解患者受伤的原因、部位和时间,受伤时的体位和环境,外力作用的方式、方向与性质,骨折轻重程度,急救处理的过程等。

(3)既往史:重点了解与骨折愈合有关的因素,如患者有无骨折史,有无药物滥用、服用特殊药物及药物过敏史,有无手术史等。

2.生命体征

密切观察患者的生命体征及神志,警惕休克的发生。

3.患者主诉

受伤的原因、时间、外力方式与性质,骨折轻重程度及有无合并血管神经损伤、受伤时的体位和环境、急救处理的过程等。

4.相关记录

外伤情况及既往史;X线片及实验室检查等结果记录。

(二)身体评估

1.术前评估

(1)视诊:肢体肿胀,缩短,由于肌肉痉挛,常有明显的扭曲畸形。

(2)触诊:局部皮温可偏高,明显压痛。完全骨折有骨擦音。触诊患肢足背动脉、腘窝动脉搏动情况。

(3)动诊:可见反常活动,膝、髋关节活动受限,不能站立和行走。

(4)量诊:患肢有无短缩、双侧下肢周径大小、关节活动度。

2.术后评估

(1)视诊:牵引患者患肢保持外展中立位;外固定清洁、干燥,保持有效固定。

(2)触诊:患肢局部压痛减轻或消退。

(3)动诊:患肢根据愈合情况进行如活动足部、踝关节及小腿。

(4)量诊:患肢无短缩,双侧上肢周径大小相等、关节活动度无差异。

(三)心理-社会评估

评估心理状态,了解患者社会背景,致伤经过及家庭支持系统,对疾病的接受程度,是否承受心理负担,能否有效调节角色转换。

(四)辅助检查阳性结果评估

X线拍片结果明确骨折具体部位、类型、稳定性及损伤程度。

(五)治疗效果的评估

1.非手术治疗评估要点

(1)消肿处理效果的评估:观察患肢肿胀变化;使用冷疗技术后效果;末梢感觉异常者避免冻伤。联合药物静脉使用时密切观察穿刺部位,谨防药物外渗引起局部组织损害。

(2)保持有效牵引效果评估:骨牵引穿刺的针眼有无出现感染征,注意观察患者有无足下垂情况,并注意膝关节外侧腓总神经有无受压。小儿悬吊牵引时无故哭闹时仔细查找原因,调整牵引带,经常检查双足的血液循环和感觉有无异常,皮肤有无破损、溃疡。

(3)观察石膏松紧情况,有无松脱、过紧、污染、断裂。长期固定有无出现关节僵硬、肌肉萎缩、肺炎、压疮、泌尿系统感染等并发症。

2.手术治疗评估要点

(1)评估术区伤口敷料有无渗血、渗液,评估早期功能锻炼的掌握情况。

(2)观察患肢末梢血液循环、活动、感觉,及早发现术后并发症。

三、主要护理诊断

(一)疼痛

疼痛与骨折有关。

(二)躯体移动障碍

躯体移动障碍与骨折或牵引有关。

(三)潜在并发症

低血容量休克。

四、主要护理措施

(一)病情观察与并发症预防

1.病情观察

由于股骨干骨折失血量较大,观察患者有无脉搏增快、皮肤湿冷、血压下降等低血容量性休克表现。因骨折可损伤下肢重要神经或血管,观察患肢血液供应,如足背动脉搏动和毛细血管充盈情况,并与健肢比较,同时观察患肢是否出现感觉和运动障碍等。一旦发生异常,及时报告医师并协助处理。

2.疼痛护理

及时评估患者疼痛程度,遵医嘱给予止痛药物。

3.牵引护理

(1)保持有效牵引,定期测量下肢的长度和力线,以免造成过度牵引和骨端旋转。

(2)注意牵引针是否有移位,若有移位应消毒后调整。

(3)预防腓总神经损伤,在膝外侧腓骨头处垫纱布或棉垫,防止腓总神经受压,经常检查足部背伸运动,询问是否有感觉异常等情况。

(4)长期卧床者,骶尾处皮肤受压易发生压疮,给予睡气垫床,定时按摩受压处皮肤,足跟悬空。

(二)饮食

给予患者高热量、高蛋白、高纤维素、高钙、富含维生素及果胶成分饮食。如牛奶、鸡蛋、海米、虾皮、鱼汤、骨头汤、新鲜蔬菜和水果等。

(三)用药护理

了解药物不良反应,对症处理用药时观察其用药后效果。根据疼痛程度使用止痛药,并评估不良反应。

(四)心理护理

向患者和家属解释骨折的愈合是一个循序渐进的过程,充分固定能为骨折断端连接提供良好的条件。正确的功能锻炼可以促进断端生长愈合和患肢功能恢复。鼓励患者表达自己的思想,减轻患者及其家属的心理负担。

(五)健康教育

1.指导功能锻炼

患肢固定后,可在持续牵引下做股四头肌等长舒缩运动,并活动足部、踝关节和小腿。卧床期间鼓励患者利用牵引架拉手环或使用双肘、健侧下肢三点支撑抬起身体使局部减轻压力。在X线拍片证实有牢固的骨折愈合后,才能取消牵引,进行较大范围的运动。有条件时,也可在8～10周后,有外固定架保护,早起不负重活动,以后逐渐增加负重。股骨中段以上骨折,下床活动时始终应注意保持患肢的外展体位,以免因负重和内收肌的作用而发生继发性向外成角突起畸形。

2.复查

告知患者及家属若骨折远端肢体肿胀或疼痛明显加重,肢体感觉麻木、肢端发凉,应立即到医院复查并评估功能恢复情况。

3.安全指导

指导患者及家属评估家庭环境的安全性,妥善放置可能影响患者活动的障碍物。

五、护理效果评估

(1)患者是否主诉骨折部位疼痛减轻或消失,感觉舒适。

(2)患侧肢端能否维持正常的组织灌注,皮肤温度和颜色正常,末梢动脉搏动有力。

(3)能否避免低血容量休克等并发症的发生。一旦发生,能否及时发现和处理。

(4)患者在指导下能否按计划进行有效的功能锻炼,患肢功能恢复情况及有无活动障碍。

（范　钊）

第九节　股骨粗隆间骨折

一、基础知识

(一)解剖生理

股骨粗隆间骨折也叫转子间骨折,是指发生在大小粗隆之间的骨折。股骨大粗隆呈长方形,罩于股骨颈后上部,它的后上面无任何结构附着,由直接暴力引起骨折机会较大。小粗隆在股骨干之后上内侧,在大粗隆平面之下,髂腰肌附着其上。股骨粗隆部的结构主要是骨松质,老年时变得脆而疏松,易发生骨折,其平均年龄较股骨颈骨折还要高。骨折多沿粗隆间线由外上斜向小粗隆,移位多不大。由于该部周围有丰富的肌肉层,血运丰富,且骨折的接触面大,所以容易愈合,极少发生不愈合或股骨头缺血性坏死。但复位不良或负重过早常会造成畸形愈合,较常见的为髋内翻,并由于承重线的改变,可能在后期引起患侧创伤性关节炎。

(二)病因

股骨粗隆间骨折,多为间接外力损伤,好发于 65 岁以上老人,由于年老,肝、肾功能衰弱,骨质疏松变脆,关节活动不灵,应变能力较差,突遭外力身体失去平衡,仰面或侧身跌倒,患肢因过度外旋或内旋,或内翻而引起;或下肢于固定情况下,上身突然扭旋,以及跌倒时大粗隆与地面碰撞等扭旋、内翻和过伸综合伤所致。

(三)分型

股骨粗隆间骨折,根据损伤机制、骨折线的走行方向和骨折的局部情况,可分为顺粗隆间型、反粗隆间型和粉碎型骨折 3 种,其中以顺粗隆间型骨折最为多见。根据骨折后的移位情况,可分为无移位型和移位型 2 种,而无移位型骨折较为少见。根据受伤时间长短,可分为新鲜性和陈旧性骨折 2 种。

(四)临床表现

肿胀、疼痛、功能受限,有些可沿内收大肌和阔筋膜张肌向下、后出现大片瘀血斑,患肢可有程度不等的短缩,多有明显外旋畸形。X 线检查可明确骨折的类型和移位程度。

二、治疗原则

(一)无移位骨折

无须整复,只需在大粗隆部外贴接骨止痛之消定膏,患肢固定于 30°～40°外展位,或配合皮牵引。6 周左右骨折愈合后,可扶拐下床活动。

(二)顺粗隆间型骨折

手法整复,保持对位,以 5 kg 重量皮肤或胫骨结节牵引,维持患肢于 45°外展位,6～8 周后酌情去除牵引,扶拐下床活动。此型骨折也可用外固定器固定,固定后根据患者全身情况,1～2 周后下床扶拐活动,2～3 个月 X 线检查骨折愈合后,去除固定。

(三)粉碎性粗隆间骨折

手法复位后以胫骨结节或皮肤牵引,维持肢体于外展 45°位 8～10 周,骨折愈合后去除牵引,扶拐下床活动。

(四)反粗隆间型骨折

手法复位后采用股骨髁上或胫骨结节牵引,以 5～8 kg 重量,维持肢体于外展 45°位,固定 10 周左右,骨折愈合后去除牵引,扶拐下床活动。

(五)陈旧性粗隆间骨折

骨折时间 1 个月左右,全身情况允许,可在麻醉下进行手法复位,用胫骨结节或股骨髁上牵引,重量6～8 kg,维持患肢外展 45°位,6～8 周骨折愈合后,去除牵引,扶拐下床活动。

三、护理

(一)护理要点

1.股骨粗隆间骨折

多见于老年人,感觉及反应都比较迟钝,生活能力低下,并且有不少老年人合并有其他疾病,如心脏病、高血压、糖尿病、脑血栓、偏瘫、失语、大小便失禁、气管炎、哮喘病等。因此,护理人员首先应细致地观察、了解病情,给予及时适当的治疗和护理,同时要加强基础护理,预防肺炎、泌尿系统感染、压疮等并发症的发生。

2.牵引固定

应严密观察患者体位摆放是否正确,应保持患肢外展中立位,切忌内收,保持有效牵引。

(二)护理问题

有发生髋内翻的可能。

(三)护理措施

1.一般护理措施

(1)创伤骨折、外固定过紧、压迫、伤口感染等均可引起疼痛,针对引起疼痛的不同原因对症处理,对疼痛严重而诊断已明确者,在局部对症处理前可应用吗啡、哌替啶、布桂嗪、曲马朵等镇痛药物,减轻患者的痛苦。

(2)适当抬高患肢,如无禁忌应及早恢复肌肉、关节的功能锻炼,促进损伤局部血液循环,以利于静脉血液及淋巴液回流,防止、减轻或及早消除肢体肿胀。

(3)突然的创伤刺激及较重的伤势,可能会遗留较严重的肢体功能障碍或丧失,患者会有焦虑、恐惧、忧郁、消沉、悲观失望等应激的心理反应,要有针对性地进行医疗卫生知识宣教,及时了解患者的思想情绪波动,通过谈心、聊天,有的放矢地进行心理护理。

(4)有些骨折的老年患者合并有潜在的心脏病、高血压、糖尿病等,受到疼痛刺激后,可能诱发脑血管意外、心肌梗死、心搏骤停等意外的发生,应予以密切观察,以防发生意外。

(5)加强营养,提高机体的抗病能力,对严重营养缺乏的患者可从静脉补充脂肪乳剂、氨基酸、人血清蛋白等。

(6)股骨粗隆间骨折因牵引、手术或保持有效固定的被迫体位,长期不能下床,导致生活自理能力下降。应从生活上关心体贴患者,以理解宽容的态度主动与患者交往,了解生活所需,尽量满足患者的要求,并引导患者做一些力所能及的事,以助于锻炼和增强信心,并告诫患者力所不及的事不要勉强去做,以免影响体位,引起骨折错位。

(7)因疼痛、恐惧、焦虑、对环境不熟悉、生活节奏被打乱等常导致患者失眠,应同情、关心、体贴患者,消除影响患者情绪的不良因素,使患者尽快适应医院环境。避免一切影响患者睡眠的不良刺激,如噪声、强光等,为患者创造一个安静舒适的优良环境,鼓励患者适当娱乐,分散患者对疾病的注意力。

(8)注意观察伤口情况,伤口疼痛的性质是否改变,有无红肿、波动感。对于伤口污染或感染严重的,应根据情况拆除缝线敞开伤口、中药外洗、抗生素湿敷等。定期细菌培养,合理有效使用抗生素,积极控制感染。

(9)保持病室空气新鲜,温湿度适宜,定期紫外线消毒,预防感染。鼓励患者做扩胸运动、深呼吸、拍背咳痰、吹气球等,以改善肺功能,预防发生坠积性肺炎。保持床铺平整、松软、清洁、干燥、无皱褶、无渣屑。经常为患者温水擦浴,保持皮肤清洁。每天定时按摩骶尾部、膝关节、足跟等受压部位,预防压疮发生。督促患者多饮水,便后清洗会阴部,预防泌尿系统感染。多食新鲜蔬菜和水果,以防发生胃肠道感染和大便秘结。鼓励患者及早进行正确的活动锻炼,如肌肉的等长收缩、关节活动,辅以肌肉按摩,指导髌骨以及关节的被动活动,以促进血液循环、维持肌力和关节的正常活动度,以防止发生肌肉萎缩、关节僵硬、骨质疏松等并发症。

2.股骨粗隆间骨折的特殊护理

(1)早期满意的整复和有效固定是防止发生髋内翻畸形的关键。因此,在整复对位后应向患者说明保持正确体位的重要性和必要性,以取得他们的配合。

(2)保持患肢外展、中立位,切忌内收,保持有效牵引,预防内收肌牵拉引起髋内翻畸形。

(3)为了防止患肢内收,应将骨盆放正,必要时进行两下肢同时外展中立位牵引,预防髋内翻畸形。

(4)牵引或外固定解除后,仍应保持患肢外展位,避免过早离拐。应在 X 线片检查骨折已坚固愈合后,方可弃拐负重行走。

(范 钊)

第十节 胫腓骨干骨折

一、疾病概述

(一)概念
胫腓骨干骨折指胫骨平台以下至踝以上部分发生的骨折,占全身骨折的 13%~17%。

(二)相关病理生理
胫腓骨是长管状骨中最常发生骨折的部位,10 岁以下儿童尤为多见,其中以胫腓骨双骨折最多,胫骨骨折次之,单纯腓骨骨折最少。胫腓骨由于部位的关系,遭受直接暴力打击、压轧的机会较多,又因胫骨前内侧紧贴皮肤,所以开放性骨折较多见。严重外伤、创口面积大、骨折粉碎、污染严重、组织遭受挫裂伤为本病的特点。

(三)病因与分类
1.病因

(1)直接暴力:多为重物撞击伤、车轮碾轧等直接暴力损伤,可引起胫腓骨同一平面的横形、短斜形或粉碎性骨折。

(2)间接暴力:多为高处坠落后足着地,身体发生扭转所致。可引起胫骨、腓骨螺旋形或斜形

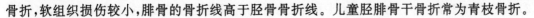

骨折,软组织损伤较小,腓骨的骨折线高于胫骨骨折线。儿童胫腓骨干骨折常为青枝骨折。

2.分类

胫腓骨干骨折可分为:①胫腓骨干双骨折;②单纯胫骨干骨折;③单纯腓骨骨折。

(四)临床表现

1.症状

患肢局部疼痛、肿胀,不敢站立和行走。

2.体征

患肢可有反常活动和明显畸形。由于胫腓骨表浅,骨折常合并软组织损伤,形成开放性骨折,可见骨折端外露。胫骨上 1/3 骨折可致胫后动脉损伤,引起下肢严重缺血甚至坏死。胫骨中 1/3 骨折可引起骨筋膜室压力升高,胫前区和腓肠肌区可有张力增加。胫骨下 1/3 骨折由于血运差,软组织覆盖少,容易发生延迟愈合或不愈合。腓骨颈有移位的骨折可损伤腓总神经,可出现相应感觉和运动功能障碍。骨折后期,若骨折对位对线不良,使关节面失去平行,改变了关节的受力面,易发生创伤性关节。小儿青枝骨折表现为不敢负重和局部压痛。

(五)辅助检查

X 线检查应包括膝关节和踝关节,可确定骨折的部位、类型和移位情况。

(六)治疗原则

1.非手术治疗

(1)手法复位外固定:稳定的胫腓骨骨干横形骨折或短斜形骨折可在手法复位后用小夹板或长腿石膏固定,6～8 周可扶拐负重行走。单纯胫骨干骨折由于有完整腓骨的支撑,石膏固定 6～8 周后可下地活动。单纯胫骨干骨折若不伴有胫腓上、下关节分离,也无须特殊治疗。为减少下地活动时疼痛,用石膏固定 3～4 周。

(2)牵引复位:不稳定的胫腓骨干双骨折可采用腿骨结节牵引,纠正缩短畸形后手法复位,小夹板固定。6 周后去除牵引,改用小腿功能支架固定,或行长腿石膏固定,可下地负重行走。

2.手术治疗

手法复位失败、损伤严重或开放性骨折者应切开复位,选择钢板螺钉或髓内针固定。若固定牢固,手术 4～6 周后可负重行走。

二、护理评估

(一)一般评估

1.健康史

(1)一般情况:了解患者的年龄、职业特点、运动爱好、日常饮食结构、有无酗酒等。

(2)受伤情况:了解患者受伤的原因、部位和时间,受伤时的体位和环境,外力作用的方式、方向与性质,骨折轻重程度,急救处理的过程等。

(3)既往史:重点了解与骨折愈合有关的因素,如患者有无骨折史,有无药物滥用、服用特殊药物及药物过敏史,有无手术史等。

2.生命体征

(1)发热:骨折患者体温一般在正常范围。损伤严重或因血肿吸收,可出现低热但一般不超过 38 ℃。开放性骨折出现高热,多由感染引起。

（2）休克：因骨折部位大量出血、剧烈疼痛或合并内脏损伤引起失血性或创伤性休克，多见于严重的开放性骨折。

3.患者主诉

受伤的原因、时间、外力方式与性质、骨折轻重程度及有无合并血管神经损伤、受伤时的体位和环境、急救处理的过程等。

4.相关记录

外伤情况及既往史；X线片及实验室检查等结果记录。

（二）身体评估

1.术前评估

（1）视诊：肢体肿胀，有明显畸形。

（2）触诊：局部皮温可偏高，明显压痛；有骨擦音。

（3）动诊：可见反常活动，不能站立和行走。

（4）量诊：患肢有无短缩、双侧下肢周径大小、关节活动度。

2.术后评估

（1）视诊：牵引患者患肢保持外展中立位；外固定清洁、干燥，保持有效固定。

（2）触诊：患肢局部压痛减轻或消退。

（3）动诊：患肢根据愈合情况进行如活动足部、踝关节及小腿。

（4）量诊：患肢无短缩，双侧上肢周径大小相等、关节活动度无差异。

（三）心理-社会评估

评估心理状态，了解患者社会背景，致伤经过及家庭支持系统，对疾病的接受程度，是否承受心理负担，能否有效调节角色转换。

（四）辅助检查阳性结果评估

X线片结果可以明确骨折具体部位、类型、稳定性及损伤程度。

（五）治疗效果的评估

（1）局部无压痛及叩击痛。

（2）局部无反常活动。

（3）内固定治疗者，X线片显示骨折处有连续骨痂通过，骨折线已模糊。

（4）X线片证实骨折愈合后可正常行走或负重行走。

（5）连续观察 2 周骨折处不变形。

三、主要护理诊断

（一）疼痛

疼痛与骨折、软组织损伤、肌痉挛和水肿有关。

（二）外周神经血管功能障碍的危险

外周神经血管功能障碍的危险与骨和软组织损伤、外固定不当有关。

（三）潜在并发症

肌萎缩、关节僵硬。

四、主要护理措施

(一)病情观察与并发症预防

1.病情观察

因骨折可损伤下肢重要神经或血管,观察患肢血液供应,如足背动脉搏动和毛细血管充盈情况,并与健肢比较,同时观察患肢是否出现感觉和运动障碍等。一旦发生异常,及时报告医师并协助处理。

2.疼痛护理

及时评估患者疼痛程度,遵医嘱给予止痛药物。

3.牵引护理

(1)保持有效牵引,定期测量下肢的长度和力线,以免造成过度牵引和骨端旋转。

(2)注意牵引针是否有移位,若有移位应消毒后调整。

(3)预防腓总神经损伤,经常检查足部背伸运动,询问是否有感觉异常等情况。

(4)长期卧床者,骶尾处皮肤受压易发生压疮,给予睡气垫床,定时按摩受压处皮肤,足跟悬空。

(二)饮食

给予患者高热量、高蛋白、高纤维素、高钙、富含维生素及果胶成分饮食。如牛奶、鸡蛋、海米、虾皮、鱼汤、骨头汤、新鲜蔬菜和水果等。

(三)用药护理

了解药物不良反应,对症处理用药时观察其用药后效果。根据疼痛程度使用止痛药,并评估不良反应。

(四)心理护理

向患者和家属解释骨折的愈合是一个循序渐进的过程,充分固定能为骨折断端连接提供良好的条件。正确的功能锻炼可以促进断端生长愈合和患肢功能恢复。鼓励患者表达自己的思想,减轻患者及其家属的心理负担。

(五)健康教育

1.指导功能锻炼

复位固定后尽早开始趾间和足部关节的屈伸活动,做四头肌等长舒缩运动以及髌骨的被动运动。有夹板外固定者可进行踝关节和膝关节活动,但禁止在膝关节伸直情况下旋转大腿,以防发生骨不连。去除牵引或外固定后遵医嘱进行膝关节和踝关节的屈伸练习和髋关节各种运动,逐渐下地行走。

2.复查

告知患者及家属若骨折远端肢体肿胀或疼痛明显加重,肢体感觉麻木、肢端发凉,应立即到医院复查并评估功能恢复情况。

3.安全指导

指导患者及家属评估家庭环境的安全性,妥善放置可能影响患者活动的障碍物。

五、护理效果评估

(1)患者是否主诉骨折部位疼痛减轻或消失,感觉舒适。

（2）患侧肢端能否维持正常的组织灌注,皮肤温度和颜色正常,末梢动脉搏动有力。

（3）能否避免低血容量休克等并发症的发生。一旦发生,能否及时发现和处理。

（4）患者在指导下能否按计划进行有效的功能锻炼,患肢功能恢复情况及有无活动障碍。

（范　钊）

第十一节　髌骨骨折

髌骨古称连骸骨,俗称膝盖骨、镜面骨。《素问·骨空经》云:"膝解为骸关,侠膝之骨为连骸。"髌骨为人体最大的籽骨,位于膝关节之前。髌骨骨折占全部骨折损伤的 10％,多见成年人。

髌骨略呈三角形,尖端向下,被包埋在股四头肌腱部,其后方是软骨面,与股骨两髁之间软骨面相关节,即髌股关节。髌骨后方之软骨面有条纵嵴,与股骨髁滑车的凹陷相适应,并将髌骨后软骨面分为内外两部分,内侧者较厚,外侧者扁宽。髌骨下端通过髌韧带连于胫骨结节。

髌骨是膝关节的一个组成部分,切除髌骨后,在伸膝活动中可使股四头肌肌力减少 30％左右。因此,髌骨有保护膝关节、增强股四头肌肌力、伸直膝关节最后 10°～15°的作用,除不能复位的粉碎性骨折外,应尽量保留髌骨。髌骨后面是完整的关节面,其内外侧分别与股骨内外髁前面形成髌股关节,在治疗中应尽量使关节面恢复平整,减少髌骨关节炎的发生。横断骨折有移位者,均有股四头肌腱扩张部断裂,致使股四头肌失去正常伸膝功能,故治疗髌骨骨折时,应修复肌腱扩张部的连续性。

一、病因

骨折病因为直接暴力和肌肉强力收缩所致。直接暴力多因外力直接打击在髌骨上,如撞伤、踢伤等,骨折多为粉碎性,其髌前腱膜及髌骨两侧腱膜和关节囊多保持完好,骨折移位较小,亦可为横断骨折、边缘骨折或纵形劈裂骨折。肌肉强力收缩者,多由于股四头肌猛力收缩所形成的牵拉性损伤,如突然滑倒时,膝关节半屈曲位,股四头肌骤然收缩,牵拉髌骨向上,髌韧带则固定髌骨下部,而股骨髁部向前顶压髌骨形成支点,三种力量同时作用造成髌骨骨折。肌肉强力收缩多造成髌骨横断骨折,上下骨块有不同程度的分离移位,髌前筋膜及两侧扩张部撕裂严重。

二、诊断要点

有明显外伤史,伤后膝前方疼痛、肿胀、膝关节活动障碍。检查时在髌骨处有明显压痛,粉碎骨折可触及骨擦感,横断骨折有移位时可触及一凹沟。膝关节正侧位 X 线片可明确诊断。

X 线检查时需注意:侧位片虽然对判明横断骨折以及骨折块分离最为有用,但不能了解有无纵形骨折以及粉碎骨折的情况。而斜位片可以避免髌骨与股骨髁重叠,既可显示其全貌,更有利于诊断纵形骨折、粉碎骨折及边缘骨折。斜位摄片时,若为髌骨外侧损伤可采用外旋 45°位。如怀疑内侧有损伤时,则可取内旋 45°。如临床高度怀疑有髌骨骨折而斜位及侧位 X 线片均未显示时,可再拍髌骨切位 X 线片(图 9-6)。

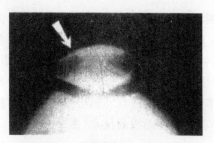

图 9-6　髌骨切线位 X 线片

三、治疗方法

髌骨骨折属关节内骨折,在治疗时必须达到解剖复位标准并修复周围软组织损伤,才能恢复伸膝装置的完整,防止创伤性关节炎的发生。

(一)整复固定方法

1.手法整复外固定

(1)整复方法:复位时先将膝关节内积血抽吸干净,注入 1%普鲁卡因 5～10 mL,起局部麻醉作用,而后患膝伸直,术者立于患侧,用两手拇食指分别捏住上下方骨块,向中心对挤即可合拢复位。

(2)固定方法。①石膏固定法:用长腿石膏固定患膝于伸直位。若以管型石膏固定,则应在石膏塑形前摸出髌骨轮廓,并适当向髌骨中央挤压使骨折块断面充分接触,这样固定作用可靠,可在早期进行股四头肌收缩锻炼,预防肌肉萎缩和粘连。外固定时间不宜过长,一般不要超过6 周。髌骨纵形骨折一般移位较小,用长腿石膏夹固定 4 周即可。②抱膝圈固定法:可根据髌骨大小,用胶皮电线、纱布、棉花做成套圈,置于髌骨处,并将四条布带绕于托板后方收紧打结,托板的两端用绷带固定于大小腿上。固定 2 周后,开始进行股四头肌收缩锻炼,3 周后下床练习步行,4～6 周后去除外固定,做膝关节不负重活动。此方法简单易行,操作方便,但固定效果不够稳定,有再移位的可能,注意固定期间应定时检查纠正。同时注意布带有否压迫腓总神经,以免造成腓总神经损伤。③闭合穿针加压内固定:适用于髌骨横形骨折者。方法是:皮肤常规消毒、铺巾后,在无菌操作下,用骨钻在上下骨折块分别穿入一根钢针,注意进针方向须与髌骨骨折线平行,两根针亦应平行,穿针后整复。骨折对位后,将两针端靠拢拉紧,使两骨折块接触,稳定后再拧紧固定器螺钉,如无固定器亦可代之以不锈钢丝。然后用乙醇纱布保护针孔,防止感染,术后用长木板或石膏托将膝关节固定于伸直位(图 9-7)。④抓髌器固定法:方法是患者取仰卧位,股神经麻醉,在无菌操作下抽净关节内积血,用双手拇、食指挤压髌骨使其对位。待复位准确后,先用抓髌器较窄的一侧钩刺入皮肤,钩住髌骨下极前缘和部分髌腱。如为粉碎性骨折,则钩住其主要的骨块和最大的骨块,然后再用抓髌器较宽的一侧,钩住近端髌骨上极前缘即张力带处。如为上极粉碎性骨折,则先钩住上极粉碎性骨块,再钩住远端骨块。注意抓髌器的双钩必须抓牢髌骨上下极的前侧缘,最后将加压螺旋稍加拧紧使髌骨相互紧密接触。固定后要反复伸屈膝关节以磨造关节面,达到最佳复位。骨折复位后应注意抓髌器螺旋盖压力的调整,因为其为加压固定的关键部位,松则不能有效地维持对位,紧则不能产生骨折自身磨造的效应(图 9-8)。⑤髌骨抱聚器固定法:电视 X 线透视下无菌操作,先抽尽膝关节腔内积血,利用胫骨结节髌骨外缘的关系,在胫骨结节偏内上部位,将抱聚器的下钩刺穿皮肤,进入髌骨下极非关节面的下方,并向上提拉,确定是否抓持牢固。并用拇指后推折块,让助手两手拇指在膝关节两旁推挤皮肤及皮下组织向后以矫正翻转移位。然后将上针板刺入皮肤,扎在近折块的前侧缘上,术者一手稳住上下针板,令助手拧动上下手柄,直至针板与内环靠近;术者另一手的拇指按压即将接触的折端,并扣压内外侧缘,以防侧方错位,并加压固定。再利用髌骨沿股间窝下滑及膝关节伸屈角度不同和髌股关节接触面的变化,伸屈膝关节,纠正残留成角和侧方移位。应用髌骨抱聚器治疗髌骨骨折具有骨折复位稳定、加速愈合、关节功能恢复理想的优点(图9-9)。

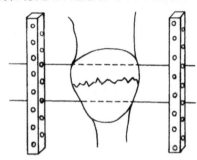

图9-7　闭合穿针加压内固定

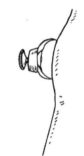

图9-8　抓髌器固定法

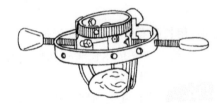

图9-9　髌骨抱聚器固定法

2.切开复位内固定

适用于髌骨上下骨折块分离在1.5 cm以上、不易手法复位或其他固定方法失败者。方法是在硬膜外麻醉或股神经加坐骨神经阻滞麻醉下,取膝前横弧形切口,切开皮肤皮下组织后,即进入髌前及腱膜前区,此时可见到髌骨的折面及撕裂的支持带,同时有紫红色血液由裂隙涌出,吸净积血,止血,进行内固定。目前以双10号丝线、不锈钢丝、张力带钢丝固定为常用(图9-10)。

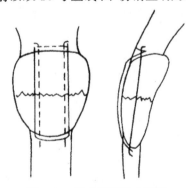

图9-10　张力带钢丝内固定

(二)药物治疗

髌骨骨折多瘀肿严重,初期可用利水逐瘀法以祛瘀消肿,具体药方参照股骨髁间骨折。若采用穿针或外固定器治疗者,可用解毒饮加泽泻、车前子;肿胀消减后,可服接骨丹。后期关节疼痛活动受限者,可服养血止痛丸。外用药初期肿胀严重者,可外敷消肿散。无移位骨折,可外贴接骨止痛膏。去固定后,关节僵硬疼痛者,可按摩展筋丹或展筋酊,并可用活血通经舒筋利节的苏木煎外洗。

(三)功能康复

复位固定肿胀消退后,即可下床活动,让膝关节有小量的伸屈活动,使髌骨关节面得以在股骨滑车的磨造中愈合,有利于关节面的平复。第2~3周,有托板固定者应解除,有限度地增大膝关节的活动范围。6周后骨折愈合去固定后,可用指推活髌法解除髌骨粘连,以后逐步加强膝关节屈伸活动锻炼,使膝关节功能早日恢复。

四、术后康复和护理

骨折固定稳定,可实施早期被动关节活动练习,用 CPM 或铰链型关节固定支具。24~48 小时后拔除关节腔内引管,疼痛消失后指导患者进行股四头肌等长收缩练习及踝、髋关节主动活动,直腿抬高练习可于术后1~2天开始。股四头肌等长运动练习和早期关节活动练习可防止粘连并维持股四头肌的紧张度。X 线证实骨折愈合后 4~6 周,就应开始抗阻力运动。体育运动或充分的活动应该待持续康复完成后进行,这需要 3~6 个月的时间。在髌骨部分切除术后,功能的恢复主要依赖腱-骨交界面的愈合和修复情况。术后应对膝关节进行保护并制动 3~4 周,对于伸肌结构大范围的修复或者软组织缺陷的补救的病例来说,至少需要制动 4~6 周。在这期间患者可在铰链型膝关节固定支具保护下进行有限的活动。这些患者需要几个月的功能锻炼、系统康复,才能获得最大的活动度和力量。

(范 钊)

第十二节 踝关节骨折

一、基础知识

(一)解剖生理

踝关节由胫腓骨下段和距骨组成,胫骨下端后缘稍向下突出、呈唇状者为后踝,外踝比内踝宽而长,其尖端在内踝尖端下 0.5~1.0 cm,且位置比内踝偏后约 1 cm,内、外、后三踝构成踝穴,将距骨包裹于踝穴内。胫腓二骨下端形成胫腓联合,被坚强而有弹性的骨间韧带、胫腓上前后联合韧带及横韧带联合在一起。当踝背伸时,因较宽的距骨体前部进入踝穴,胫腓二骨可稍分开;跖屈时二骨又相互接近。踝关节的周围有肌腱包围,但缺乏肌肉和其他软组织遮盖。关节的活动范围因人而异,一般背伸可达 70°,跖屈可达 140°,有 70°活动范围。

(二)病因

踝部骨折是最常见的关节内骨折,因外力作用的方向、大小和肢体受伤时所处位置的不同,可造成各种不同类型的骨折,或合并各种不同程度的韧带损伤和不同方向的关节脱位。在检查踝部骨折时,必须了解受伤原因,详细检查临床体征,对照 X 线片,确定骨折类型,决定治疗、护理措施。

（三）分型

踝部骨折可分为外旋,外翻,内翻,纵向挤压,侧方挤压,踝关节强力跖屈、背伸和踝上骨折七型,前三型又按其损伤程度各分为三度。

（四）临床表现

（1）局部疼痛、肿胀,甚至有水泡。广泛性瘀斑,踝关节内翻或外翻畸形,如外翻的内踝撕脱骨折,肿胀疼痛及压痛都局限于内踝骨折部;足外翻时内踝部疼痛加剧,内翻内踝骨折则不然,外侧韧带一般都有严重撕裂,断裂部疼痛加剧。

（2）局部压痛明显,可检查出骨擦音。

（3）活动踝关节时,受伤部位疼痛加剧。

（4）功能受限。

（5）X线检查可明确骨折类型和移位程度,必要时进行内翻或外翻摄片,以鉴别有无合并韧带损伤及距骨移位。

二、治疗原则

踝关节骨折属关节内骨折,应力求复位准确,固定可靠。在不影响骨折复位稳定的情况下,尽早指导踝关节功能活动,使骨折得以在距骨的磨造活动中愈合。复位可在坐骨神经阻滞麻醉下进行,其治疗原则是反伤因情况下的复位固定。

（一）踝关节闭合性骨折

（1）闭合性的外旋外翻、内翻和侧方挤压的第一、第二度骨折,均可采用手法整复,外贴消定膏止痛,用踝关节塑形夹板,固定踝关节于中立位,4~5周即可拆除。

（2）单纯的下胫腓分离,手法挤压复位后,于无菌和局部麻醉下,进行内、外踝上部经皮钳夹固定。其方法为保持对位,选好进针点,钳的两尖端同时刺入或先刺进一侧、再刺另一侧,亦可以直达骨皮质,加压使下胫腓分离复位固定、旋紧旋钮,去除把柄。将钳尖刺进皮部用无菌敷料包扎,4~5周即可拆除。

（3）内翻双踝、三踝骨折,手法整复后,踝关节两侧衬以棉垫或海绵垫,用踝关节塑形夹板固定踝关节于外翻位。

（4）外旋型双踝、三踝骨折复位后,若后踝折块较大,超过踝关节面1/4且复位后不稳定者,可在无菌、局部麻醉和X线监视下,用直径为2 mm的钢针固定或交叉固定。上述内翻、外翻、外旋三型骨折,复位后若内踝前侧张口而背伸位难以维持者,也可采用U形石膏托固定。

（5）纵向挤压骨折关节面紊乱者,经手法整复后,应用超踝夹板固定,控制侧方移位,结合跟骨牵引,防止远近段重叠。

（6）新鲜Lange-Hansen旋后外旋型,旋前外旋型、旋后内收型,旋前外展型不稳定性踝关节骨折,可采用在股神经、坐骨神经阻滞麻醉、C形臂电视机透视下进行。无菌条件,按孟氏整复方法进行复位后,用仿手法式踝关节骨折复位固定器固定。6周左右骨折愈合后去除固定器,下地负重活动。

（7）侧方挤压的内外踝骨折虽移位不多,但多呈粉碎性,局部外固定后,应尽早活动。

（8）胫骨下关节面前缘大块骨折,复位后不稳定者,可于无菌、局部麻醉和X线监视下,进行1或2根钢针交叉固定,用后石膏托固定踝关节于中立位,骨折愈合后拔针扶拐活动。

(二)踝关节开放性骨折

彻底清创、直观复位后,外踝可用长螺钉或钢针交叉固定,然后在无张力下缝合伤口,无菌包扎,前后以石膏托固定踝关节于中立位,小腿抬高置于枕上以利消肿。第2周拍X线片,5～6周骨折愈合后,可去除固定、扶拐活动,直到骨折愈合坚牢,方可去除钢针及螺钉。

三、护理

(一)护理要点

(1)观察患者神志、体温、脉搏、呼吸、血压、尿量、贫血征象,以及情绪、睡眠、饮食营养状况及大小便等变化。手法整复牵拉时应严密观察患者面色及生命体征的变化,以防诱发心脑血管系统疾病。

(2)观察固定针是否脱出,针锁、钳夹固定栓有无松动。如发现钢针被衣被挂松脱出,针锁、钳夹松动者,应及时调整,必要时拍片检查,以防骨折移位。

(3)观察夹板、石膏固定的骨突部皮肤,如内外踝部是否受压,发现红肿、有水泡破溃者,应及时调换衬垫,薄者应加厚,脱落者应重新垫好;观察皮牵引时皮肤有无过敏起水泡,发现过敏者,立即改换其他方法;有水泡者穿刺抽液,破溃者及时换药,并保持清洁干燥,避免感染;各种针、钳经皮处有无渗血、渗液等,如有压伤、渗血、渗液者应及时换药处理。

(4)观察牵引、外固定装置是否合适有效,如夹板的松紧度应以绑扎以后带子上下推移活动1 cm为度,因为过松则起不到固定作用,过紧会影响血液运行,造成肢体肿胀和缺血挛缩甚至坏死。应确保石膏无挤压、无断裂或过松,保持牵引重量适宜,轴线对应,滑轮灵活,重力锤悬空等,发现异常,及时调整。

(5)观察肢端血液循环是否障碍,血管、神经有无损伤。由于肢体过度肿胀、外固定过紧等因素可致末梢血液循环障碍。因此,应经常触摸足背及胫后动脉搏动,如发现搏动减弱或摸不清晰,末梢皮肤温度降低,感觉运动异常,应及时报告医师进行处理。

(6)观察踝关节固定后的摆放位置及肿胀的程度,若踝部骨折肿胀较甚,应抬高患侧小腿略高于心脏的位置,以利于肿胀消退。如果严重肿胀,皮肤张紧发亮,出现张力性水泡,应注意观察患肢远端皮肤温度、颜色、足背动脉搏动等情况。

(7)手术后患者除观察生命体征外,应注意观察伤口有无渗血、渗液,引流管是否通畅及有无感染征象等。

(二)护理问题

(1)对功能锻炼方法缺乏了解。

(2)有踝关节僵硬的可能。

(三)护理措施

(1)讲明功能锻炼的重要性,取得主动合作。

(2)有计划地指导功能锻炼,贯彻筋骨并重原则,预防后期并发症:①一般骨折整复固定者麻醉消退后,应对肿胀足背进行按摩,并鼓励患者主动活动足趾,自我操练踝背伸蹬腿和踝背伸、膝关节伸屈、抬举等活动。双踝骨折从第2周起,可以加大踝关节自主活动范围,并辅助以被动活动。被动活动时,只能做背伸及跖屈活动,不能旋转及翻转。2周后患者可扶拐下地轻负重步行。三踝骨折对上述活动步骤可稍晚1周,使残余的轻微错位随距骨的活动磨造而恢复,可通过收缩肌肉尽早消除肿胀,从而减少并发症。②踝关节骨折复位固定器固定者,在麻醉消失后,即指导患者做踝关节跖背屈功能锻炼。大块后踝骨折未固定者,跖屈幅度不可过大,以防距骨压迫使后踝骨折错位。术后1周无疼痛反应,针孔干燥,双踝骨折和后踝骨折不足关节1/4的三踝骨折患者,可下地负重活动,以促使患者快速康复。③骨折愈合去固定后,可做摇足旋转、斜坡练步、站立屈膝背伸和下蹲背伸等踝关节的自主操练,再逐步练习行走。

(3)骨折愈合后期,在外用展筋酊按摩,中药熏洗踝部的基础上,配合捏摆松筋,牵扯抖动等方法以理筋通络,并可采用推足背伸、按压跖屈、牵拉旋转、牵扯伸屈等手法活动,以加快关节功能恢复,预防踝关节僵硬。

(范 钊)

第十章

妇 科 护 理

第一节 外阴炎及阴道炎

一、外阴炎

外阴炎是妇科常见病,是外阴部的皮肤与黏膜的炎症,可发生于任何年龄,以生育期及绝经后妇女多见。

(一)护理评估

1.健康史

(1)病因评估:外阴炎主要指外阴部的皮肤与黏膜的炎症,以大、小阴唇为多见。由于外阴与尿道、肛门、阴道邻近且暴露,同时,阴道分泌物、月经血、产后的恶露、尿液、粪便的刺激、糖尿病患者的糖尿的长期浸渍,均可引起外阴不同程度的炎症,此外,穿化纤内裤、紧身内裤、使用卫生巾使局部透气性差等,均可诱发外阴部的炎症。

(2)病史评估:评估有无外阴炎的因素存在,有无糖尿病、阴道炎病史。

2.身心状况

(1)症状:外阴瘙痒、疼痛、红、肿、灼热,性交及排尿时加重。

(2)体征:局部充血、肿胀、糜烂,常有抓痕,严重者形成溃疡或湿疹。慢性炎症者,外阴局部皮肤或黏膜增厚、粗糙、皲裂等。

(3)心理-社会状况:了解病程,了解患者对症状的反应,有无烦躁、不安等心理。

(二)护理诊断及合作性问题

(1)皮肤或黏膜完整性受损:与皮肤黏膜炎症有关。

(2)舒适改变:与外阴瘙痒、疼痛、分泌物增多有关。

(3)焦虑:与性交障碍、行动不便有关。

(三)护理目标

(1)患者皮肤与黏膜完整。

(2)患者病情缓解或好转,舒适感增加。

(3)患者情绪稳定,积极配合治疗与护理。

（四）护理措施

1.一般护理

炎症期间宜进食清淡且富含营养的食物,禁食辛辣、刺激性食物。

2.心理护理

患者常出现烦躁不安、焦虑紧张,应帮助患者树立信心,减轻心理负担,坚持治疗,讲究患者常出现烦躁不安、焦虑紧张,应帮助患者树立信心,减轻心理负担,坚持治疗,讲究卫生。

3.病情监护

积极寻找病因,消除刺激原。

4.治疗护理

(1)治疗原则:去除病因,积极治疗原发病,如阴道炎、尿瘘、粪瘘、糖尿病等。

(2)治疗配合:保持外阴清洁干燥,局部使用约40℃的1∶5 000高锰酸钾溶液坐浴,每天2次,每次15～30分钟,5～10次为1个疗程。如有破溃,可涂抗生素软膏或紫草油,急性期可用物理治疗。

（五）健康指导

(1)卫生宣教,指导妇女穿棉质内裤,减少分泌物刺激,对公共场所,如游泳池、公共浴室等谨慎出入,注意经期、孕期、产期及流产后的生殖道清洁,防止感染。

(2)定期妇科检查,积极参与普查与普治。

(3)指导用药方法及注意事项。

(4)加强性道德教育,纠正不良性行为。

（六）护理评价

(1)患者诉说外阴瘙痒症状减轻,舒适感增加。

(2)患者焦虑缓解或消失,掌握了卫生保健常识,能养成良好卫生习惯。

二、前庭大腺炎

细菌侵入前庭大腺腺管内致腺管充血、水肿称为前庭大腺炎。

（一）护理评估

1.健康史

(1)病因评估:前庭大腺腺管开口位于小阴唇与处女膜之间,在性交、流产、分娩或其他情况污染外阴部时,病原体易侵入引起炎症,因此,以育龄妇女多见,主要病原体为葡萄球菌、链球菌、大肠埃希菌、淋病奈瑟菌及沙眼衣原体等。急性炎症发作时,细菌先侵犯腺管,腺管口因炎症肿胀阻塞,渗出物不能排出,积存而形成脓肿,称为前庭大腺脓肿(又称巴氏腺脓肿),多发于一侧。如急性炎症消退,腺管口粘连阻塞,分泌物不能外流,脓液转清,则形成前庭大腺囊肿,多为单侧,大小不等,可持续数年不增大。患者往往无自觉症状。

(2)病史评估:了解患者有无反复的外阴感染史及卫生习惯。

2.身心状况

(1)症状:初起时局部肿胀、疼痛、烧灼感,行走不便,可伴有大小便困难等。有时可出现发热等全身症状(表10-1)。

(2)体征:外阴部皮肤红肿、压痛明显。当脓肿形成时,疼痛加剧,并可触及波动感,脓肿直径可达5～6 cm。

表 10-1 前庭大腺炎临床类型及身体状况

临床类型	身体状况
急性期	(1)大阴唇下 1/3 处疼痛、肿胀,严重时行走受限。检查局部可见皮肤红、肿、热、压痛。 (2)脓肿形成时,可触及波动感,脓肿直径可达 5~6 cm,可自行破溃。如破口大,引流通畅,脓液流出后炎症消退;如破口小,引流欠佳,炎症持续不退或反复发作。 (3)可出现全身不适、发热等全身症状
慢性期	慢性期囊肿形成,患者感到外阴部有坠胀感或性交不适。检查时局部可触及囊性肿物,大小不一,有时可反复急性发作

(3)心理-社会状况:了解病程,了解患者对症状的反应,有无烦躁、不安等心理,患者常有因害羞或怕痛而未及时诊治的心理障碍。

(二)辅助检查

取前庭大腺开口处分泌物做细菌培养,确定病原体。

(三)护理诊断及合作性问题

(1)皮肤完整性受损:与脓肿自行破溃或手术切开引流有关。

(2)疼痛:与局部炎症刺激有关。

(四)护理目标

(1)患者皮肤保持完整。

(2)疼痛缓解或好转。

(五)护理措施

1.一般护理

急性期患者应卧床休息,饮食易消化、富含营养。

2.心理护理

患者常常烦躁不安、焦虑紧张,应尊重患者,为患者保密,以解除其忧虑,使其积极治疗,帮助其建立治愈疾病的信心和生活的勇气。

3.病情监护

观察患者的生命体征,重点观察体温变化,观察伤口愈合情况。

4.治病护理

(1)治疗原则:急性期局部热敷或坐浴,抗生素消炎治疗;脓肿形成或囊肿较大时,切开引流或行囊肿造口术,保持腺体功能,防止复发。

(2)治疗配合:急性炎症发作时,取前庭大腺开口处分泌物做细菌培养,确定病原体。根据细菌培养结果和药物敏感试验选用抗生素口服或肌内注射。脓肿形成或囊肿较大时,切开引流或行囊肿造口术,并放置引流条。术后保持局部清洁,引流条每天更换一次,外阴用 1∶5 000 氯己定棉球擦拭,每天擦洗外阴 2 次,也可用清热解毒中药热敷或坐浴,每天 2 次。

(六)健康指导

(1)向患者及家属讲解此病的病因及预防措施,指导患者注意外阴清洁卫生。

(2)告知患者及家属月经期、产褥期禁止性交;月经期应使用消毒卫生巾预防感染;术后注意事项及正确用药。告知患者相关卫生保健常识,养成良好卫生习惯。

(七)护理评价

(1)患者诉说外阴不适症状减轻,舒适感增加。

(2)患者接受医护人员指导,焦虑缓解或消失。

阴道炎是阴道黏膜及黏膜下结缔组织的炎症,是妇科常见病。正常健康妇女由于解剖结构、组织特点,阴道对病原体的侵入有自然防御功能。当各种因素导致自然防御功能降低,阴道内生态平衡遭到破坏时,病原体侵入导致阴道炎症。幼女及绝经后妇女由于雌激素缺乏,阴道上皮薄,阴道抵抗力低,比青春期及育龄期妇女更易受感染。

三、滴虫性阴道炎

滴虫性阴道炎是由阴道毛滴虫引起的最常见的阴道炎。阴道毛滴虫主要寄生于女性阴道,也可存在于尿道、尿道旁腺及膀胱。男性可存在于包皮皱襞、尿道及前列腺内。滴虫适宜生长在温度为 25~40 ℃,pH 为 5.2~6.6 的潮湿环境。月经前后,阴道内酸性减弱,接近中性,隐藏在腺体及阴道皱襞中的滴虫常得以繁殖,而发生滴虫性阴道炎。此病的传播途径有经性交的直接传播及经游泳池、浴盆、厕所、衣物、器械等途径的间接传播。

(一)护理评估

1.健康史

(1)病因评估:阴道毛滴虫呈梨形,体积为多核白细胞的 2~3 倍。滴虫顶端有 4 根鞭毛,体部有波动膜,后端尖并有轴柱凸出。活的滴虫透明无色,如水滴,鞭毛随波动膜的波动而活动(图 10-1)。阴道毛滴虫极易传播,pH 在 4.5 以下时便受到抑制甚至致死。pH 上升至 7.5 时,其繁殖可完全被抑制。在妊娠期和月经来潮前后,阴道 pH 升高,可使阴道毛滴虫的感染率和发病率升高。

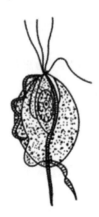

图 10-1 滴虫模式图

(2)病史评估:评估发作与月经周期的关系,既往阴道炎病史,个人卫生情况;分析感染经过;了解治疗经过。

2.身心状况

(1)症状:主要症状为白带呈稀薄泡沫状,量多及伴有外阴、阴道口瘙痒。如有其他细菌混合感染,白带可呈黄绿色、血性、脓性且有臭味。局部可有灼热、疼痛、性交痛。合并尿路感染,可有尿频、尿痛、血尿。阴道毛滴虫能吞噬精子,阻碍乳酸生成,影响精子在阴道内存活,可致不孕。

(2)体征:妇科检查时可见阴道黏膜充血,严重时有散在的出血点。有时可见阴道后穹隆处有液性或脓性泡沫状分泌物。

(3)心理-社会状况:患者常因炎症反复发作而烦恼,出现无助感。

(二)辅助检查

(1)悬滴法:在玻片上加1滴温生理盐水,自阴道后穹隆处取少许分泌物混于生理盐水中,用低倍镜检查,如有滴虫,可见其活动。阳性率可达80%～90%。取分泌物检查前24～48小时,避免性交、阴道灌洗及阴道上药。

(2)培养法:适于症状典型而悬滴法未见滴虫者,可用培养基培养,其准确率可达98%。

(三)护理诊断及合作性问题

(1)知识缺乏:缺乏对疾病传染途径的认识及缺乏阴道炎治疗的知识。

(2)舒适改变:与外阴瘙痒、分泌物增多有关。

(3)组织完整性受损:与分泌物增多、外阴瘙痒、搔抓有关。

(四)护理目标

(1)患者能说出疾病传染的途径、阴道炎的治疗与日常防护知识。

(2)患者分泌物减少.舒适度提高。保持组织完整性,无破损。

(五)护理措施

1.一般护理

注意个人卫生,保持外阴部清洁、干燥,避免搔抓外阴导致皮肤破损。

2.心理护理

解除患者因疾病带来的烦恼,减轻其对确诊后的心理压力,增强治疗疾病的信心。告知患者夫妇滴虫性阴道炎的传播途径、临床表现、治疗方法和注意事项,减轻他们的焦虑心理,同时鼓励他们积极配合治疗。

3.病情观察

观察患者的外阴瘙痒症状、阴道分泌物的量及颜色等。

4.治疗护理

(1)治疗原则:杀灭阴道毛滴虫,保持阴道的自净作用,防止复发,夫妻双方要同时治疗,切断直接传染途径。

(2)治疗配合:①局部治疗:增强阴道酸性环境,用1%乳酸溶液、0.5%醋酸溶液或1:5 000高锰酸钾溶液冲洗阴道后,每晚睡前用甲硝唑200 mg,置于阴道后穹隆,每天一次,10天为1个疗程。②全身治疗:甲硝唑(灭滴灵)每次200～400 mg,每天3次,口服,10天为1个疗程。③指导患者正确用药,按疗程坚持用药,注意冲洗液的浓度、温度。④观察用药后反应:甲硝唑口服后偶见胃肠道反应,如食欲缺乏、恶心、呕吐、白细胞减少、皮疹等,一旦发现,应报告医师并停药。妊娠期、哺乳期妇女应慎用,因为药能通过胎盘进入胎儿体内,并可由乳汁排泄。

(六)健康指导

(1)做好卫生宣教,积极开展普查普治,消灭传染源,严格禁止滴虫阴道炎或带虫者进入游泳池。医疗单位做好消毒隔离,防止交叉感染。治疗期间勤换内裤,内裤、坐浴及洗涤用物应煮沸消毒5～10分钟以消灭病原体,禁止性生活,避免交叉或重复感染的机会。哺乳期妇女在用药期间或用药后24小时内不宜哺乳。经期暂停坐浴、阴道冲洗及阴道用药。

(2)夫妻应双双检查,男方若查出毛滴虫,夫妻应同治,有助于提高疗效,治疗期间应禁止性生活。

(3)治愈标准:治疗后应在每次月经干净后复查 1 次,连续 3 次均为阴性,方为治愈。

(七)护理评价

(1)患者自诉外阴不适症状减轻,舒适感增加,悬滴法试验连续 3 个周期复查为阴性。

(2)患者正确复述预防及治疗此疾病的相关知识。

四、外阴阴道假丝酵母菌病

外阴阴道假丝酵母菌病(vulvovaginal candidiasis,VVC)也称外阴阴道念珠菌病,是一种常见的外阴、阴道炎,80%～90%的病原体为白假丝酵母菌,其发病率仅次于滴虫阴道炎。白假丝酵母菌是真菌,不耐热,加热至 60 ℃,持续 1 小时,即可死亡;但对干燥、日光、紫外线及化学制剂的抵抗力较强。

(一)护理评估

1.健康史

(1)病因评估:念珠菌为机会致病菌,可存在口腔、肠道和阴道而不引起症状。当阴道内糖原增多、酸度增加、局部细胞免疫力下降时,念珠菌可繁殖并引起炎症,故外阴阴道假丝酵母菌病多见于孕妇、糖尿病患者及接受大量雌激素治疗者。此外,长期应用抗生素、服用皮质类固醇激或免疫缺陷综合征等,可以改变阴道内微生物之间的相互制约关系,易发此症;紧身化纤内裤、肥胖可使会阴局部的温度及湿度增加,也易使念珠菌得以繁殖而引起感染。

(2)传播途径评估:①内源性感染为主要感染,假丝酵母菌除寄生阴道外,还可寄生于人的口腔、肠道,这些部位的假丝酵母菌可互相传染。②通过性交直接传染。③通过接触感染的衣物等间接传染。

(3)病史评估:了解有无糖尿病及长期使用抗生素、雌激素、类固醇皮质激素病史,了解个人卫生习惯及有无不洁性生活史。

2.身心状况

(1)症状:外阴、阴道奇痒,坐卧不安,痛苦异常,可伴有尿痛、尿频、性交痛。阴道分泌物为干酪样或豆渣样。

(2)体征:妇科检查见小阴唇内侧、阴道黏膜红肿并附着白色块状薄膜,容易剥离,下面为糜烂及溃疡。

(3)心理-社会状况:患者常因外阴瘙痒痛苦不堪,由于影响休息与睡眠,产生忧虑与烦躁,评估患者心理障碍及影响疾病治疗的原因。

3.辅助检查

(1)悬滴法:在玻片上加 1 滴温生理盐水,自阴道后穹隆处取少许分泌物混于生理盐水中,用低倍镜检查,若找到白假丝酵母菌的芽孢和假菌丝即可确诊。

(2)培养法:适于症状典型而悬滴法未见白假丝酵母菌者,可用培养基培养。

(二)护理诊断及合作性问题

1.焦虑

焦虑与易复发,影响休息与睡眠有关。

2.组织完整性受损

组织完整性受损与分泌物增多、外阴瘙痒、搔抓有关。

（三）护理目标

（1）患者情绪稳定，积极配合治疗与护理。

（2）患者病情改善，舒适度提高。

（3）保持组织完整性，组织无破损。

（四）护理措施

1.一般护理

注意个人卫生，保持外阴部清洁、干燥，避免搔抓外阴以免皮肤破损。

2.心理护理

向患者讲解外阴阴道假丝酵母菌病的病因、治疗方法和注意事项等，消除患者的顾虑和焦虑心理，使其积极配合治疗。

3.病情观察

观察患者的外阴瘙痒症状、阴道分泌物的量及颜色等。

4.治疗护理

（1）治疗原则：消除诱因，改变阴道酸碱度，根据患者情况选择局部或全身应用抗真菌药杀灭致病菌。

（2）用药护理：①局部治疗，用 2％～4％碳酸氢钠溶液冲洗阴道或坐浴，再选用制霉菌素栓剂、克霉唑栓剂、咪康唑栓剂等置于阴道内，一般 7～10 天为 1 个疗程。②全身用药，若局部用药效果较差或病情顽固者，可选用伊曲康唑、氟康唑、酮康唑等口服。③用药注意，孕妇要积极治疗，否则阴道分娩时新生儿易感染发生鹅口疮。妊娠期坚持局部治疗，禁用口服唑类药物。勤换内裤，内裤、坐浴及洗涤用物应煮沸消毒 5～10 分钟以消灭病原体，避免交叉和重复感染的机会。④用药护理，嘱阴道灌洗或坐浴应注意药液浓度和治疗时间，灌洗药物要充分溶化，温度一般为 40 ℃，切忌过烫，以免烫伤皮肤。

（五）健康指导

（1）做好卫生宣教，养成良好的卫生习惯，每天洗外阴、换内裤。切忌搔抓。

（2）约 15％的男性与女性患者接触后患有龟头炎，对有症状男性也应进行检查与治疗。

（3）鼓励患者坚持用药，不随意中断疗程。

（4）嘱积极治疗糖尿病等疾病，正确使用抗生素、雌激素，以免诱发外阴阴道假丝酵母菌病。

（六）护理评价

（1）患者分泌物减少，性状转为正常，舒适感增加。

（2）患者正确复述预防及治疗此疾病的相关知识，做到积极配合并坚持治疗。

五、萎缩性阴道炎

萎缩性阴道炎属非特异性阴道炎，常见于绝经后及卵巢切除后或盆腔放疗者。绝经后的萎缩性阴道炎又称老年性阴道炎。

（一）护理评估

1.健康史

（1）病因评估：①妇女绝经后；②手术切除卵巢；③产后闭经；④药物假绝经治疗；⑤盆腔放疗后等。由于雌激素水平降低，阴道上皮萎缩变薄，上皮细胞内糖原减少，阴道内 pH 增高，阴道自净作用减弱，局部抵抗力降低，致病菌入侵后易繁殖引起炎症。

(2)病史评估:了解有无糖尿病及长期使用抗生素、雌激素、类固醇皮质激素病史;了解个人卫生习惯及有无不洁性生活史;了解有无进行盆腔放疗等。

2.身心状况

(1)症状:白带增多,多为黄水状,严重感染时可呈脓性,有臭味。黏膜有浅表溃疡时,分泌物可为血性,有的患者可有点滴出血,可伴有外阴瘙痒、灼热、尿频、尿痛、尿失禁等症状。

(2)体征:妇科检查可见阴道皱襞消失,上皮菲薄,黏膜出血,表面可有小出血点或片状出血点;严重时可形成浅表溃疡,阴道弹性消失、狭窄,慢性炎症、溃疡还可引起阴道粘连,导致阴道闭锁。

(3)心理-社会状况:老年人常因思想比较保守,不愿就医而出现无助感。其他患者常因知识缺乏而病急乱投医,因此,应注意评估影响患者不愿就医的因素及家庭支持系统。

3.辅助检查

取分泌物检查,悬滴法排除滴虫性阴道炎和外阴阴道假丝酵母菌病;有血性分泌物时,常需做宫颈刮片或分段诊刮排除宫颈癌和子宫内膜癌。

(二)护理诊断及合作性问题

(1)舒适改变:与外阴瘙痒、疼痛、分泌物增多有关。

(2)知识缺乏:与缺乏绝经后妇女预防保健知识有关。

(3)有感染的危险:与局部分泌物增多、破溃有关。

(三)护理目标

(1)患者分泌物减少,性状转为正常,舒适感增加。

(2)患者正确复述预防及治疗此疾病的相关知识,做到积极配合并坚持治疗。

(3)患者无感染发生或感染被及时发现和控制,体温、血常规正常。

(四)护理措施

1.一般护理

嘱患者保持外阴清洁,勤换内裤。穿棉织内裤,减少刺激等。

2.心理护理

使患者了解老年性阴道炎的病因和治疗方法,减轻其焦虑;对卵巢切除、放疗者给予心理安慰与相关医学知识解释,增强其治疗疾病的信心;解释雌激素替代疗法可缓解症状,帮助其建立治愈疾病的信心。

3.病情观察

观察白带性状、量、气味,有无外阴瘙痒、灼热及膀胱刺激症状等。

4.治疗护理

(1)治疗原则:增强阴道黏膜的抵抗力,抑制细菌生长繁殖。

(2)治疗配合:①增加阴道酸度,用0.5%醋酸或1%乳酸溶液冲洗阴道,每天1次。阴道冲洗后,将甲硝唑200 mg或氧氟沙星200 mg,放入阴道深部,每天1次,7~10天为1个疗程。②增加阴道抵抗力,针对病因给予雌激素制剂,可局部用药,也可全身用药。将己烯雌酚0.125~0.25 mg,每晚放入阴道深部,4天为1个疗程。③全身用药,可口服尼尔雌醇,首次4 mg,以后每2~4周1次,每晚2 mg,维持2~3个月。

(五)健康指导

(1)对围绝经期、老年妇女进行健康教育,使其掌握预防老年性阴道炎的措施及技巧。

（2）指导患者及其家属阴道灌洗、上药的方法和注意事项。用药前洗净双手及会阴,减少感染的机会。自己用药有困难者,指导其家属协助用药或由医务人员帮助使用。

（3）告知使用雌激素治疗可出现的症状,嘱乳癌或子宫内膜癌患者慎用雌激素制剂。

（六）护理评价

（1）患者分泌物减少,性状转为正常,舒适感增加。

（2）患者正确复述预防及治疗此疾病的相关知识,做到积极配合并坚持治疗。

（吕　鹏）

第二节　子宫颈炎

子宫颈炎是指子宫颈发生的急性/慢性炎症。子宫颈炎是妇科常见疾病之一,包括宫颈阴道部炎症及宫颈管黏膜炎症。临床上分为急性子宫颈炎和慢性子宫颈炎。临床多见的子宫颈炎是急性子宫颈管黏膜炎,若急性子宫颈炎未经及时诊治或病原体持续存在,可导致慢性子宫颈炎症。

由于宫颈管黏膜上皮为单层柱状上皮,抗感染能力较差,当遇到多种病原体侵袭、物理化学因素刺激、机械性子宫颈损伤、子宫颈异物等,引起子宫颈局部充血、水肿,上皮变性、坏死,黏膜、黏膜下组织、腺体周围大量中性粒细胞浸润,或子宫颈间质内有大量淋巴细胞、浆细胞等慢性炎细胞浸润,可伴有子宫颈腺上皮及间质增生和鳞状上皮化生。因子宫颈阴道部鳞状上皮与阴道鳞状上皮相延续,亦可由阴道炎症引起宫颈阴道部炎症。

病原体种类:①性传播疾病的病原体主要是淋病奈瑟菌及沙眼衣原体。②内源性病原体,与细菌性阴道病病原体、生殖道支原体感染有关。

一、护理评估

（一）健康史

1.一般资料

年龄、月经史、婚育史,是否处在妊娠期。

2.既往疾病史

详细了解有无阴道炎、性传播疾病及子宫颈炎症的病史,包括发病时间、病程经过、治疗方法及效果。

3.既往手术史

详细询问分娩手术史,了解阴道分娩时有无宫颈裂伤;是否做过妇科阴道手术操作及有无宫颈损伤、感染史。

4.个人生活史

了解个人卫生习惯,分析可能的感染途径。

（二）生理状况

1.症状

（1）急性子宫颈炎:阴道分泌物增多,呈黏液脓性,阴道分泌物的刺激可引起外阴瘙痒及灼热感；可出现月经间期出血、性交后出血等症状；常伴有尿道症状，如尿急、尿频、尿痛。

（2）慢性子宫颈炎：患者多无症状，少数患者可有阴道分泌物增多，呈淡黄色或脓性，偶有接触性出血、月经间期出血，偶有分泌物刺激引起外阴瘙痒或不适。

2.体征

（1）急性子宫颈炎：检查见脓性或黏液性分泌物从子宫颈管流出；用棉拭子擦拭子宫颈管时，容易诱发子宫颈管内出血。

（2）慢性子宫颈炎：检查可见宫颈呈糜烂样改变，或有黄色分泌物覆盖子宫颈口或从宫颈管流出，也可见子宫颈息肉或子宫颈肥大。

3.辅助检查

（1）实验室检查：分泌物涂片做革兰染色，中性粒细胞＞30/高倍视野；阴道分泌物湿片检查白细胞＞10/高倍视野；做淋菌奈瑟菌及沙眼衣原体检测，以明确病原体。

（2）宫腔镜检查：镜下可见血管充血，宫颈黏膜及黏膜下组织、腺体周围大量中性粒细胞浸润，腺腔内可见脓性分泌物。

（3）宫颈细胞学检查：宫颈刮片、宫颈管吸片，与宫颈上皮瘤样病变或早期宫颈癌相鉴别。

（4）阴道镜及活组织检查：必要时进行，以明确诊断。

（三）高危因素

（1）性传播疾病，年龄＜25岁，多位性伴侣或新性伴侣且为无保护性交。

（2）细菌性阴道病。

（3）分娩、流产或手术致子宫颈损伤。

（4）卫生不良或雌激素缺乏，局部抗感染能力差。

（四）心理-社会因素

1.对健康问题的感受

是否存在因无明显症状，而不重视或延误治疗。

2.对疾病的反应

是否因病变在宫颈，又涉及生殖器官与性，而不愿及时就诊；或因阴道分泌物增多引起不适；或治疗效果不明显而烦躁不安；或遇有白带带血或接触性出血时，担心疾病的严重程度，疑有癌变而恐惧、焦虑。

3.家庭、社会及经济状况

家人对患者是否关心；家庭经济状况及是否有医疗保险。

二、护理诊断

（一）皮肤完整性受损

其与宫颈上皮糜烂及炎性刺激有关。

（二）舒适的改变

其与白带增多有关。

（三）焦虑

其与害怕宫颈癌有关。

三、护理措施

(一)症状护理

1.阴道分泌物增多

观察阴道分泌物颜色、性状、气味及量,选择合适的药液进行阴道冲洗。在不清楚种类时,不可滥用冲洗液,指导患者勤换会阴垫及内裤,保持外阴清洁干燥。

2.外阴瘙痒与灼痛

嘱患者尽量避免搔抓,防止外阴部皮肤破损,减少活动,避免摩擦外阴。

(二)用药护理

药物治疗主要用于急性子宫颈炎。

1.遵医嘱用药

(1)经验性抗生素治疗:在未获得病原体检测结果前,采用针对衣原体的经验性抗生素治疗,阿奇霉素 1 g,单次顿服,或多西环素 100 mg,每天 2 次,连服 7 天。

(2)针对病原体的抗生素治疗:临床上除选用抗淋病奈瑟菌的药物外,同时应用抗衣原体感染的药物。对于单纯急性淋病奈瑟菌性子宫颈炎,常用药物有头孢菌素,如头孢曲松钠 250 mg,单次肌内注射,或头孢克肟 400 mg,单次口服等;对沙眼衣原体所致子宫颈炎,治疗药物有四环素类,如多西环素 100 mg,每天 2 次,连服 7 天。

2.用药观察

注意观察药物的不良反应,若出现不良反应,立即停药并通知医师。

3.用药注意事项

注意药物的半衰期及有效作用时间;注意药物的配伍禁忌;抗生素应现配现用。

4.用药指导

若病原体为沙眼衣原体及淋病奈瑟菌,应对性伴侣进行相应的检查和治疗。

(三)物理治疗及手术治疗的护理

1.宫颈糜烂样改变

若为无症状的生理性柱状上皮异位,无须处理;对伴有分泌物增多、乳头状增生或接触性出血,可给予局部物理治疗,包括激光、冷冻、微波等,也可以给予中药作为物理治疗前后的辅助治疗。

2.慢性子宫颈黏膜炎

针对病因给予治疗,若病原体不清可试用物理治疗,方法同上。

3.子宫颈息肉

配合医师行息肉摘除术。

4.子宫颈肥大

一般无须治疗。

(四)心理护理

(1)加强疾病知识宣传,引导患者正确认识疾病,以及时就诊,接受规范治疗。

(2)向患者解释疾病与健康的问题,鼓励患者表达自己的想法。对病程长、迁延不愈的患者,给予关心和耐心解说,告知疾病的过程及防治措施;对病理检查发现宫颈上皮有异常增生的病例,告知通过密切监测,坚持治疗,可阻断癌变途径,以缓解焦虑心理,增加治疗的信心。

(3)与家属沟通,让其多关心患者,支持患者,坚持治疗,促进康复。

四、健康指导

(一)讲解疾病知识

向患者讲解子宫颈炎的疾病知识,告知及时就诊和规范治疗的重要性。

(二)个人卫生指导

嘱患者保持外阴清洁,每天清洗外阴 2 次,养成良好的卫生习惯,尤其是经期、孕产期及产褥期卫生,避免感染发生。

(三)随访指导

告知患者,物理治疗后有分泌物增多,甚至有多量水样排液,在术后 1～2 周脱痂时可有少量出血,是创面愈合的过程,不必应诊;如出血量多于月经量则需到医院就诊处理;在物理治疗后2 个月内禁止性生活、盆浴和阴道冲洗;治疗后经过 2 个月经周期,于月经干净后 3～7 天来院复查,评价治疗效果,效果欠佳者可进行第二次治疗。

(四)体检指导

坚持每 1～2 年做 1 次体检,以及早发现异常,以及早治疗。

五、注意事项

(1)治疗前,应常规做宫颈刮片行细胞学检查。

(2)在急性生殖器炎症期不做物理治疗。

(3)治疗时间应选在月经干净后 3～7 天内进行。

(4)物理治疗后可出现阴道分泌物增多,甚至有大量水样排液,在术后 1～2 周脱痂时可有少许出血。

(5)应告知患者,创面完全愈合时间为 4～8 周,期间禁盆浴、性交和阴道冲洗。

(6)物理治疗有引起术后出血、宫颈管狭窄、感染的可能,应定期复查,观察创面愈合情况直到痊愈,同时检查有无宫颈管狭窄。

（吕　鹏）

第十一章

中医科护理

第一节 防治与护理原则

一、预防

中医学对疾病的预防非常重视,"治未病""防患于未然""圣人不治已病治未病,不治已乱治未乱",较为明确地反映了防重于治的思想。所谓治未病,包括未病先防和既病防变两方面的内容。

(一)未病先防

未病先防,就是在疾病未发生之前,采取各种措施来防止疾病的发生。疾病的发生,关系到邪正两个方面,正气不足是疾病发生的内在因素,邪气入侵是发病的重要条件。因此,未病先防就必须从增加人体正气和防止病邪侵害两方面入手。

1.养生

养生又称摄生,即通过各种方法来增强正气,预防疾病,延年益寿。

(1)调养情志:人的情绪变化与疾病的发生有着密切的关系。七情致病可使人体气机逆乱,气血失和,阴阳失调,脏腑功能紊乱。在疾病过程中,情绪波动也能使疾病恶化。因此,减少不良的精神刺激和过度的情志波动,保持乐观精神和愉快的心情,使气机调畅,气血平和,对防止疾病的发生有着十分积极的意义。

(2)坚持锻炼:经常锻炼身体,可以调畅气机,平衡阴阳,通行气血,疏通经络,协调精、气、神、血的相互关系,从而增强体质,减少或防止疾病的发生,以达到"正气存内,邪不可干",提高健康水平的目的。

(3)顺应自然:"人与天地相应"。人类生活在自然界中,与自然界息息相关。自然界的四时气候变化,必然会影响人体,使之发生相应的生理和病理反应。因此,必须根据自然界气候变化的不同,采取相应的措施,如冬天防寒保暖,夏天防暑降温等。顺应自然是预防疾病和养生所必须遵循的重要原则。

(4)注意饮食起居:饮食有节,起居有常,劳逸适度,生活规律,与人体的正气强弱有很大的关系。

(5)药物预防及人工免疫:我国早在16世纪中期就发明了水痘接种法以预防天花,成为世界医学"人工免疫法"的先驱。此外,还有用苍术、雄黄等烟熏来预防疾病等方法。近年来运用中药预防疾病的方法很多,如用贯众消毒饮用水,用板蓝根、大青叶等预防感冒,用大蒜预防肠道疾病,用茵陈、山栀预防肝炎等。

2.防止病邪侵害

病邪是导致疾病发生的重要原因。防止病邪侵害是指平时要讲究卫生,保护环境,防止空气、水源和食物的污染,注意气候的变化,提倡"虚邪贼风,避之有时",注意患者的消毒隔离,以避其传染等。

(二)既病防变

既病防变,主要指两点:一是早期治疗,二是防止疾病的发展与转变。

1.早期治疗

疾病初期,病情较轻,正气未衰,较易治愈,应积极治疗。如治疗不及时,病邪就会由表入里,疾病也会由轻而重。因此,既病之后,就应及早诊治。《素问·阴阳应象大论》指出:"故善治者治皮毛,其次治肌肤,其次治筋脉,其次治六腑,其次治五脏。治五脏者,死半生也。"说明了早期诊治的重要性。

2.控制传变

控制传变是指应根据不同疾病的传变途径与发展规律,先安未受邪之地,做好预防。外感热病多以六经或卫气营血传变,内伤杂病则多以脏腑五行生克乘侮规律和经络传变。掌握了疾病的传变规律,在治疗时就可以采取有效的措施,将疾病控制在早期阶段。

二、治疗与护理原则

治疗原则是在整体观念和辨证论治理论指导下制定的治疗疾病的最基本法则。治疗原则与治疗方法不同,治则是用以指导治法的总则,治法则是治则的具体化。因此,任何具体的治疗方法,都是在治疗原则的指导下产生,并从属于一定治疗原则的。

护理原则是中医学中"治疗原则"在护理方面的延伸。临床上,根据不同的护理原则提出相应的护理措施,护理原则与治疗原则是一致的。

治疗与护理原则有治病求本,扶正祛邪,相因制宜和调整阴阳四个方面。

(一)治病求本

治病求本,就是寻求并针对疾病的根本原因进行治疗,它是辨证论治的一个基本原则。临床运用治病求本这一法则时,必须正确遵循"治标与治本""正治与反治"及"病治异同"等原则,才能分清主次,正确处理原则性和灵活性的关系。

1.治标与治本

由于疾病变化的复杂性,标本与矛盾双方的主次关系往往在不停地运动变化,因而在治疗时就有先后缓急的区别。临床运用标本治则时须遵循"急则治其标""缓则治其本"和"标本同治"的原则。

(1)急则治其标:急则治其标是在"标"病危急的情况下如不及时治疗其标病,就会危及患者生命或影响对"本"病治疗所采取的一种暂时的治疗措施。急则治标的最终目的,是为了创造治本的条件,更好地治本。

(2)缓则治其本:缓则治其本是在病情不急的情况下,针对疾病本质进行治疗,是一般情况下的常规治疗原则。凡标病不急,均应治本,本既除,则标自愈。

(3)标本同治:标本同治是在标本俱重时,标本兼治的方法。

2.正治与反治

一般情况下,疾病发生发展的过程中现象和本质是一致的,但有时也出现一些假象,即现象与本质完全相反的表现,如真热假寒、真寒假热证等。因此,针对疾病的现象(包括假象)而言,就有正治与反治的区别。

(1)正治:正治又称"逆治",是指在疾病临床表现的性质与疾病本质相一致(如寒证表现寒象)的情况下,逆其证候性质而治的一种治则。如对寒证见寒象,热证见热象,虚证见虚象,实证见实象的疾病分别采用"寒者热之""热者寒之""虚则补之""实则泻之"的治则,都属正治法,是临床常用的治疗法则。①寒者热之:是指寒证出现寒象,用温热药治疗。②热者寒之:是指热证出现热象,用寒凉药治疗。③虚则补之:是指虚证出现虚象,用补益法治疗。④实则泻之:是指实证出现实象,用攻逐法治疗。

(2)反治:又称"从治",是指在疾病临床表现的性质与疾病本质不相一致的情况下,顺从疾病的假象而治的一种治则。所谓"从",即是指采用的药物的性质与疾病临床表现性质相顺从,故又称"从治法"。从治法的具体应用,有"热因热用""寒因寒用""塞因塞用""通因通用"等。①寒因寒用:指用寒性药物治疗假寒症状的病证。适用于"真热假寒"证的治疗。②热因热用:指用热性药物治疗假热症状的病证。适用于"真寒假热"证的治疗。③塞因塞用:用补益的药物治疗闭塞不通的病证。适用于因虚而闭阻的"真虚假实"证的治疗。④通因通用:用通利的药物治疗有通泄症状之实证。

3.病治异同

病治异同包括"同病异治"与"异病同治"两个方面。

(1)同病异治:就是对同一种疾病发生发展过程中,由于病因、疾病所处阶段的不同所表现出的不同证候,采用不同的治法。

(2)异病同治:就是对不同疾病发生发展过程中,由于病机相同所表现出的相同证候,采取同样的方法进行治疗。

(二)扶正祛邪

疾病的演变过程,从邪正关系来说,是正气与邪气矛盾双方相互斗争的过程。邪正斗争的胜负,决定着疾病的转归和预后。邪正之间的盛衰,决定着疾病的虚实变化。"邪气盛则实,精气夺则虚",邪胜则病进,正胜则病退。通过扶正祛邪,可以改变邪正双方的力量对比,使疾病向有利于痊愈的方向转化。所以扶正祛邪是临床治疗的一个重要法则。

扶正,即扶助正气,增强体质,提高机体抗病能力。扶正适用于正虚为主的病证,临床上可根据患者的具体情况,分别运用益气、养血、滋阴、壮阳等治法。

祛邪,即祛除邪气,使邪去正安。祛邪适用于邪实为主的病证,临床上可根据患者的具体情况,分别运用发汗、攻下、清热、散寒、消导等治法。

扶正与祛邪,两者相互为用,相辅相成。临床中必须全面分析正邪双方消长盛衰的情况,根据其在疾病中的地位,决定扶正与祛邪的主次和先后。或以单纯扶正为主,或以单纯祛邪为主,或扶正与祛邪兼用,或先扶正后祛邪,或先驱邪后扶正。总之,要机动灵活,辨证施治,做到"扶正不留邪,驱邪而不伤正"。

（三）相因制宜

相因制宜是指治疗和护理时,针对疾病发生发展的具体情况,因时、因地、因人制宜。

1.因时制宜

因时制宜是指根据不同的季节、气候特点,来决定治疗原则。气候的变化,对人体的生理和病理均有重要影响。

2.因地制宜

因地制宜是指根据不同的地理环境,来确定治疗原则。不同地区,不仅有不同的地理特点,而且其环境、气候、生活习俗、生活条件等也各不相同,因而人的生理活动和病理变化的特点也不尽相同。

3.因人制宜

因人制宜是指根据患者年龄、性别、体质、生活习惯等,来确定治疗原则。如老年人气机渐减,气血亏虚,治宜偏于补益,实证攻之宜慎;小儿生机旺盛,气血未充,脏腑娇嫩,易寒易热,易虚易实,病情变化较快,故治疗忌投峻攻,少用补益,药量宜轻;妇女用药当常虑其经、带、胎、产等情况,妊娠期者,禁用或慎用峻下、破血、滑利、走窜、有毒之品,产后则应考虑气血亏损及恶露情况。此外,肥人多痰,瘦人多火,均应于治疗时予以考虑。

（四）调整阴阳

疾病的发生,其本质是机体阴阳的相对平衡遭到破坏,出现阴阳偏盛偏衰的结果。因而,调整阴阳,补偏救弊,恢复阴阳的相对平衡,是治疗疾病的根本法则之一。

1.损其有余

损其有余即对阴或阳一方过盛、有余的病证,采用"实则泻之"的治疗法则。

2.补其不足

补其不足即对阴或阳一方偏衰、不足的病证,采用"虚则补之"的治疗法则。

但是,在阴阳偏盛偏衰的疾病过程中,一方的偏盛偏衰,亦可导致另一方的相对有余或不足。故在调整阴阳盛衰时,还应兼顾其另一方面,以免矫枉过正,造成新的失衡。

（刘　霞）

第二节　耳针疗法及护理

耳针是指在相应的耳穴上采用针刺或其他方法进行刺激以防治疾病的方法。耳穴是指分布在耳郭上与脏腑经络、组织器官、四肢躯干相互沟通的特定区域。当人体发生疾病时,常会在耳穴出现"阳性反应",如压痛、变形、变色、结节、丘疹、凹陷、脱屑、电阻降低等,这些反应点是耳针防治疾病的刺激点。耳针治疗范围广泛,操作方便,且对疾病诊断有一定的参考意义。

一、耳与经络脏腑的联系

耳与经络之间有着密切的联系。《阴阳十一脉灸经》记载了"耳脉",《内经》对耳与经脉、经别、经筋的关系做了较详细的阐述。手太阳、手足少阳、手阳明等经脉、络脉、经别均入耳中,足阳明、足太阳的经脉则分别上耳前、至耳上角。六阴经虽不直接入耳,但也通过经别与阳经相合,而与耳相联系。因此,十二经脉均直接或间接上达于耳。奇经八脉中阴跷、阳跷脉并入耳后,阳维脉循头入耳。故《灵枢·口问》曰:"耳者,宗脉之所聚也。"

耳与脏腑之间也有着密切的联系。《灵枢·脉度》曰:"肾气通于耳,肾和则耳能闻五音矣。"《难经·四十难》曰:"肺主声,故令耳闻声。"《证治准绳·杂病》曰:"肾为耳窍之主,心为耳窍之客"。《厘正按摩要术》曰:"耳珠属肾,耳轮属脾,耳上轮属心,耳皮肉属肺,耳背玉楼属肝","耳上属心……耳下属肾……耳后耳里属肺……耳后耳外属肝……耳后中间属脾",进一步将耳郭分为心、肝、脾、肺、肾五部,说明耳与脏腑在生理、病理上是息息相关的。

二、耳郭表面解剖

(1)耳郭:分为凹面的耳前和凸面的耳背,其表面解剖如下(图 11-1、图 11-2)。

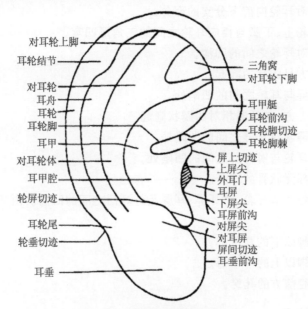

图 11-1　耳郭表面的解剖(前)

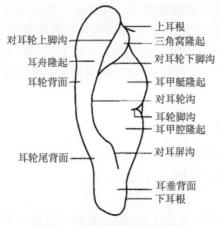

图 11-2　耳郭表面的解剖(背)

(2)耳轮:耳郭卷曲的游离部分。

(3)耳轮结节:耳轮后上部的膨大部分。

(4)耳轮尾:耳轮向下移行于耳垂的部分。

(5)轮垂切迹:耳轮和耳垂后缘之间的凹陷处。

(6)耳轮脚:耳轮深入耳甲的部分。

(7)耳轮脚棘:耳轮脚和耳轮之间的软骨隆起。

(8)耳轮脚切迹:耳轮脚棘前方的凹陷处。

(9)对耳轮:与耳轮相对呈"Y"字形的隆起部,由对耳轮体、对耳轮上脚和对耳轮下脚三部分组成。

(10)对耳轮体:对耳轮下部呈上下走向的主体部分。

(11)对耳轮上脚:对耳轮向前上分支的部分。

(12)对耳轮下脚:对耳轮向前下分支的部分。

(13)三角窝:对耳轮上、下脚与相应耳轮之间的三角形凹窝。

(14)耳舟:耳轮与对耳轮之间的凹沟。

(15)耳屏:耳郭前方呈瓣状的隆起。

(16)屏上切迹:耳屏与耳轮之间的凹陷处。

(17)对耳屏:耳垂上方、与耳屏相对的瓣状隆起。

(18)屏间切迹:耳屏与对耳屏之间的凹陷处。

(19)轮屏切迹:对耳轮与对耳屏之间的凹陷处。

(20)耳垂:耳郭下部无软骨的部分。

(21)耳甲:部分耳轮和对耳轮、对耳屏、耳屏及外耳门之间的凹窝。由耳甲艇、耳甲腔两部分组成。

(22)耳甲腔:耳轮脚以下的耳甲部。

(23)耳甲艇:耳轮脚以上的耳甲部。

(24)外耳门:耳甲腔前方的孔窍。

三、耳穴的分布特点

耳穴是指分布在耳郭上的一些特定区域。耳穴在耳郭的分布犹如一个倒置在子宫内的胎儿,头部朝下臀部朝上。分布规律为:与头面相应的耳穴在耳垂和对耳屏;与上肢相应的耳穴在耳舟;与躯干和下肢相应的耳穴在对耳轮体部和对耳轮上、下脚;与内脏相应的耳穴集中在耳甲,其中与腹腔脏器相应的耳穴多在耳甲艇,与胸腔脏器相应的耳穴多在耳甲腔,与消化道相应的耳穴多在耳轮脚周围(图11-3)。

四、耳穴的定位和主治

为了方便准确取穴,《耳穴名称与部位的国家标准方案》按耳的解剖将每个部位划分成若干个区,并依区定穴,共计91个穴位(图11-4、图11-5)。

(一)耳轮穴位

耳轮分为12个区。耳轮脚为耳轮1区;将耳轮脚切迹到对耳轮下脚上缘之间的耳轮分为3等份,自下向上依次为耳轮2区、3区、4区;对耳轮下脚上缘到对耳轮上脚前缘之间的耳轮为耳轮5区;对耳轮上脚前缘到耳尖之间的耳轮为耳轮6区;耳尖到耳轮结节上缘为耳轮7区;耳轮结节上缘到耳轮结节下缘为耳轮 8 区;耳轮结节下缘到轮垂切迹之间的耳轮分为 4 等份,自上而下依次为耳轮 9 区、10 区、11 区和 12 区。耳轮的穴位定位及主治见表 11-1。

(二)耳舟穴位

将耳舟分为 6 等份,自上而下依次为耳舟 1 区、2 区、3 区、4 区、5 区、6 区,耳舟的穴位定位及主治见表 11-2。

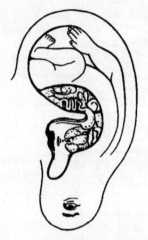

图 11-3 耳穴形象分布规律图

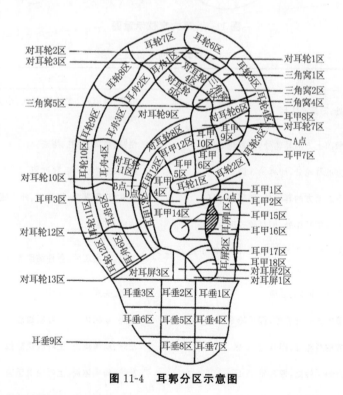

图 11-4 耳郭分区示意图

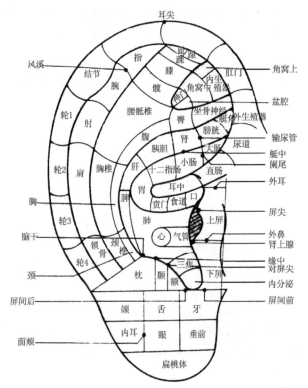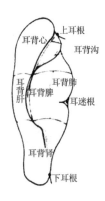

图 11-5　耳穴定位示意图

表 11-1　耳轮穴位定位及主治

穴名	部位	主治
耳中	在耳轮脚处,即耳轮 1 区	呃逆、荨麻疹、皮肤瘙痒症、小儿遗尿、咯血、出血性疾病
直肠	在耳轮脚棘前上方的耳轮处,即耳轮 2 区	便秘、腹泻、脱肛、痔疮
尿道	在直肠上方的耳轮处,即耳轮 3 区	尿频、尿急、尿痛、尿潴留
外生殖器	在对耳轮下脚前方的耳轮处,即耳轮 4 区	睾丸炎、附睾炎、阴道炎、外阴瘙痒症
肛门	在三角窝前方的耳轮处,即耳轮 5 区	痔疮、肛裂
耳尖	在耳郭向前对折的上部尖端处,即耳轮 6 区、7 区交界处	发热、高血压病、急性结膜炎、睑腺炎、牙痛、失眠
结节	在耳轮结节处,即耳轮 8 区	头晕、头痛、高血压病
轮 1	在耳轮结节下方的耳轮处,即耳轮 9 区	发热、扁桃体炎、上呼吸道感染
轮 2	在轮 1 下方的耳轮处,即耳轮 10 区	发热、扁桃体炎、上呼吸道感染
轮 3	在轮 2 下方的耳转处,即耳轮 11 区	发热、扁桃体炎、上呼吸道感染
轮 4	在轮 3 下方的耳轮处,即耳轮 12 区	发热、扁桃体炎、上呼吸道感染

表 11-2　耳舟穴位定位及主治

穴名	部位	主治
指	在耳舟上方处,即耳舟 1 区	甲沟炎、手指麻木和疼痛
腕	在指区的下方处,即耳舟 2 区	腕部疼痛
风溪	在耳轮结节前方,指区与腕区之间,即耳舟 1 区、2 区交界处	荨麻疹、皮肤瘙痒症、过敏性鼻炎
肘	在腕区的下方处,即耳舟 3 区	肱骨外上髁炎、肘部疼痛
肩	在肘区的下方处,即耳舟 4 区、5 区	肩关节周围炎、肩部疼痛
锁骨	在肩区的下方处,即耳舟 6 区	肩关节周围炎

(三)对耳轮穴位

对耳轮分为 13 个区。将对耳轮上脚分为上、中、下 3 等份,下 1/3 为对耳轮 5 区,中 1/3 为对耳轮 4 区;再将上 1/3 分为上、下 2 等份,下 1/2 为对耳轮 3 区;再将上 1/2 分为前后 2 等份,后 1/2 为对耳轮 2 区,前 1/2 为对耳轮 1 区。将对耳轮下脚分为前、中、后 3 等份,中、前 2/3 为对耳轮 6 区,后 1/3 为对耳轮 7 区。将对耳轮体从对耳轮上、下脚分叉处至轮屏切迹分为 5 等份,再沿对耳轮耳甲缘将对耳轮体分为前 1/4 和后 3/4 两部分,前上 2/5 为对耳轮 8 区,后上 2/5 为对耳轮 9 区,前中 2/5 为对耳轮 10 区,后中 2/5 为对耳轮 11 区,前下 1/5 为对耳轮 12 区,后下 1/5 为对耳轮 13 区。对耳轮的穴位定位及主治见表 11-3。

表 11-3　对耳轮穴位定位及主治

穴名	部位	主治
跟	在对耳轮上脚前上部,即对耳轮 1 区	足跟痛
趾	在耳尖下方的对耳轮上脚后上部,即对耳轮 2 区	甲沟炎、趾部疼痛
踝	在趾、跟区下方处,即对耳轮 3 区	踝关节扭伤
膝	在对耳轮上脚的中 1/3 处,即对耳轮 4 区	膝关节疼痛、坐骨神经痛
髋	在对耳轮上脚的下 1/3 处,即对耳轮 5 区	髋关节疼痛、坐骨神经痛、腰骶部疼痛
坐骨神经	在对耳轮下脚的前 2/3 处,即对耳轮 6 区	坐骨神经痛、下肢瘫痪
交感	在对耳轮下脚末端与耳轮内缘相交处,即对耳轮 6 区前端	胃肠痉挛、心绞痛、胆绞痛、输尿管结石、自主神经功能紊乱
臀	在对耳轮下脚的后 1/3 处,即对耳轮 7 区	坐骨神经痛、臀筋膜炎
腹	在对耳轮体前部上 2/5 处,即对耳轮 8 区	腹痛、腹胀、腹泻、急性腰扭伤、痛经、产后宫缩痛
腰骶椎	在腹区后方,即对耳轮 9 区	腰骶部疼痛
胸	在对耳轮体前部中 2/5 处,即对耳轮 10 区	胸胁疼痛、肋间神经痛、胸闷、乳腺炎
胸椎	在胸区后方,即对耳轮 11 区	胸痛、经前乳房胀痛、乳腺炎、产后泌乳不足
颈	在对耳轮体前部下 1/5 处,即对耳轮 12 区	落枕、颈项疼痛
颈椎	在颈区后方,即对耳轮 13 区	落枕、颈椎综合征

(四)三角窝穴位

将三角窝由耳轮内缘至对耳轮上、下脚分叉处分为前、中、后 3 等份,中 1/3 为三角窝 3 区;再将前 1/3 分为上、中、下 3 等份,上 1/3 为三角窝 1 区,中、下 2/3 为三角窝 2 区;再将后 1/3 分为上、下2等份,上1/2为三角窝4区,下1/2为三角窝5区。三角窝穴位定位及主治见表11-4。

表11-4　三角窝穴位定位及主治

穴名	部位	主治
角窝前	在三角窝前1/3的上部,即三角窝1区	高血压病
内生殖器	在三角窝前1/3的下部,即三角窝2区	痛经、月经不调、白带过多、功能性子宫出血、阳痿、遗精、早泄
角窝中	在三角窝中1/3处,即三角窝3区	哮喘
神门	在三角窝后1/3的上部,即三角窝4区	失眠、多梦、戒断综合征、癫痫、高血压病、神经衰弱、痛证
盆腔	在三角窝后1/3的下部,即三角窝5区	盆腔炎、附件炎

(五)耳屏穴位

耳屏分成4区。将耳屏外侧面分为上、下2等份,上部为耳屏1区,下部为耳屏2区;将耳屏内侧面分为上、下2等份,上部为耳屏3区,下部为耳屏4区。耳屏的穴位定位及主治见表11-5。

表11-5　耳屏穴位定位及主治

穴名	部位	主治
上屏	在耳屏外侧面上1/2处,即耳屏1区	咽炎、鼻炎
下屏	在耳屏外侧面下1/2处,即耳屏2区	鼻炎、鼻塞
外耳	在屏上切迹前方近耳轮部,即耳屏1区上缘处	外耳道炎、中耳炎、耳鸣
屏尖	在耳屏游离缘上部尖端,即耳屏1区后缘处	发热、牙痛、斜视
外鼻	在耳屏外侧面中部,即耳屏1、2区之间	鼻前庭炎、鼻炎
肾上腺	在耳屏游离缘下部尖端,即耳屏2区后缘处	低血压、风湿性关节炎、腮腺炎、链霉素中毒、眩晕、哮喘、休克
咽喉	在耳屏内侧面上1/2处,即耳屏3区	声音嘶哑、咽炎、扁桃体炎、失语、哮喘
内鼻	在耳屏内侧面下1/2处,即耳屏4区	鼻炎、上颌窦炎、鼻衄
屏间前	在屏间切迹前方耳屏最下部,即耳屏2区下缘处	咽炎、口腔炎

(六)对耳屏穴位

对耳屏分为4区。由对屏尖及对屏尖至轮屏切迹连线的中点,分别向耳垂上线作两条垂线,将对耳屏外侧面及其后部分成前、中、后3区,前为对耳屏1区、中为对耳屏2区、后为对耳屏3区;对耳屏内侧面为对耳屏4区。对耳屏的穴位定位及主治见表11-6。

表11-6　对耳屏穴位定位及主治

穴名	部位	主治
额	在对耳屏外侧面的前部,即对耳屏1区	偏头痛、头晕
屏间后	屏间切迹后方对耳屏前下部,即对耳屏1区下缘处	额窦炎
颞	在对耳屏外侧面的中部,即对耳屏2区	偏头痛、头晕
枕	在对耳屏外侧面的后部,即对耳屏3区	头晕、头痛、癫痫、哮喘、神经衰弱
皮质下	在对耳屏内侧面,即对耳屏4区	痛证、间日疟、神经衰弱、假性近视、失眠
对屏尖	在对耳屏游离缘的尖端,即对耳屏1、2、4区交点处	哮喘、腮腺炎、睾丸炎、附睾炎、神经性皮炎
缘中	在对耳屏游离缘上,对屏尖与轮屏切迹的中点处,即对耳屏2、3、4区交点处	遗尿、内耳性眩晕、尿崩症、功能性子宫出血
脑干	在轮屏切迹处,即对耳屏3、4区之间	眩晕、后头痛、假性近视

(七)耳甲穴位

将耳甲用标志点、线分为 18 个区。在耳轮的内缘上,设耳轮脚切迹至对耳轮下脚间中、上 1/3 交界处为 A 点;在耳甲内,由耳轮脚消失处向后做一水平线与对耳轮耳甲缘相交,设交点为 D 点;设耳轮脚消失处至 D 点连线的中、后 1/3 交界处为 B 点;设外耳道口后缘上 1/4 与下 3/4 交界处为 C 点。从 A 点向 B 点做一条与对耳轮耳甲艇缘弧度大体相仿的曲线;从 B 点向 C 点做一条与耳轮脚下缘弧度大体相仿的曲线。

将 BC 线前段与耳轮脚下缘间分成三等分,前 1/3 为耳甲 1 区,中 1/3 为耳甲 2 区,后 1/3 为耳甲 3 区。ABC 线前方,耳轮脚消失处为耳甲 4 区。将 AB 线前段与耳轮脚上缘及部分耳轮内缘间分成 3 等份,后 1/3 为 5 区,中 1/3 为 6 区,前 1/3 为 7 区。将对耳轮下脚下缘前、中 1/3 交界处与 A 点连线,该线前方的耳甲艇部为耳甲 8 区。将 AB 线前段与对耳轮下脚下缘间耳甲 8 区以后的部分,分为前、后 2 等份,前 1/2 为耳甲 9 区,后 1/2 为耳甲 10 区。在 AB 线后段上方的耳甲艇部,将耳甲 10 区后缘与 BD 线之间分成上、下二等分,上 1/2 为耳甲 11 区,下 1/2 为耳甲 12 区。由轮屏切迹至 B 点做连线,该线后方、BD 线下方的耳甲腔部为耳甲 13 区。以耳甲腔中央为圆心,圆心与 BC 线间距离的 1/2 为半径做圆,该圆形区域为耳甲 15 区。过 15 区最高点及最低点分别向外耳门后壁做两条切线,切线间为耳甲 16 区。15、16 区周围为耳甲 14 区。将外耳门的最低点与对耳屏耳甲缘中点相连,再将该线以下的耳甲腔部分为上、下二等分,上 1/2 为耳甲 17 区,下 1/2 为耳甲 18 区。耳甲的穴位定位及主治见表 11-7。

表 11-7 耳甲穴位定位及主治

穴名	部位	主治
口	在耳轮脚下方前 1/3 处,即耳甲 1 区	面瘫、口腔炎、胆囊炎、胆石症、戒断综合征、牙周炎、舌炎
食道	在耳轮脚下方中 1/3 处,即耳甲 2 区	食管炎、食管痉挛
贲门	在耳轮脚下方后 1/3 处,即耳甲 3 区	贲门痉挛、神经性呕吐
胃	在耳轮脚消失处,即耳甲 4 区	胃痉挛、胃炎、胃溃疡、消化不良、恶心呕吐、前额痛、牙痛、失眠
十二指肠	在耳轮脚及耳轮与 AB 线之间的后 1/3 处,即耳甲 5 区	十二指肠溃疡、胆囊炎、胆石症、幽门痉挛
小肠	在耳轮脚及部分耳轮与 AB 线之间的中 1/3 处,即耳甲 6 区	消化不良、腹痛、腹胀、心动过速、心律不齐
大肠	在耳轮脚及部分耳轮与 AB 线之间的前 1/3 处,即耳甲 7 区	腹泻、便秘、咳嗽、牙痛、痤疮
阑尾	在小肠区与大肠区之间,即耳甲 6、7 区交界处	单纯性阑尾炎、腹泻
艇角	在对耳轮下脚下方前部,即耳甲 8 区	前列腺炎、尿道炎
膀胱	在对耳轮下脚下方中部,即耳甲 9 区	膀胱炎、遗尿、尿潴留、腰痛、坐骨神经痛
肾	在对耳轮下脚下方后部,即耳甲 10 区	腰痛、耳鸣、神经衰弱、肾盂肾炎、遗尿、遗精、阳痿、早泄、哮喘、月经不调
输尿管	在肾区与膀胱区之间,即耳甲 9、10 区交界处	输尿管结石绞痛
胰胆	在耳甲艇的后上部,即耳甲 11 区	胆囊炎、胆石症、胆管蛔虫症、偏头痛、带状疱疹、中耳炎、耳鸣、急性胰腺炎
肝	在耳甲艇的后下部,即耳甲 12 区	胁痛、眩晕、经前期紧张症、月经不调、更年期综合征、高血压病、假性近视、单纯性青光眼

续表

穴名	部位	主治
艇中	在小肠区与肾区之间,即耳甲 6、10 区交界处	腹痛、腹胀、胆管蛔虫症
脾	在 BD 线下方,耳甲腔的后上部,即耳甲 13 区	腹胀、腹泻、便秘、食欲缺乏、功能性子宫出血、白带过多、内耳眩晕症
心	在耳甲腔正中凹陷处,即耳甲 15 区	心动过速、心律不齐、心绞痛、无脉症、神经衰弱、癔症、口舌生疮
气管	在心区与外耳门之间,即耳甲 16 区	哮喘、支气管炎
肺	在心、气管区周围处,即耳甲 14 区	咳嗽、胸闷、声音嘶哑、皮肤瘙痒症、荨麻疹、便秘、戒断综合征
三焦	在外耳门后下,肺与内分泌区之间,即耳甲 17 区	便秘、腹胀、上肢外侧疼痛、水肿、耳鸣
内分泌	在屏间切迹内,耳甲腔的前下部,即耳甲 18 区	痛经、月经不调、更年期综合征、痤疮、间日疟、甲状腺功能减退或亢进症

(八)耳垂穴位

将耳垂分为 9 区。在耳垂上线至耳垂下缘最低点之间作两条等距离平行线,于上平行线上引两条垂直等分线,将耳垂分为 9 个区,上部由前到后依次为耳垂 1 区、2 区、3 区;中部由前到后依次为耳垂 4 区、5 区、6 区;下部由前到后依次为耳垂 7 区、8 区、9 区。耳垂的穴位定位及主治见表 11-8。

表 11-8　耳垂穴位定位及主治

穴名	部位	主治
牙	在耳垂正面前上部,即耳垂 1 区	牙痛、牙周炎、低血压
舌	在耳垂正面中上部,即耳垂 2 区	舌炎、口腔炎
颌	在耳垂正面后上部,即耳垂 3 区	牙痛、颞下颌关节炎
垂前	在耳垂正面前中部,即耳垂 4 区	神经衰弱、牙痛
眼	在耳垂正面中央部,即耳垂 5 区	急性结膜炎、电光性眼炎、睑腺炎、假性近视
内耳	在耳垂后面正中部,即耳垂 6 区	内耳性眩晕症、耳鸣、听力减退、中耳炎
面颊	在耳垂正面,眼区与内耳区之间,即耳垂 5、6 区交界处	周围性面瘫、三叉神经痛、痤疮、扁平疣、面肌痉挛、腮腺炎
扁桃体	在耳垂正面中部,即耳垂 7、8、9 区	扁桃体炎、咽炎

(九)耳背穴位

将耳背分为 5 区。分别过对耳轮上、下脚分叉处耳背对应点和轮屏切迹耳背对应点作两条水平线,将耳背分为上、中、下三部,上部为耳背 1 区,下部为耳背 5 区;再将中部分为内、中、外三等分,内 1/3 为耳背 2 区,中 1/3 为耳背 3 区,外 1/3 为耳背 4 区。耳背的穴位定位及主治见表 11-9。

(十)耳根穴位

将耳根分为上、中、下 3 区。耳根穴位定位及主治见表 11-10。

表 11-9　耳背穴位定位及主治

穴名	部位	主治
耳背心	在耳背上部,即耳背 1 区	心悸、失眠、多梦
耳背肺	在耳背中内部,即耳背 2 区	哮喘、皮肤瘙痒症
耳背脾	在耳背中央部,即耳背 3 区	胃痛、消化不良、食欲缺乏
耳背肝	在耳背中外部,即耳背 4 区	胆囊炎、胆石症、胁痛
耳背肾	在耳背下部,即耳背 5 区	头痛、头晕、神经衰弱
耳背沟	在对耳轮沟和对耳轮上、下脚沟处	高血压病、皮肤瘙痒症

表 11-10　耳根穴位定位及主治

穴名	部位	主治
上耳根	在耳根最上处	鼻衄
耳迷根	在耳轮脚后沟的耳根处	胆囊炎、胆石症、胆管蛔虫症、腹痛、腹泻、鼻塞、心动过速
耳根下	在耳根最下处	低血压、下肢瘫痪、小儿麻痹后遗症

五、临床应用

(一)适应范围

耳针在临床上应用十分广泛,不仅用于许多功能性疾病,而且对一部分器质性疾病也有一定的疗效。

1.疼痛性疾病

如各种扭挫伤、头痛和神经性疼痛等。

2.炎性疾病及传染病

如急慢性牙周炎、咽喉炎、扁桃体炎、胆囊炎、肠炎、流感、百日咳、菌痢、腮腺炎等。

3.功能紊乱及内分泌代谢紊乱性疾病

如胃肠神经症、心脏神经症、心律不齐、高血压病、眩晕症、多汗症、月经不调、遗尿、神经衰弱、癔症、甲状腺功能亢进或低下症、糖尿病、肥胖症、围绝经期综合征等。

4.过敏及变态反应性疾病

如荨麻疹、哮喘、过敏性鼻炎、过敏性结肠炎、过敏性紫癜等。

5.其他

耳穴还有催乳、催产,防治输血、输液反应,美容、戒烟、戒毒、延缓衰老、防病保等作用。

(二)选穴原则

耳针处方选穴具有一定的原则,通常有按相应部位选穴、中医辨证选穴、西医学理论选穴和临床经验选穴等四种原则,可以单独使用,亦可配合使用。

1.按相应部位选穴

当机体患病时,在耳郭的相应部位上有一定的敏感点,它便是本病的首选穴位,如胃痛取"胃"穴,眼病取"眼"穴,腰痛取"腰"穴等。

2.按中医辨证选穴

根据脏腑学说的理论,按各脏腑的生理功能和病理反应进行辨证取穴,如耳鸣选肾穴,因"肾开窍于耳";皮肤病选肺穴,因"肺主皮毛"等。根据十二经脉循行和其病候选取穴位,如坐骨神经痛取"膀胱"或"胰胆"穴,牙痛取"大肠"穴等。

3.按西医学理论选穴

耳穴中一些穴名是根据西医学理论命名的,如"交感""肾上腺""内分泌"等。这些穴位的功能基本上与西医学理论一致,故在选穴时应考虑其功能,如炎性疾病取"肾上腺"穴,月经不调取"内分泌"穴,内脏痉挛取"交感"等。

4.按临床经验选穴

如"神门"穴有较明显的止痛镇静作用,"耳尖"穴对外感发热血压偏高者有较好的退热降压效果。另外临床实践还发现有些耳穴具有治疗本部位以外疾病的作用,如"外生殖器"穴可以治疗腰腿痛等。

(三)耳穴探查方法

当人体发生疾病时,常会在耳穴出现"阳性反应"点,如压痛、变形、变色、结节、丘疹、凹陷、脱屑、电阻降低等,这些"阳性反应"点是诊断和治疗疾病的重要部位。耳郭上的这些反应点通常需要仔细探查后确定,临床常用的耳穴探查方法有以下3种。

1.直接观察法

在未刺激耳郭之前,用肉眼或借助于放大镜在自然光线下,由上而下、从内至外观察耳郭上有无变形、变色等征象,如脱屑、水泡、丘疹、充血、硬结、疣赘、软骨增生、色素沉着以及血管的形状、颜色的变异等。

2.压痛点探查法

这是目前临床最为常用的探查方法。临床上可用较圆钝的弹簧探棒、毫针柄或火柴棒等以均匀的压力,在与疾病相应的耳郭部从周围逐渐向中心探压;或自上而下、自外而内对整个耳郭进行普查,耐心寻找压痛点。当探棒压迫痛点时,患者会发现皱眉、眨眼、呼痛或躲闪等反应。探查时手法必须轻、慢、均匀。少数患者耳郭上一时测不到压痛点,可用手指按摩一下该区域,而后再测。

3.电测定法

医者根据耳郭反应点的电阻低、导电性高的原理,制成各种小型晶体管良导电测定器,测定耳穴皮肤电阻、电位、电容等变化。探测时,患者手握电极,医者手执探测头,在患者的耳郭上进行探查,当电棒触及电阻低的敏感点(良导点)时,可以通过指示信号、音响或仪表数据等反映出来。电测定法具有操作简便、准确性较高等优点。

(四)耳穴的刺激方法

耳穴的刺激方法较多,目前临床常用压丸法、毫针法、埋针法。此外,还可用艾灸、放血、穴位注射、皮肤针叩刺等方法。

1.压丸法

在耳穴表面贴敷王不留行籽、油菜籽、小米、绿豆、白芥子以及特制的磁珠等,并间歇揉按的一种简易疗法。由于本法既能持续刺激穴位,又安全方便,是目前临床上最常用的耳穴刺激方法。现应用最多的是王不留行籽压丸法,可先将王不留行籽贴附在 0.6 cm×0.6 cm 大小的胶布中央,用镊子夹住,贴敷在选用的耳穴上(图11-6)。每天自行按压 3～5 次,每次每穴按压 30～60 秒,以局部微痛发热为度,3～7 天更换 1 次,双耳交替。

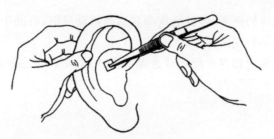

图 11-6　耳穴压丸法

2.毫针法

毫针法是利用毫针针刺耳穴,治疗疾病的一种较常用的方法。其操作程序如下:首先定准耳穴,然后先用2.5%碘酒,再用75%的乙醇脱碘进行严格消毒,待乙醇干后施术。针具选用 26～30 号粗细的0.3～0.5 寸长的不锈钢针。进针时,医者左手拇、示二指固定耳郭,中指托着针刺部的耳背,然后用右手拇、示二指持针,用快速插入的速刺法或慢慢捻入的慢刺法进针均可。刺入深度应视患者耳郭局部的厚薄灵活掌握,一般以刺入皮肤 2～3 cm,以达软骨后毫针直立不摇晃为准。刺入耳穴后,如局部感应强烈,患者症状往往有即刻减轻感;如局部无针感,应调整针刺的方向、深度和角度。刺激强度和手法依病情、体质、证型、耐受度等综合考虑。耳毫针的留针时间一般 15～30 分钟,慢性病、疼痛性疾病留针时间适当延长。出针时,医者左手托住耳郭,右手迅速将毫针垂直拔出,再用消毒干棉球压迫针眼,以免出血。也可在针刺获得针感后,接上电针仪,采用电针法。通电时间一般以 10～20 分钟为宜。

3.埋针法

埋针法是将皮内针埋入耳穴以治疗疾病的方法,适用于慢性和疼痛性疾病,起到持续刺激、巩固疗效和防止复发的作用。使用时左手固定常规消毒后的耳部,右手用镊子夹住皮内针针柄,轻轻刺入所选耳穴,再用胶布封盖固定(图 11-7)。一般埋患侧耳穴,必要时埋双耳,每天自行按压 3 次,每次留针 3～5 天,5 次为 1 个疗程。

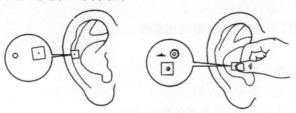

图 11-7　耳穴埋针法

(五)耳针法护理

(1)对初次接受针治者,要做好解释工作,解除恐惧、紧张心理;正确选取舒适持久的体位,尽量采用卧位,选穴宜少,手法要轻;对劳累、饥饿、大渴的患者,应嘱其休息、进食、饮水后再予针治;针刺过程中,应随时注意观察患者的神色,询问其感觉,有头晕心慌时应停止操作或起针,让患者卧床休息。此外,应注意室内空气流通,消除过冷、过热等因素。

(2)严格消毒,防止感染。因耳郭表面凹凸不平,血管丰富,结构特殊,针刺前必须严格消毒,有创面或炎症部位禁针。针刺后如针孔发红、肿胀,应及时涂 2.5%碘酒,防止化脓性软骨膜炎的发生。

(3)耳针刺激比较疼痛,治疗时应注意防止发生晕针,一旦发生应及时处理。

(4)对扭伤和运动障碍的患者,进针后应嘱其适当活动患部,有助于提高疗效。

(5)有习惯性流产的孕妇应禁针。

(6)患有严重器质性病变和伴有严重贫血者不宜针刺,对严重心脏病、高血压病患者不宜行强刺激法。

（于丽娟）

第三节　灸法及护理

灸法是以艾绒为原材料,加工制成艾炷或艾条,点燃后在体表腧穴或患处进行熏灼,借助灸火热力和艾绒药效,通过经络腧穴的传导作用以刺激机体,达到防治疾病目的的一种方法。常用的灸法包括艾条灸、艾炷灸和温针灸。

一、艾条灸

艾条灸是把艾绒制成艾条,将其一端点燃后对准腧穴或患处进行施灸的一种方法。常用的方法有温和灸、雀啄灸和回旋灸。

（一）目的

借助灸火的热力和艾绒的功效,刺激经络腧穴,达到温经通络、祛风散寒、消肿止痛、扶阳固脱、防病保健等作用。

（二）适应证

慢性虚弱性疾病及风寒湿邪为患的病证,如肢体麻木、风湿痹痛、腹痛、胃痛、呕吐、泄泻、脱肛等。

（三）禁忌证

实热证、阴虚发热者;孕妇的腹部、腰骶部禁灸。

（四）评估

(1)患者年龄、病情、既往史。

(2)女性患者应了解是否处于妊娠期。

(3)患者施灸部位的皮肤情况、对温度的敏感程度。

(4)患者文化程度、目前心理状态及合作程度。

（五）操作准备

1.环境准备

环境整洁,空气清新,光线明亮,温度适宜,注意遮挡。

2.物品准备

治疗盘内放艾条、打火机、小口瓶、弯盘、纱布、治疗单等。

3.护士准备

衣帽整齐,洗手,戴口罩。

4.患者准备

核对患者基本信息,做好解释,以取得患者和/或家属对执行该操作的知情同意。协助患者

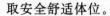

取安全舒适体位。

（六）操作程序

（1）松解患者衣着，暴露施灸部位，注意保暖，必要时床帘遮挡。根据医嘱选择施灸部位，实施相应的施灸方法。

（2）将艾条的一端点燃，与施灸部位皮肤保持一定距离，进行施灸。①温和灸时将艾条燃端对准确定的腧穴或患处，距离施灸部位皮肤 2～3 cm，以患者局部皮肤有温热感而无灼痛感为宜。一般每个部位灸 10～15 分钟，以局部皮肤出现红晕为度。②雀啄灸时将艾条燃端距离施灸部位皮肤 2～5 cm，如鸟雀啄食般一上一下不停移动，进行反复熏灸。一般每个部位灸 5 分钟左右。③回旋灸时将艾条燃端距离施灸部位皮肤 3 cm 左右，左右来回或旋转移动，反复熏灸。一般每个部位可灸 20～30 分钟。

（3）施灸过程中，注意询问患者有无不适，及时将艾灰弹入弯盘中，防止灼伤皮肤和烧坏衣物。

（4）灸至局部皮肤出现红晕而不起疱为宜。施灸时间应根据不同施灸方法及患者的体质而定。对于小儿或皮肤感觉迟钝的患者，操作者可将手指置于施灸处皮肤两侧，测知患者局部受热程度，以便随时调整施灸距离，防止局部烫伤。

（5）施灸完毕，将燃烧的艾条插入小口瓶中灭火。

（6）后续处理：①用纱布清洁施灸处皮肤。协助患者穿衣，取舒适体位，整理床单位，告知注意事项，酌情开窗通风，再次核对医嘱。②按规定分类处理用物，③洗手，记录。

二、艾炷灸

艾炷灸是将艾绒制成大小不等的圆锥形艾炷，直接或间接置于腧穴或患处进行施灸的一种方法。艾炷大小可视患者病情及施灸部位而定，小者如麦粒，中者如半截枣核，大者如半截橄榄。每燃尽一个艾炷，称为一壮。

艾炷灸可分为直接灸和间接灸。直接灸可分为瘢痕灸和无瘢痕灸；间接灸可分为隔姜灸、隔蒜灸、隔盐灸和隔附子饼灸。本部分重点介绍隔姜灸。

（一）目的

借助灸火的热力和艾绒的功效，使局部产生温热的刺激，并借助姜片的功效，达到散寒止痛、温胃止呕、温经通络、防病保健等作用。

（二）适应证

慢性虚弱性疾病及风寒湿邪为患的病证，如呕吐、腹痛、腹泻、痛经、风寒痹痛、肢体麻木等。临床常灸足三里、中脘、气海、关元、神阙、三阴交等穴位。

（三）禁忌证

实热证、阴虚发热者；孕妇的腹部、腰骶部禁灸。颜面、五官、大血管、关节活动处不宜采用瘢痕灸。

（四）评估

（1）患者年龄、病情、既往史。

（2）女性患者应了解是否处于妊娠期。

（3）患者施灸部位的皮肤情况、对温度的敏感程度。

（4）患者文化程度、目前心理状态及合作程度。

(五)操作准备

1.环境准备

环境整洁,空气流通,光线明亮,温度适宜,注意遮挡。

2.物品准备

治疗盘内放艾炷(根据患者病情及施灸部位准备大小合适的艾炷)、血管钳、打火机、线香、生姜片(切成直径 2～3 cm,厚 0.2～0.3 cm 的薄片,中间用针刺数孔)、弯盘、纱布、治疗单等。

3.护士准备

衣帽整齐,洗手,戴口罩。

4.患者准备

核对患者基本信息,做好解释,以取得患者和/或家属对执行该操作的知情同意。协助患者取安全舒适体位。

(六)操作程序

(1)松解患者衣着,暴露施灸部位,注意保暖,必要时床帘遮挡。根据医嘱选择施灸部位和施灸方法。

(2)将生姜片置于施灸部位,再将艾炷置于姜片上,将艾炷顶端点燃施灸,艾炷燃尽除灰,换炷再灸。

(3)施灸过程中,注意观察施灸部位皮肤的变化,及时询问患者有无灼痛感。

(4)灸至局部皮肤出现红晕而不起疱为宜。施灸壮数视施灸部位及患者病情而定。

(5)施灸完毕,将艾灰置于盛水的弯盘中灭火。

(6)后续处理:①用纱布清洁施灸处皮肤。协助患者穿衣,取舒适体位,整理床单位,告知注意事项,酌情开窗通风,再次核对医嘱。②按规定分类处理用物。③洗手,记录。

三、温针灸

温针灸是将毫针刺法与灸法相结合的一种方法,使艾绒燃烧产生的热力通过毫针针身传入施治部位,达到加强针刺效果的一种治疗方法。

(一)目的

借助针刺和艾绒的功效,使局部产生针感和温热的刺激,达到温通经脉、行气活血、祛寒除痹的作用。

(二)适应证

适用于寒盛湿重,经络壅滞之证,如关节痹痛、肢体麻木、腹痛等。

(三)禁忌证

实热证、阴虚发热者;孕妇的腹部、腰骶部;耳、眼、鼻部禁用。对针刺恐惧者,应慎灸。

(四)评估

(1)患者年龄、病情、既往史。

(2)女性患者应了解是否处于妊娠期。

(3)患者施灸部位的皮肤情况、对疼痛的耐受程度。

(4)患者文化程度、目前心理状态及合作程度。

（五）操作准备

1.环境准备

环境整洁,空气清新,光线明亮,温度适宜,注意遮挡。

2.物品准备

治疗盘内放1~2 cm长的艾条段、镊子、打火机、线香、毫针（根据针刺部位及患者病情选择合适的针具）、无菌棉签、75%乙醇、硬纸片、弯盘、纱布、治疗单、利器盒、污物盒及医疗垃圾收集盒等。

（六）操作程序

（1）松解患者衣着,暴露施灸部位,注意保暖,必要时床帘遮挡。根据医嘱选择施灸部位。

（2）消毒施治部位皮肤。

（3）遵医嘱选择相应的进针方法,将毫针刺入施治部位,通过提插、捻转等手法调节针感,得气后留针。

（4）根据施灸部位选择大小适宜的剪口方块硬纸片套在针身周围,紧贴皮肤放置,防止艾灰脱落烫伤皮肤。

（5）将2 cm长的艾条段穿插在针柄上,点燃艾条段近皮肤端进行施灸,使热力沿针身传至穴位。针柄上的艾条段必须放置牢固,防止艾条脱落灼伤皮肤或烧坏衣物,同时艾条段不可过大,以免发生弯针或断针。

（6）施灸过程中,注意观察施灸部位皮肤的颜色,及时询问患者有无灼痛感,观察有无针刺意外的发生。艾条段燃尽后换炷再灸,可连续灸2~5壮。

（7）施灸完毕,去除艾灰,并将艾灰置于盛水弯盘中灭火,取走硬纸片,起出毫针,用无菌棉签轻按针孔片刻。清点晕针数目,以防遗漏。

（8）后续处理:①用纱布清洁施灸处皮肤。协助患者穿衣,取舒适体位,整理床单位,告知注意事项,酌情开窗通风,再次核对医嘱。②按规定分类处理用物。③洗手,记录。

四、灸法护理

（1）严格掌握禁忌证,凡实证、热证、阴虚发热证,以及面部、大血管和黏膜附近,孕妇胸腹部和腰骶部均不宜灸。

（2）施灸时,严密观察艾条的燃烧情况,防止艾火灼伤皮肤、烧坏衣被,如有发生,应立即采取相应措施。

（3）艾灸后皮肤局部出现水疱时,小型水疱,无须处理,大水疱用无菌注射器抽出疱内液体,并用消毒纱布覆盖,防止感染。

（4）施灸后,患者切忌吹风,宜保暖,协助患者穿好衣服,记录施灸腧穴、壮数、留针时间,以及有无反应等情况并签名。

（于丽娟）

第四节　推拿法及护理

推拿疗法又称按摩疗法,是指通过特定手法作用于人体体表的特定部位或穴位的一种治疗方法,具有疏通经络、滑利关节、强筋壮骨、散寒止痛、健脾和胃、消积导滞、扶正祛邪等作用。推拿疗法在我国历史悠久,不但用于治病,还广泛用于预防保健。推拿疗法具有简便易行、行之有效、安全易学等优点。特别是小儿推拿法能免除针药之苦,容易被家长和小儿接受,故在临床护理应用较为广泛。

一、推拿作用原理

推拿,属中医的外治法范畴,它是以中医理论为指导,通过运用各种手法作用于人体体表的特定部位,以调节机体的生理活动、病理状况,达到治疗效果的一种治疗方法。

(一)平衡阴阳,调和五行

中医学认为,阴阳失调是疾病发生、发展、变化的根本机制,贯穿于一切疾病的始终。同时,人体是一有机整体,各脏腑器官之间的相互依存、相互制约的关系是用五行规律来阐述的,从而进一步阐明疾病发生和防治的机制。

推拿对内脏功能有明显的调整阴阳平衡、调和五行的作用,是通过经络、气血而达到的,即运用推拿手法在体表局部通经络、行气血、濡筋骨,并借助气血、经络影响到内脏及其他部位而发挥作用的。如肠蠕动亢进者,在腹部和背部进行适当的推拿,可使肠蠕动亢进受到抑制而恢复正常。又如治疗心肾不交所致的失眠证,在心经上掐神门、灵道、通里、少海,拿腋窝以泻心火;在肾经上推涌泉配合揉腰眼,按揉三阴交以滋补肾水,如此可使水火既济,心肾相交,其病可愈。

(二)疏通经络,调畅营卫气血

经络是人体气血运行的通路,可通达表里、贯穿上下。一旦经络失去正常的机能,就会导致气血失调,不能行使正常的营内卫外功能,则变生百病。

推拿手法作用于体表,能激发和调整经气,并通过经络的传导使百脉疏通、脏腑安和,从而达到治疗全身疾病的效果。

(三)活血祛瘀,理筋整复

凡是人体各个关节、筋络肌肉受到外来暴力的撞击、强力扭转、牵拉压迫,或因不慎而跌仆闪挫,或体虚、劳累过度及持续活动、经久积劳等因素所引起的损伤,而无骨折、脱位或皮胀破损的均为伤筋。伤筋无论是急性或慢性,疼痛往往是其主要症状。中医学认为,筋伤之后导致血离经脉,经脉受阻,气血运行不通畅,"不通则痛"。故治疗的关键在于"通","通则不痛"。

"动"是推拿疗法的特点,使用适当的手法理筋,一方面能促进损伤组织周围的气血运行,并加强气血的滋润和濡养,从而起到活血化瘀、祛瘀生新的作用;另一方面可使经络、关节气血运行通顺,即顺则通。

(四)松解粘连,滑利关节

被动运动是推拿手法的一个重要组成部分,对关节粘连、僵硬者,适当的被动活动则有利于松解粘连、滑利关节;对局部软组织变性者,则可改善局部营养供应,促进新陈代谢,增强肌肉的伸展性,从而使变性组织逐渐得到改善或恢复。如临床上治疗肩周炎、肱骨外上髁炎等疾病,采用弹拨、拔指、摇转等手法,可使粘连松解、关节滑润。

(五)行气止痛,镇痛移痛

经络不通,气血瘀滞,不通则痛,是软组织疾病的基本病理变化。通过推拿手法即可达到行气、通络、止痛的目的。从经验中得知,凡有疼痛,则肌肉必紧张;凡有肌肉紧张,则势必疼痛,它们称为互为因果的两个方面。故治疗的目标应针对疼痛和肌肉紧张这两个重要环节,打破恶性循环,才有利于组织的修复和恢复。

推拿是解除肌肉紧张、痉挛的有效方法,因为推拿不但可以直接放松肌肉,并能解除引起肌肉紧张的原因,即做到标本兼治。

总之,中医学"通则不痛"的理论,在推拿治疗中可具体分化为"松则通""顺则通""动则通"三个方面。其中,"松"中有"顺","顺"中有"松",而"动"也是为了软组织的"松"和"顺",这三者结合起来可达到"通则不痛"的目的。

二、推拿介质与热敷

(一)推拿介质

推拿时应用介质,在我国有着悠久的历史。推拿时为减少手法对皮肤的摩擦损害,或为借助药物的辅助作用来提高疗效,可在推拿部位的皮肤上涂些液体、膏剂或撒些粉末。这些能够辅助推拿手法、提高临床疗效的液体、膏剂或粉末通称为推拿介质。应用推拿介质不但可以借助药物加强手法作用以提高治疗效果,而且还可起到保护皮肤的作用。常用的推拿介质有以下几种。

1.葱姜水

由葱白和生姜捣碎取汁使用,能加强温热散寒作用,常用于冬春季节及小儿虚寒证。

2.白酒

适用于成人推拿,有活血祛风、散寒止痛、通经活络的功效,一般用于急性扭挫伤、风寒湿痹和慢性劳损的治疗。

3.薄荷酊

将5%薄荷脑5 g浸入75%乙醇100 mL内配制而成。具有温经散寒、清凉解表、清利头目和润滑的作用,常用于治疗小儿虚寒性腹泻及软组织损伤,多用于擦法、按揉法,可加强透热效果。

4.滑石粉

有清热利窍、渗湿润燥作用。常用于摩擦类手法,可保护皮肤,有利于手法的施行。

5.红花油

常用于寒痹、痛痹等病证的治疗。

6.按摩乳

市售常用外用药,具有舒筋通络、活血化瘀、消肿止痛之功。

(二)热敷

运用热敷法治疗某些疾病,这在我国已有两千多年的历史了。《黄帝内经》中所述的熨法就是热敷法。古代应用热敷的方法很多,有药熨、汤熨、酒熨、铁熨、葱熨、土熨等。热敷的主要作用是"透热",以加强温经通络、活血祛瘀、散寒止痛等作用。热敷可分为干热敷和湿热敷两种,在推拿临床中以湿热敷为常用,一般在手法操作以后应用,既能加强手法的治疗效果,也可减轻用手法刺激过度对机体局部所引起的不良反应。

应用时的注意事项如下。①热敷时须暴露患部,室内保持温暖无风,以免患者受到风寒。②毛巾须折叠平整,使热量均匀透入,这样不易烫伤皮肤。③热敷时可隔着毛巾使用拍法,但切勿按揉,被热敷的部位不可再用其他手法,否则,容易使局部皮肤破损。④热敷的温度应以患者能忍受为限,要防止发生烫伤和晕厥。

三、推拿的适应证与禁忌证

(一)适应证

推拿疗法适用范围相当广泛,可应用于临床各科疾病,同时亦可用于减肥、美容及保健等。

1.骨外科疾病

颈椎病、落枕、腰椎间盘突出症、肩周炎、急性腰扭伤、慢性腰肌劳损等。

2.普外科疾病

术后肠粘连、慢性前列腺炎、慢性阑尾炎、下肢静脉曲张、乳痈等。

3.内科疾病

胃脘痛、失眠、头痛、感冒、久泻胃下垂、呃逆、便秘、胆绞痛中风后遗症、尿潴留、高血压等。

4.妇科疾病

月经失调、痛经、闭经、慢性盆腔炎、子宫下垂等。

5.儿科疾病

小儿发热、腹泻、疳积、惊风、便秘、百日咳、脱肛、遗尿、夜啼、小儿麻痹后遗症等。

6.五官科疾病

鼻炎、耳聋、耳鸣、斜视、近视、慢性咽喉炎、慢性鼻炎等。

(二)禁忌证

(1)急性传染病、溃疡性皮肤病、恶性肿瘤、感染性化脓性疾病、出血性疾病等。

(2)烧伤、烫伤等。

(3)月经期、妊娠期妇女疾病。

(4)外伤出血、骨折早期及内脏受损等。

(5)诊断不明的急性脊柱损伤或伴有脊髓症状者。

(6)严重的心脏病、肝病、脑血管疾病患者。

(7)严重的精神病、醉酒等与医师不合作者。

四、推拿注意事项

(1)推拿须在诊断明确的情况下方可实施。选择适当的体位,嘱患者身心放松,取穴和手法要正确。对推拿中可能出现的身体反应,如疲劳、局部轻度肿胀甚至疼痛加剧等,应做好解释工作。

(2)操作时精力要集中,能随时观察患者的反应,以便根据实际情况对手法、强度及持续时间等做出相应调整。

(3)操作时手尽量直接接触皮肤,把握刺激强度,手法的变换要自然流畅、连续、循序渐进。推拿手法的次数要由少到多,力量由轻渐重,腧穴可逐渐增加,并且要掌握推拿的时间,每次以20分钟左右为宜,早晚各1次,持之以恒。

（4）为加强疗效，防止皮肤破损，推拿时可选用润滑剂；推拿后有出汗现象时，应注意避风，以免感冒；过饥、过饱、酗酒或过度疲劳时，不宜做保健推拿。

（5）施术者应勤剪指甲，双手保持干净且温暖。推拿所需物品要严格消毒，防止感染。

（6）推拿时应尽量使用介质，以减轻对皮肤的损伤。

五、常用推拿手法

（一）推拿手法的基本要求

用手或肢体其他部分，按各种特定的技巧动作，在体表操作的方法，称为推拿手法。手法是推拿治病的主要手段，其熟练程度及如何适当地运用手法对治疗效果有直接的影响。手法的基本要求如下。

1.持久

持久即指手法能按要求持续运用一定时间。

2.有力

有力即指手法必须具有一定的力量，且应根据患者体质、病证、部位等不同有所增减。

3.均匀

均匀即指手法动作要有节奏性，速度不要时快时慢，压力不要时轻时重。

4.柔和

柔和即指手法要轻而不浮，重而不滞，用力勿生硬粗暴或用蛮力，变换动作要自然，从而达到"深透"。

要熟练掌握各种手法并能在临床上灵活运用，必须经过一段时间的手法练习和临床实践，才能由生而熟，熟而生巧，乃至得心应手，运用自如，做到如《医宗金鉴》所说："一旦临证，机触于外，巧生于内，手随心转，法从手出。"

（二）常用推拿手法的分类与应用

根据推拿手法的动作形态的不同，可将其分为以下手法。

1.摆动类手法

（1）一指禅推法：用大拇指指端、螺纹面或偏峰着力于施术部位或穴位上，沉肩、垂肘、悬腕、虚掌，以肘部为支点，前臂做主动摆动，带动腕部摆动和拇指关节做屈伸活动，使之产生的力持续地作用于受术部位上的一种手法。

1）动作要领：术者取端坐位或站姿。操作时施术者必须姿势端正，神气内聚，肩、肘、腕、指各部位都要放松，以气御劲，蓄力于掌，发力于指，将功力集中于着力部位，才能真正做到形神兼备。手握空拳，拇指自然伸直盖住拳眼，使拇指位于示指第2节处。沉肩、垂肘、悬腕、掌虚、指实、紧推、慢移。沉肩，即肩部要自然放松，不可耸肩，以腋下能容一拳为宜；手法的力度、摆动的幅度和频率要均匀，一般摆动的频率为每分钟120～160次。

2）临床应用：一指禅推法的特点是接触面小，但渗透力强，灵活度大，是一种持续的、节律性强的、柔和的推拿手法，故可适用于全身各处的穴位。适用于全身各部，治疗全身各种疾病。临床上多用于头痛、失眠、面瘫、近视、咽喉肿痛等头面诸疾，四肢关节酸痛、颈项强痛、落枕、颈椎病、腰痛等痛症，便秘、泄泻、胃脘痛等胃肠道疾病，冠心病、胆绞痛等胸腹疾病，痛经、月经不调等妇科疾病的治疗，具有舒筋活络、调和营卫、活血祛瘀、健脾和胃、解痉止痛等功效。

（2）㨰法：是用小鱼际侧部或掌指关节部附着于人体的一定部位，以肘部为支点，通过前臂的旋转运动带动腕关节做屈伸运动,使之产生的力持续地作用于受力部位上的一种手法。

1)动作要领:手法吸定的部位要紧贴体表,不能拖动、辗动或跳动。压力、频率、摆动幅度要均匀,动作要协调而有节律。操作时要注意沉肩、垂肘,腕关节放松,呈微屈或水平状,拇指内收,其余4指伸直,用大鱼际附着于治疗部位,稍微用力下压,以肘关节为支点,前臂做主动转动,并带动该处的皮下组织一起揉动,频率为每分钟120～160次。

2)临床应用:擦法压力大,接触面也较大,适用于肩背、腰臀及四肢等肌肉较丰厚的部位。对风湿酸痛、麻木不仁、肢体瘫痪、运动功能障碍等常用本法治疗。具有舒筋活血,滑利关节,缓解肌肉、韧带痉挛,增强肌肉、韧带活动能力,促进血液循环及消除肌肉疲劳等作用。

(3)揉法:用掌根,或大、小鱼际,或手指螺纹面着力吸定于一定部位或腧穴上,通过手臂轻柔和缓的主动回旋运动带动着力部皮肉回旋运动的一种手法。

1)动作要领:手法吸定的部位要紧贴体表,不能移动。肩、肘、腕关节要充分放松,以前臂的主动摆动带动腕、指的回旋运动,动作要连续而有节律,压力要小,着力部位应自然放在治疗部位,为加强刺激,临床上常和按法结合使用而称按揉法。在每次揉动吸定的基础上,可逐渐在一定的部位或面上缓慢移动,回旋的速度要快,而移动的速度要慢。

2)临床应用:本法轻柔和缓、深透、刺激量小,适用于全身各部位。可使皮下组织产生摩擦而产生温热作用,具有调和气血、舒筋活络、缓解痉挛、消肿止痛、消积导滞、健脾和胃等功效,常用于脘腹痛、胸闷肋痛、便秘、泄泻等肠胃疾病,以及因外伤引起的红肿疼痛等。

2.摩擦类手法

(1)摩法:用掌面或示指、中指、无名指3指指面作为着力点,附着于腧穴表面,以腕关节为中心,连同前臂在皮肤上做有节律的环旋摩擦的手法,称为摩法(图11-8)。摩法分为指摩法、掌摩法等。用手指进行操作的称为指摩法,适用于头面、眼球等部位;用掌面进行操作的称掌摩法,适用于胸腹及胁肋部等处。

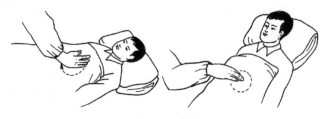

图11-8 摩法

1)动作要领:操作时肘关节自然屈曲,沉肩,腕部放松,指掌自然伸直,用力平稳、均匀,动作协调、轻快柔和。不得按压或带动皮肉运动。手法频率每分钟60～120圈。

2)临床应用:本法的刺激轻柔缓和,是胸腹、胁肋部的常用手法。临床应用广泛,多用于胃肠道疾病,呼吸道疾病,四肢痛症及生殖系统疾病,具有调畅气机、宽胸理气、健脾和胃、消积导滞、活血祛瘀等作用。

(2)擦法:擦法又称平推法,是用手掌的大鱼际、掌根或小鱼际附着在一定的部位,进行直线来回摩擦,使之产生一定热量的。

1)动作要领:操作时腕关节伸直,使前臂与手接近相平,且手指自然伸开,整个指、掌紧贴皮肤,以肩关节为支点,上臂主动带动手掌做前后或上下的往返移动,向下的压力不宜大,但移动的幅度要大。用力平稳,动作均匀、连续,呼吸自然。加适当介质,防止擦破皮肤;节奏感要强,手法频率每分钟 100~120 次。

2)临床应用:本法是一种柔和温热的刺激,具有温经通络、行气活血、消肿止痛、健脾和胃等作用,尤以活血化瘀的作用更强。常用于治疗内脏虚损及气血功能失常的病证。掌擦法多用于胸胁及腹部,小鱼际擦法多用于肩背腰臀及下肢部,大鱼际擦法在胸腹、腰背、四肢等部均可运用。

3)擦法使用时要注意:治疗部位要暴露,并辅以润滑作用的介质,既可防止擦破皮肤,又可通过药物的渗透以加强疗效。

(3)搓法:用双手掌面夹住一定的部位,相对用力做快速的往返交转搓揉的手法,称为搓法。

1)动作要领:操作时,夹持的双手松紧适宜,用力对称,搓动要轻快、柔和、均匀、连续,移动要缓慢。手法频率每分钟 120 次以上。

2)临床应用:搓法适用于腰背、胁肋及四肢部,以上肢部最为常用,一般作为推拿治疗的结束手法,具有调和气血、舒筋通络的作用,常用于治疗腰背疼痛、胸胁胀痛、四肢酸痛等病证。

(4)抹法:用单手或双手拇指螺纹面紧贴皮肤,做上下交替或左右往返移动的一种手法,称为抹法。

1)动作要领:拇指螺纹面着力而其余四指固定被操作部位,操作时用力要轻而不浮,重而不滞;压力应均衡,动作应缓和,防止皮肤损伤;施力要对称,动作要协调。

2)临床应用:本法常用于头面及颈项部,具有开窍镇静、醒脑明目、疏肝理气、活血通络等作用,对头晕、头痛及颈项强痛等症常用本法做配合治疗。

(5)推法:推法是用指、掌或肘部着力于一定部位或腧穴上,或按经络的循行方向进行单推方向的直线移动的手法(图 11-9)。用手指进行操作的,称指推法;用掌根部进行操作的,称掌推法;用肘部进行操作的,称肘推法。

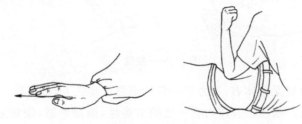

图 11-9　推法

1)动作要领:操作时各着力部应紧贴体表皮肤,用力要稳,速度要缓慢而均匀,切忌耸肩、滑动或跳动,不可用力下压。手法频率一般每分钟 30~60 次。

2)临床应用:该法适用于人体各部位。指推法适用于擦法各疾病,掌推法适用于四肢、腰背、运动障碍等,肘推法适用于腰臀、股骨部等。推法能提高肌肉的兴奋性,促进血液循环,并有舒筋活络、疏泄积滞等作用。

3.振动类手法

(1)抖法:用单手或双手握住患肢远端,微用力做连续的、小幅度的、频率较高的上下抖动的手法,称为抖法。

1)动作要领:此法属较轻松、柔和、舒畅的一种手法。操作时上身应前倾,肘关节屈曲,双手同时抖动,幅度小而频率快。

2)临床应用:抖法具有疏经通络、通利关节、松解粘连、消除疲劳等功效,适用于四肢,尤以上肢最为常用。在上肢应用抖法进行治疗时,常配合搓法,作为上肢或者肩部治疗的结束手法,多用于治疗肩关节周围炎、肩部伤筋,以及肩、肘关节酸痛、活动不利等。在下肢应用抖法进行治疗时,常配合搓法、扣法及牵引法等方法,常用于治疗腰部扭伤、腰椎间盘突出症和腰椎退行性变等。

(2)振法:用拇指或中指,或手掌掌面为着力部位,术者手臂的肌肉强力地静止性用力而产生震颤并传导,引起着力部位被动震颤的一种手法。

1)动作要领:患者取坐位或卧位,医者用指端或掌面着力于治疗部位,前臂和手部的肌肉强烈地做静止性收缩,使手臂发出快速而强烈的震颤,振动的频率较高,着力稍重,使被推拿部位的内部出现舒松和温热感。

2)临床应用:指振法适用于全身各部的腧穴,而掌振法常用于胸腹部和肩背部。在胸腹部应用振法,具有温中理气、消食导滞、调节胃肠功能等功效;在头目部应用振法,具有疏经通络、镇静安神等功效,常用于治疗失眠和脑震荡后遗症、头痛等;在肩背部应用,具有活血止痛、疏经通络的功效,常与擦法和揉法配合运用,治疗肩背部肌肉酸、痛、肿等症。

4.挤压类手法

(1)按法:用拇指端或中指端或掌根部或肘尖为着力部位,按压一定的部位或穴位并逐渐加力,按而留之的一种手法(图 11-10)。

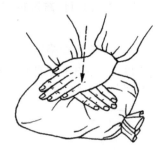

图 11-10　按法

1)动作要领:操作时要紧贴体表,着力于一定的部位或腧穴上,不可移动,用力要平稳并由轻到重,不可突加暴力按压。按压过程用力有一定的节奏性,渐加渐减,使刺激逐步渗透到组织内部。当按压到一定的深度时,需要按而留之,即静待患者出现得气的感觉后,方可将掌、指、肘由深出浅地徐徐上提。掌按法用于腰背及胸腹时要患者配合呼吸,呼气时逐渐用力向下按,吸气时逐渐减压。

2)临床应用:按法在临床上常与揉法结合应用,组成"按揉"复合手法。指按法由于接触面积小,可用于全身各部位的经络腧穴;掌按法接触面积大,适用于较平坦部位,常用于腰背部、腹部、四肢、肩部等处;肘按法则适用于肌肉丰厚而坚实的部位,常用于腰臀部的按摩。本法具有放松肌肉、调节脏腑、开通闭塞、舒筋通络、解痉止痛、缓急矫形、温经散寒止痛等功效。可适用于胃脘痛、头痛、牙痛、痛经、腹痛、腰腿痛、坐骨神经痛、痹症等各种痛症。

(2)点法:用指端或屈指后第一指间关节突起部为着力部位,在一定部位或穴位上用力下压的一种手法。

1)动作要领:用力平稳,并随呼吸逐渐加重,但不可久点,应根据患者的体质、耐受性等酌情选用。

2)临床应用:本法作用面积小,刺激力较强。常用在穴位或压痛点。对脘腹挛痛、腰腿痛等病症常用本法治疗。具有开通闭塞、活血止痛、调整脏腑功能的作用。

(3)捏法:用拇指和其他手指相对用力,在一定的部位做有节律的、一紧一松的挤捏,并可沿其分布及其结构形态作匀速上下移动的手法,称为捏法。用拇指和示指、中指操作的,称为三指捏法;用拇指和其余四指操作的,称为五指捏法。

1)动作要领:施力时用力要对称,力量由轻渐重,轻重交替;压力要均匀,动作要有节奏性、连续性。

2)临床应用:三指捏法常适用于颈部、肩部,五指捏法常适用于四肢、背部。本法具有舒筋通络、通经活络、行气活血、解痉止痛、消炎利肿等功效,对疲劳性四肢酸痛、四肢关节疼痛、颈痛等痛症,以及水肿、脉管炎、骨折后期四肢肿胀等病症均具有治疗效果。

(4)拿法:用拇指与示指、中指或拇指与其余 4 指的指腹为着力部位,对称用力,捏提受术部位的一种手法,即"捏而提之谓之拿"(图 11-11)。根据拇指与其配合手指的数目不同,可分为三指拿法和五指拿法。

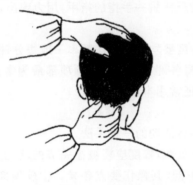

图 11-11　拿法

1)动作要领:操作时,力度要由轻而重,不可突然用力,动作要缓和而有连贯性。

2)临床应用:三指拿法多适用于颈、肩部,五指拿法多适用于头部、腰部及四肢部。本法具有舒筋通络、解痉止痛、发散风寒、升举阳气、行气活血、消积导滞等功效,临床应用广泛,常用于治疗临床各种疾病,如治疗颈椎病和落枕等病,可拿颈项部、肩井和患侧上肢;如风寒外感、头痛身痛时,常拿风池、颈项部、肩井及头部,多用重拿法,以发汗解表,而风热外感,可轻拿肩井、颈项部。

(5)捻法:用拇指、示指指腹面捏住一定的部位,两指相对用力做搓揉动作的一种手法。

1)动作要领:操作时,用力要缓和、持续,动作要灵活、快速,不可重滞。

2)临床应用:本法一般适用于四肢小关节,具有理筋通络、滑利关节的作用,常配合其他手法治疗指(趾)间关节的酸痛、肿胀或屈伸不利等症。

5.叩击类手法

(1)击法:用拳背、掌根、掌侧小鱼际、指尖或桑枝棒击打体表一定部位或穴位的一种手法。依据施力部位的不同,可分为拳击法、掌击法、侧击法、指尖击法和桑枝棒击法。

1)动作要领:操作时肩、肘、腕要放松,用力均匀,动作要连续而有节奏感;击打时用力要稳,着力应短暂而迅速,要有反弹感,不可停顿和拖拉;击打的方向要与体表垂直;击打的部位要有一定的顺序;击打的速度宜快慢适中;力量应因人、因病、因部位而异。

2)临床应用:拳背击法多用于腰背部;掌跟击法适用于头顶、腰臀及四肢部;小鱼际击法多用于腰背及四肢部;指尖击法常适用于头面和胸腹部;桑枝棒击法多用于肩胛区、腰臀部及四肢部。本法具有舒筋通络、活血祛瘀、行气止痛等功效,临床上常用于颈椎病、腰椎间盘突出症、四肢痹痛、偏瘫、头痛、头晕、失眠等疾病的治疗。

(2)拍法:五指并拢,用虚掌拍击体表的手法,称为拍法。

1)动作要领:操作时手指自然并拢,掌指关节自然微屈,指间关节伸直,使掌心空虚,沉肩、垂肘,腕关节放松,肘关节主动屈伸运动,带动虚掌有弹性、有节奏、平稳地拍击施术部位。用双掌操作时,以双掌一起一落交替拍击施术部位。

2)临床应用:拍法多适用于肩背、腰臀及下肢部,具有舒筋通络,行气活血,缓急止痛、益气升阳等作用。临床上常用于肩背部、腰骶部和下肢后侧,治疗各种痛症、风湿痹痛、肌肉痉挛、肢体麻水、感觉迟钝等症。如对于腰椎间盘突出症,可拍背部、腰骶部及下肢后侧,反复操作,具有较好的活血化瘀止痛的作用。常作为推拿结束手法和保健手法使用。

(3)弹法:用一手指的指腹紧压住另一手指的指甲,用力弹出,连续弹击一定部位或穴位的一种手法。

1)动作要领:操作时,弹击力度要均匀。手法频率一般每分钟 120～160 次。

2)临床应用:本法适用于全身各部,尤以头面、颈项部最为常用,具有舒筋通络、回中医护理祛风散寒的作用。项强、头痛等证常用本法配合治疗。

6.运动类手法

(1)摇法:使各关节做被动环转活动的一种手法。

1)动作要领:用力平稳,动作缓和,幅度应视被摇关节的活动受限情况由小渐大、从慢到快、顺其自然。摇法因关节部位的不同,其操作要点各异。①颈项部摇法,用一手扶住患者头顶后部,另一手托住患者下颌,做左右、前后的环转摇动。②肩关节摇法,用一手扶住患者肩部,另一手握住患者腕部或托住肘部,做环转摇动。③髋关节摇法,患者取仰卧位,髋膝屈曲。术者一手托住患者足跟,另一手扶住患者膝部,做环转摇动。④踝关节摇法,一手托住患者足跟,另一手握住患者大趾部,做环转摇动。

2)临床应用:本法适用于四肢关节及颈项部等,对关节强硬、屈伸不利等症具有滑利关节、增强关节活动功能的作用。

(2)背法:术者和患者背靠背站立,术者两肘套住患者肘弯部,然后弯腰屈膝挺臀,将患者反背起,使其双脚离地,以牵伸患者腰脊柱,再做快速伸膝挺臀动作,同时以术者臀部着力,颤动或摇动患者腰部的一种方法。

1)动作要领:本法应量力而行。颤动或摇动时应有节律,幅度可大可小,但频率不宜过快,整个动作应协调。

2)临床应用:本法可使腰脊柱及其两侧伸肌过伸,促使小关节复位,并有助于缓解腰椎间盘突出症的症状。腰部扭闪疼痛及腰椎间盘突出症等常用本法配合治疗。

(3)扳法:用双手做相反方向或同一方向用力扳动肢体的一种方法。两手用力应稳实、恰当,配合协调。操作要缓和准确,不可硬扳或施以暴力。幅度应视病变关节的活动度而定,一般由小到大,循序渐进。扳法因部位的不同,其操作要点各异。

1)颈项部扳法:操作时有两种方法。①颈项部斜扳法。患者头部略向前屈。术者一手抵住患者头侧后部,另一手抵住对侧下颌部,使头向一侧旋转至最大限度时,两手同时用力做相反方向的扳动。②旋转定位扳法。患者坐位,颈前屈到某一需要的角度后,术者在其背后,用一肘部托住其下颌部,手则扶住其枕部(向右扳则用右手,向左扳则用左手),另一手扶住患者肩部。托扶其头部的手用力,先做颈项部向上牵引,同时把患者头部做被动向患侧旋转至最大限度后,再做扳法。

2)胸背部扳法:操作时有两种方法。①扩胸牵引扳法。患者坐位,令其两手交叉扣住,置于项部。术者两手托住患者两肘部,并用一侧膝部顶住患者背部,嘱患者自行俯仰,并配合深呼吸,做扩胸牵引扳动。②胸椎对抗复位法:患者坐位,令其两手交叉扣住,置于项部。术者在其后面,用两手从患者腋部伸入其上臂之前,前臂之后,并握住其前臂下段,同时术者用一侧膝部顶住患者脊柱。嘱患者身体略向前倾,术者两手同时向后上方用力扳动。

3)腰部扳法:本法操作时,常用的有腰部斜扳法、腰部旋转扳法、腰部后伸扳法3种。①腰部斜扳法。患者侧卧位,术者用一手抵住患者肩前部,另一手抵住臀部,或一手抵住患者肩后部,另一手抵住髂前上棘部。把腰被动旋转至最大限度后,两手同时用力做相反方向的扳动。②腰部旋转扳法。有两种操作方法。直腰旋转扳法,患者取坐位,术者用腿夹住患者下肢,一手抵住患者近术者侧的肩后部,另一手从患者另一侧腋下伸入抵住肩前部,两手同时用力做相反方向的扳动。弯腰旋转扳法,患者取坐位,腰前屈到某一需要角度后,一助手帮助固定患者下肢及骨盆,术者用一拇指按住需扳动的脊椎的棘突(向左旋转时用右手),另一手钩扶住患者项背部(向左旋转时左手),使其腰部在前屈位时再向患侧旋转。旋转至最大限度时,荐使其腰部向健侧弯方向扳动。③腰部后伸扳法。患者俯卧位。术者一手托住患者两膝部,缓缓向上提起,另一手紧压在腰部患处,当腰后伸到最大限度时,两手同时用力向相反方向扳动。本法在临床上常和其他手法配合使用,起到相辅相成的作用,常用于脊柱及四肢关节。关节错位或关节功能障碍等病证常用本法治疗。本法具有舒筋通络、滑利关节、纠正解剖位置的失常等作用。

(4)拔伸法:拔伸即牵拉、牵引之意。拔伸法是指固定肢体或关节的一端,牵拉另一端的一种方法。

1)动作要领:操作时,用力要均匀而持久,动作要缓和。拔伸法因部位的不同,其操作要点各异。①头颈部拔伸法。患者正坐。术者站于患者背后,用双手拇指顶住枕骨下方,掌根托住两侧下颌角的下方,并用两前臂压住患者两肩,两手用力向上,两前臂下压,同时做相反方向用力。②肩关节拔伸法。患者取坐位。术者用双手握住其腕或肘部,逐渐用力牵拉,嘱患者身体向另一侧倾斜(或由一助手帮助固定患者身体),与牵拉之力对抗。③腕关节拔伸法。术者一手握住患者前臂下端,另一手握住其手部,两手同时做相反方向用力,逐渐牵拉。④指间关节拔伸法。用一手捏住被拔伸关节的近侧端,另一手捏住其远侧端,两手同时做相反方向用力牵拉。

2)临床应用:本法常用于关节错位、伤筋等。对扭错的肌腱和移位的关节有整复作用。

(三)捏脊疗法

捏脊疗法是用拇指指面与示指、中指二指指面或用拇指指面与屈曲成弓状的示指中节指骨桡侧面相对用力,由下而上轻轻捏拿脊柱部皮肤的一种方法,又称为捏脊法。

操作时,用拇指指面顶住皮肤,示、中两指前按,两手同时相对用力轻轻提拿、捻捏皮肤,双手交替,缓缓前移;或示指屈曲,以中节指骨桡侧面顶住皮肤,拇指前按,两手同时相对用力轻轻提拿、捻捏皮肤,双手交替,缓缓前移。从尾骨端直到大椎穴为止。每交替捻捏3次,双手便轻轻用力将皮肤上提1次,有时可听到"叭、叭"响声。

此法只用于脊柱部皮肤,为常用的保健手法之一,无论小儿或成人均可应用,具有健脾和胃、调阴阳、补气血、培元气、强身体等作用。

(四)常见病证的穴位推拿

1.头痛

(1)取穴:印堂、头维、太阳、鱼腰、百会、风池、风府、天柱等穴。

(2)手法:一指禅推法、揉法、按法、拿法。

(3)操作:患者坐位,用一指禅推法从印堂向上沿前额发际至头维、太阳,往返3~4遍,并配合按揉印堂、鱼腰、太阳、百会等穴;再用拿法从头顶至风池,往返4~5遍;最后用弹法从前发际至后发际及头两侧,往返2~3遍。时间约为5分钟。

2.牙痛

(1)取穴:合谷、颊车、内庭、下关。

(2)手法:一指禅推法、掐法、揉法。

(3)操作:患者坐位,在颊车、下关穴处用一指禅推法治疗3~4分钟;再结合掐、揉合谷、内庭,治疗3~4分钟。

3.胃痛

(1)取穴:中脘、气海、天枢、足三里、肝俞、脾俞、胃俞、肩井、手三里、内关、合谷及两胁部穴位。

(2)手法:摩法、按法、揉法、一指禅推法、拿法、搓法。

(3)操作:①患者仰卧位,术者坐于患者右侧,先用一指禅推法、摩法在胃脘部治疗,使热量渗透于胃腑;然后按、揉中脘、气海、天枢等穴,同时配合按、揉足三里,治疗约10分钟。②患者俯卧位,用一指禅推法,从背部脊柱两旁沿膀胱经顺序而下至三焦俞,往返4~5遍;然后用按、揉法治疗肝俞、脾俞、胃俞、三焦俞,治疗约5分钟。③患者坐位,拿肩井,循臂肘而下3~4遍,在手三里、内关、合谷等穴做强刺激;然后再搓肩臂及两胁部,由上而下往返4~5遍,治疗5分钟。

4.腹胀

(1)取穴:中脘、天枢、脾俞、胃俞、大肠俞等穴。

(2)手法:摩法、推法、按法、揉法。

(3)操作:①患者仰卧位,术者用摩法在腹部沿升结肠、横结肠、降结肠顺序推摩3分钟,并在腹部做环形摩法3分钟;按中脘、天枢及双侧足三里约3分钟。②患者俯卧位,按两侧脾俞、胃俞、大肠俞,用掌推法沿腰际两侧轻轻操作2分钟。

5.便秘

(1)取穴:中脘、天枢、大横、关元、肝俞、脾俞、胃俞、肾俞、大肠俞、长强等穴。

(2)手法:一指禅推法、摩法、按法、揉法。

(3)操作:①患者仰卧位,术者用一指禅推法在中脘、天枢、大横穴位处治疗,每穴约1分钟;然后按顺时针方向摩腹10分钟。②患者俯卧位,用一指禅推法沿脊柱两侧从肝俞由上而下进行往返治疗3~4遍;再用按、揉、摩法在肾俞、大肠俞、八髎、长强等穴处治疗,往返2~3遍,治疗约5分钟。

6.失眠

(1)取穴:睛明、印堂、攒竹、鱼腰、太阳、迎香、风池、百会、神门、足三里。

(2)手法:按法、推法、摩法、揉法、一指禅推法。

（3）操作：①患者仰卧位，术者坐于患者头部前方，用按法和揉法在睛明穴治疗5～6遍，再用一指禅推法从印堂向两侧沿眉弓至太阳穴往返5～6遍，并点按印堂、攒竹、鱼腰、太阳等穴位。术者用指推法从印堂向下沿鼻两侧至迎香，再沿颧骨至耳前听宫穴，往返2～3遍。术者用指推法从印堂沿眉弓向两侧推至太阳穴，往返3～4遍；再搓推脑后及颈部两侧，并点按两侧风池穴，往返2～3遍；最后点按百会、双侧神门及足三里穴。治疗约10分钟。②患者仰卧位，术者按顺时针方向摩腹，并点按中脘、气海、关元穴，治疗约6分钟。

（刘　霞）

第五节　刮痧法及护理

刮痧法是用边缘钝滑的硬物或专制的刮痧板，在患者体表一定部位反复刮动，使局部出现痧斑或痧痕，以达到解表驱邪、疏通经络、行气止痛、开窍醒神等目的的一种中医传统外治法。刮痧使用的工具很多，如瓷调羹、木梳背、硬币、铜钱、瓷碗口、纽扣等，也有特制的檀香或沉香木刮痧板、水牛角刮痧板。

一、适应证

（一）外感疾病
中暑发热、头昏、胸闷，以及夏秋季节的伤暑、伤湿、伤食等出现呕吐、腹痛、腹泻等症。

（二）儿科病证
营养不良、食欲减退、感冒发热、腹泻、遗尿等症。

（三）保健
预防疾病、强身健体、减肥养颜、消斑祛痘、延缓衰老。

二、操作方法

（一）基本方法
对刮痧部位常规消毒后，术者手持刮痧工具蘸润滑剂（清水或植物油），从上到下、由内而外的刮动，刮至有干涩感时，蘸润滑剂再刮，直至皮下出现红色或紫红色痧斑或痧痕为止。一般刮20分钟，或以患者能耐受为度。

1.平刮
使用刮痧板的平边着力于皮肤上，按一定的方向进行较大面积的平行刮摩。

2.竖刮
使用刮痧板的平边着力于皮肤上，按竖直上下进行较大面积的平行刮摩。

3.斜刮
用刮痧板的平边着力于皮肤上，进行斜向刮摩，主要用于某些不能平刮和竖刮的部位。

4.角刮
使用刮痧板的边角着力于皮肤上，进行较小面积如骨缝、凹陷等部位的刮摩。

(二)辅助方法

刮痧治疗时配合扯痧、挤痧、放痧等手法。

1.扯痧法

施术者用拇指和示指用力提扯施术部位的皮肤,直至扯出痧点。

2.挤痧法

施术者双手拇、示指相对,用力挤压施术部位皮肤,直至出现一块块或一小排紫红痧斑为止。如前额部挤痧,治疗头昏。

3.拧痧法

拧痧法又称揪痧法,民间称"揪疙瘩",施术者示、中二指屈曲,用示、中二指的第2节夹住施术部位皮肤,用力提拧,然后松开,一夹一放,每个部位如此反复6～7次。如咽喉肿痛可用拧痧法提拧颈部两侧,前头痛可提拧印堂穴。

4.拍痧法

用虚掌或刮痧板拍打施术部位,直至出现痧痕或痧斑。

5.放痧法

施术者用三棱针等工具刺破患者体表的一定部位,放出少量血液。常用放痧部位有委中穴、曲泽穴、十宣穴。

三、常用刮痧部位

(一)背部

第7颈椎以下至第5腰椎以上区域。

(二)头部

印堂穴、太阳穴。

(三)颈项部

项部、双肩。

(四)胸部

取第2、3、4肋间,从胸骨向外侧刮。乳房禁刮。

(五)四肢

曲泽穴、委中穴。

四、刮痧法护理及注意事项

(1)刮痧顺序:一般是先头颈部、背部,再胸腹部,最后四肢。

(2)刮痧方向:一般为单向,不可在同一部位来回刮动,刮完一处或一线后再换位置。

(3)不宜刮痧部位:局部皮肤有破溃、感染、过敏、水肿的部位不宜刮痧。

(4)刮痧过程中注意保暖,避免患者受凉;刮痧之后不可立即冲凉;使用过的刮痧工具应清洁、消毒备用。

(5)刮痧时刮拭面尽量拉长,用力要均匀适中,以患者耐受为度。如果患者出现胸闷不适、面色苍白、冷汗不止,或神志不清等症状时,应立即停刮并及时对症处理。

(胡　凤)

参考文献

[1] 张世叶.临床护理与护理管理[M].哈尔滨:黑龙江科学技术出版社,2020.

[2] 窦超.临床护理规范与护理管理[M].北京:科学技术文献出版社,2020.

[3] 王婷,王美灵,董红岩,等.实用临床护理技术与护理管理[M].北京:科学技术文献出版社,2020.

[4] 方习红,赵春苗,高莹.临床护理实践[M].长春:吉林科学技术出版社,2019.

[5] 赵安芝.新编临床护理理论与实践[M].北京:中国纺织出版社,2020.

[6] 蒙黎.现代临床护理实践[M].北京:科学技术文献出版社,2018.

[7] 王林霞.临床常见病的防治与护理[M].北京:中国纺织出版社,2020.

[8] 沈燕.实用临床护理实践[M].北京:科学技术文献出版社,2019.

[9] 程娟.临床专科护理理论与实践[M].开封:河南大学出版社,2020.

[10] 张文燕,冯英,柳国芳,等.护理临床实践[M].青岛:中国海洋大学出版社,2019.

[11] 彭旭玲.现代临床护理要点[M].长春:吉林科学技术出版社,2019.

[12] 尹玉梅.实用临床常见疾病护理常规[M].青岛:中国海洋大学出版社,2020.

[13] 姜永杰.常见疾病临床护理[M].长春:吉林科学技术出版社,2019.

[14] 管清芬.基础护理与护理实践[M].长春:吉林科学技术出版社,2020.

[15] 孙彩粉,李亚兰.临床护理理论与实践[M].南昌:江西科学技术出版社,2018.

[16] 万霞.现代专科护理及护理实践[M].开封:河南大学出版社,2020.

[17] 刘有林.实用临床护理实践[M].哈尔滨:黑龙江科学技术出版社,2018.

[18] 任潇勤.临床实用护理技术与常见病护理[M].昆明:云南科技出版社,2020.

[19] 吴欣娟.临床护理常规[M].北京:中国医药科技出版社,2020.

[20] 孙平.实用临床护理实践[M].天津:天津科学技术出版社,2018.

[21] 吕巧英.医学临床护理实践[M].开封:河南大学出版社,2020.

[22] 徐宁.实用临床护理常规[M].长春:吉林科学技术出版社,2019.

[23] 孙丽博.现代临床护理精要[M].北京:中国纺织出版社,2020.

[24] 赵倩.现代临床护理实践[M].北京:科学技术文献出版社,2019.

[25] 池末珍,刘晓敏,王朝.临床护理实践[M].武汉:湖北科学技术出版社,2018.

[26] 张铁晶.现代临床护理常规[M].汕头:汕头大学出版社,2019.

[27] 周英,赵静,孙欣.实用临床护理[M].长春:吉林科学技术出版社,2019.

［28］邵小平，杨丽娟，叶向红，等.实用急危重症护理技术规范［M］.上海：上海科学技术出版社，2020.

［29］黄俊蕾，赵娜，李丽沙.新编实用临床与护理［M］.青岛：中国海洋大学出版社，2019.

［30］伍海燕，贺大菊，金丹.临床护理技术实践［M］.武汉：湖北科学技术出版社，2018.

［31］许家明.实用临床护理实践［M］.北京：中国纺织出版社，2019.

［32］张俊花.临床护理常规及专科护理技术［M］.北京：科学技术文献出版社，2020.

［33］王绍利.临床护理新进展［M］.长春：吉林科学技术出版社，2019.

［34］刘淑芹.综合临床护理实践［M］.北京：科学技术文献出版社，2020.

［35］明艳.临床护理实践［M］.北京：科学技术文献出版社，2019.

［36］陈晓丹.急诊护理干预对脑出血昏迷患者并发症发生率的影响［J］.中国医药科学，2022,12（05）：134-137.

［37］曾聪.基于护理信息能力培养的中职信息技术基础课程混合式教学改革与实践［J］.卫生职业教育，2023,41(8)：43-46.

［38］李馨宇，姚春艳，肖清.预见性护理程序的临床应用现状［J］.全科护理，2022,20（25）3476-3479.

［39］黄晨，潘红英，庄一渝，等.医院护理信息应急体系的构建及效果评价［J］.护理与康复，2023,22(2)：53-56.

［40］高晔秋，刘娟.信息化技术在基础护理技术实训教学中的应用［J］.医药高职教育与现代护理，2023,6(1)22-25.